치매 진료의 길잡이

1차 진료 의사를 위한 참고서

Gloria HY Wong · Bosco HM Ma · Maggie NY Lee · David LK Dai 지음

곽경필 · 김병수 · 김봉조 · 이동우 · 이승훈 · 추일한 · 한명일 · 허담 옮김

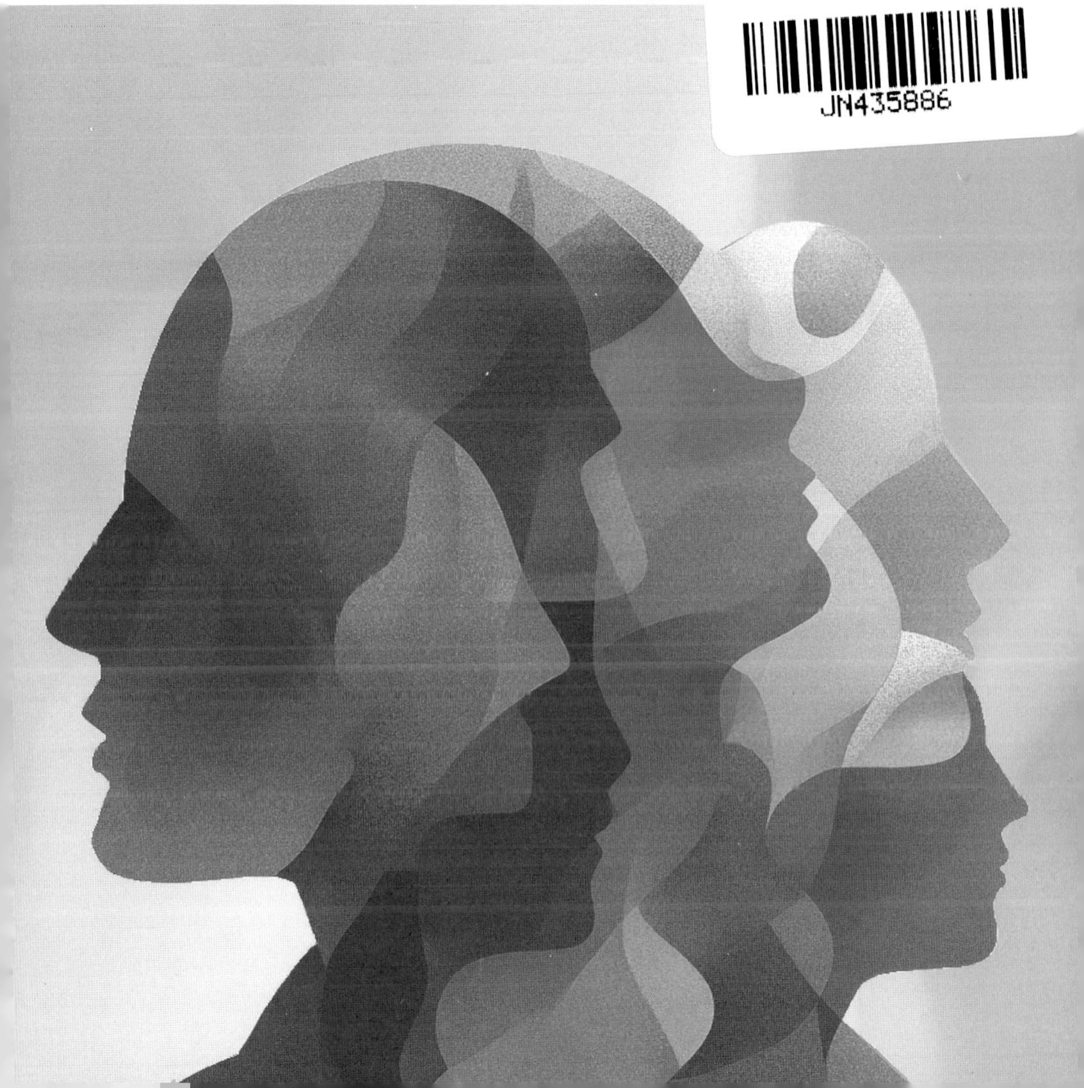

치매 진료의 길잡이

1차 진료 의사를 위한 참고서

첫째판 1쇄 인쇄 | 2025년 11월 13일
첫째판 1쇄 발행 | 2025년 11월 24일

지 은 이 Gloria HY Wong, Bosco HM Ma, Maggie NY Lee, David LK Dai
옮 긴 이 곽경필, 김병수, 김봉조, 이동우, 이승훈, 추일한, 한명일, 허담
발 행 인 장주연
출판기획 임경수
책임편집 이규빈
편집디자인 조원배
표지디자인 이영경
발 행 처 군자출판사(주)
등록 제4-139호(1991. 6. 24)
본사 (10881) **파주출판단지** 경기도 파주시 회동길 338(서패동 474-1)
전화 (031) 943-1888 팩스 (031) 955-9545
홈페이지 | www.koonja.co.kr

First published in English under the title Casebook of Dementia

ISBN 979-11-7068-338-4 (93510)
정가 30,000원

치매 진료의 길잡이

1차 진료 의사를 위한 참고서

목차

제 4 장 조기 개입 서비스에서 유용한 도구와 자원

제 5 장 핵심 요점 및 추가 참고자료

저자 약력

곽경필

경북대학교 의과대학 및 대학원 졸업
경북대학교 박사
(전) 미국 듀크대학교병원 방문교수
(현) 경상북도광역치매센터 센터장
(현) 동국대학교경주병원 진료부원장
(현) 동국대학교 의과대학 교수, 동국대학교경주병원 정신건강의학과

김병수

서울대학교 의과대학 및 대학원 졸업
서울대학교 정신과학 박사
(현) 경북대학교 의과대학 정신건강의학교실 교수/칠곡경북대학교병원 정신건강의학과 과장
(현) 대구광역치매센터 센터장
(현) 대한신경정신의학회 정회원/고시위원회 위원
(현) 대한노인정신의학회 정회원
(현) 대한생물치료정신의학회 평이사
(현) 한국노년신경정신약물학회 정책이사

김봉조

(전) 경상국립대학교 병원 기획조정실장
(현) 경상국립대학교 의과대학 교수
(현) 경상남도 지방정신보건사업지원단 단장
(현) 경상남도 광역치매센터 센터장
(현) 경상국립대학교 기획처장

이동우

서울대학교 의과대학 졸업
서울대학교 대학원 의학박사
서울대학교병원 정신과 전공의
세계 3대 인명사전 마르퀴스 후즈후(Marquis Who's who in the world) 2009년판 등재
(전) 서울특별시 중랑구 정신보건센터장
(전) 대한노인정신의학회 이사장
(전) 대한신경정신의학회 정책연구소장
(현) 대한노인병학회 치매연구회 회장
(현) 대한사회정신의학회 편집부장
(현) 대한노인정신의학회 교과서편찬위원장
(현) 서울특별시 노원구 치매안심센터장

이승훈

순천향대학교 의과대학 및 대학원 석사 졸업
서울대학교 정신과학 박사
(전) 건강보험공단 전문연구위원
(전) 종로구 치매센터 부센터장
(전) 부천시립노인전문병원 치매센터장/진료부장
(현) 명지병원 임상부교수/백세총명치매관리 지원센터장
(현) 경기도광역치매센터 센터장

추일한

가톨릭대학교 의과대학 졸업
서울대학교 의과대학 의학박사
(전) 스웨덴 카롤린스카 의학원 방문교수
(전) 조선대학교병원 정신건강의학과 과장
(전) 조선대학교 기관생명윤리위원회 위원장
(전) 광주광역시 광역치매센터 센터장
(전) 대한신경정신의학회 의무이사
(현) 조선대학교 의과대학 신경정신과 교수
(현) 대한노인정신의학회 간행이사
(현) 중앙약사심의위원회 위원

한명일

전북대학교 의과대학 및 대학원 졸업
예수병원, 정신건강의학과 재직
(전) 전북대학교병원 정신건강의학과 전공의 수련
(전) 성균관대학교 삼성서울병원, 노인정신의학 전임의
(전) 전라북도 마음사랑병원 정신건강의학과, 교육수련부장
(현) 예수병원 정신건강의학과
(현) 전라북도 광역치매센터 센터장
(현) 대한노인정신의학회 법제이사
(현) 인지중재치료학회 감사
(현) 대한신경정신의학회 전북지회 지회장
(현) 전북 노인정신의학회 회장

허 담

이화여자대학교 의학전문대학원 석사 졸업
이화여자대학교 의과대학 정신과학 박사
이대서울병원 정신건강의학과 임상조교수 재직
(전) 이대목동병원 정신건강의학과에서 전공의 수련
(전) 이대서울병원 정신건강의학과 노인정신의학 전임의 과정 수료
(현) 서울특별시 강서구 치매안심센터 센터장

대한노인정신의학회 소개글

대한노인정신의학회는 1994년에 창립되어 노인 정신건강의학과 전문의, 관련 보건 전문가 및 다양한 분야의 전문가들을 대상으로 체계적인 교육 프로그램을 제공하고 있습니다. 학회의 주요 목표는 노인 정신건강 분야의 전문성 강화를 위한 교육과 연구 활동에 있습니다.

학회는 노인정신의학 교과서를 발간하고, 연간 2회의 학술지를 출판하며, 노인 정신건강 인증의 제도를 운영하고 있습니다. 또한, 매년 춘계 및 추계 정기 학술대회를 비롯하여 국제 학술대회와 연구 워크숍 등 다양한 학술 및 연구 활동을 활발히 진행하고 있습니다.

현재 약 900여 명의 회원이 학회 활동에 적극 참여하고 있으며, 노인 정신건강의 발전을 위해 지속적으로 노력하고 있습니다.

저자 서문

올해부터 초고령사회에 돌입하게 된 우리 나라는 병원과 지역사회에서 다양한 노인의료문제들을 마주하고 있습니다. 그 중에서도 치매는 환자 본인은 물론 가족들에게도 큰 고통을 안겨준다는 면에서 초고령사회 대한민국이 마주한 난제 중의 난제라 하겠습니다. 문제를 더 어렵게 하는 것은, 치매라는 문제가 다른 질환과 달리 긴 유병 기간 동안 아주 다양한 양상을 하고 나타나는데 있습니다.

다수의 임상가들이 현장에서 자주 접하는 치매의 다양한 양상을 논하려면 먼저 지난 기간 동안의 치매관련 정책들을 살펴보아야 하겠습니다.

중앙정부와 지방정부에 의해 추진된 치매 관련 주요 정책 또는 사업으로는, 무엇보다도 2007-8년부터 본격적으로 시작된 중앙정부에 의한 치매조기검진사업과 장기요양보험, 서울시에 의한 서울시 광역 치매센터와 25개 자치구 치매지원센터 설립을 들 수 있겠습니다. 그리고 2017년 중앙정부에 의한 치매국가책임제 실시와 치매안심센터의 전국 확산 등을 들 수 있습니다.

이러한 치매정책의 발전에 따라 임상가들은 현장에서 다양한 양상을 보이는 치매 환자들을 접하게 되었습니다.

사업 초기에는 인지기능 저하를 보이는 환자들을 가능한 한 초기에 발견하여 치료에 진입하게 하는데 초점이 맞추어졌으나 사업시행 초기라는 한계와 사업대상 가정의 인식부족으로 인해 서비스 연계망으로의 진입이 쉽지 않았고, 일단 진입이 되었다 하더라도 그 안에서 머무는 기간이 단기에 그치곤 했습니다.

이제 긴 세월이 흘러 각종 제도와 사업이 성숙됨과 동시에 국민의 인식 수준 또한 제고되어 임상 현장에는 치매 초기부터 후기까지의 매우 다양한 단계와 임상양상을 보이는 환자들을 접하게 되고, 서비스 연계망 내에 머무는 기간 또한 늘어나고 있습니다.

현재의 상황에서 임상가들에게 가장 필요한 것은 다양한 임상양상과 단계를 보이는 분들을 적절하게 치료 관리할 수 있도록 도움을 주는 조언 내지 지침일 것입니다.

본 도서가 바로 그런 현장의 욕구에 가장 잘 부응할 수 있을 것으로 생각하여 노인정신의학회 임원진들의 뜻을 모아 이번에 번역서로 선 보이게 되었습니다.

해외의 사례들로 구성되어 있는 책이지만 현장에서 널리 읽혀서 현장의 노고에 조금이라도 도움이 되길 바라는 마음 간절합니다. 아울러 해외 연수를 떠나야 하는 바쁜 일정 속에서 본 도서를 선택하고 번역자들을 섭외하는 등 본 도서 발간의 물꼬를 터주신 이승훈 교수님에게 깊은 감사를 드립니다. 또한 김봉조 교수님과 곽경필 교수님, 그리고 허담 교수님을 비롯한 공동 번역자 여러분께 깊은 감사를 드리며, 본 도서를 발간해 주신 군자출판사에도 감사의 말씀을 진합니다.

인제의대 상계백병원 정신건강의학과 교수

이동우

서문

이 책은 20년 동안 헌신적으로 치매 환자들을 돌봐온 홍콩의 일차 의료 전문가들과 저희를 믿고 치료를 맡겨주신 치매 환자 가족들이 함께 노력하여 완성되었습니다.

이 책에 소개된 조기 발견 서비스는 2006년 홍콩 알츠하이머병 협회(Hong Kong Alzheimer's Disease Association, HKADA)의 소규모 서비스로 시작되었습니다. 이 서비스는 진단 서비스에 대한 접근성이 부족한 상황에서도 수천 명에게 도움을 제공해 왔으며, 이 책에 소개된 99명의 가족들과도 연결되는 중요한 역할을 해왔습니다. 홍콩 알츠하이머병 협회는 1995년에 자조 모임 형태로 설립된 비영리 자선 단체이며, 홍콩에서 유일한 국제 알츠하이머병 협회 회원입니다. 이희산 재단의 아낌없는 지원 덕분에 2016년에 기존의 조기 발견 서비스를 바탕으로, 연합 보건 및 사회복지 전문가와 일차 의료 의사 간의 파트너십을 형성하는 공유 일차 의료 모델 [프로젝트 선라이즈(Project Sunrise)]을 시범적으로 운영할 수 있었습니다. 이 시범 사업은 풍부한 영감과 경험의 원천이 되었습니다. 홍콩에서 대부분의 일차 의료 의사들은 개원의로 활동하며, 정기적인 진료 서비스만으로도 환자 수요가 충분한 상황입니다. 그렇기 때문에 많은 일차 의료 의사들이 추가적인 시간과 노력을 들여 이 시범 사업에 참여하면서 교육과 상담, 사례 회의, 다학제 진료팀과의 소통에 참여하는 것은 매우 고무적인 일입니다. 이 시범 사업에 참여한 사회복지사, 작업치료사, 일차 의료 의사들은 이 책에 다양한 방식으로 기여하면서 이 모델이 실현 가능하다는 것을 보여주었고, 분담된 조호(shared care)을 통해 치매 관리와 치료에 대한 자신감을 키울 수 있었으며, 무엇보다도 중요한 것은 이와 같은 참고 자료가 필요한 이유를 보여주었습니다.

우리는 '프로젝트 선라이즈'를 통해 바쁜 일차 의료기관이나 병원, 또는 센터에서 직원 교육이 절실히 필요하면서도 동시에 부담이 된다는 사실을 알게 되었습니다. 대면으로 진행되는 동기화된 교육 세션도 중요하지만, 자기 주도 학습을 위한 참고 자료도 그만큼 중요합니다. 또한 임상 역량과 자신감을 기르기 위해서는 시간과 경험이 필요하다는 것을 알게 되었습니다. 시간이 지나면서 이 프로젝트에 참여한 의사들과 관련 의료 전문가들이 알츠하이머병에 영향을 받은 가족들에게 양질의 치료를 제공할 수 있었고, 비전형적인 증상을 보이는 일부 사례를 제외하면, 대부분 최소한의 전문의 지원만으로도 충분했습니다. 간단하게 이루어지는 첫 도입 교육 이후로도 저강도로 지속되는 전문의의 사후 교육과 임상 증례 및 도구 형식으로 읽기 쉬운 형태의 자가 학습 자료를 활용하는 교육 방식이 우리 일차 의료팀의 학습 요구에 잘 맞는 것 같습니다. 이것이 바로 시범 모델에서 얻은 실제 증례와 학습 포인트, 그리고 홍콩 알츠하이머병 협회의 28년간의 경험에서 비롯된 이 책을 집필하게 된 동기입니다.

독자들은 이 책에서 제시된 모든 증례가 홍콩의 사례임을 유의해야 합니다. 가명을 사용하였지만, 독자에게 익숙하지 않을 수 있는 중국 성씨는 그대로 남겨두기로 했습니다. 이는 치매 관리에서 문화적(및 서비스) 맥락의 중요성을 상기시키기 위한 시도입니다. 서구 문화에서 개발된 학습 자료가 다른 지역에서 직접적으로 적용되지 않을 수 있는 것처럼(가족 역학이나 공공/민간 서비스 구성 등이 포함될 수 있습니다), 이러한 배경과 맥락도 다른 지역에 직접 적용되지 않을 수 있습니다. 그럼에도 우리는 이러한 내용들이 맥락에 맞게 제시될 때 국제적으로 참고할 만한 가치가 있다고 믿습니다.

이 책의 핵심은 현실 속에서 치매를 앓고 있는 사람들과 그들의 가족들이기 때문입니다. 우리는 교육과 연구 목적으로 도움을 구하는 여정을 기꺼이 공유해 준 99개 가족들로부터 치매와 돌봄에 대해 많은 것을 배울 수 있었습니다. 각 증례에 대한 간략한 설명(임상에서 의사 결정에 필수적인 정보만 포함)은 때때로 너무 짧아 일차 의료에서 경험하는 치매의 복잡성과 미묘한 차이를 충분히 설명하지 못하기도 했습니다. 그럼에도 불구하고 이 책에 제시된 각 증례는 치매 치료의 임상적 지혜를 보여주는 훌륭한 예시로, 수많은 일반화된 이론적인 설명보다 가치가 있습니다. 이 책이 나올 수 있도록 도와주신 치매를 앓고 있는 모든 분들과 그 가족들에게 진심으로 감사드립니다. 이분들로부터 우리가 배운 만큼 여러분도 많은 것을 배우시기를 바랍니다.

Gloria Wong
Bosco Ma
Maggie Lee
David Dai

CHAPTER 1

배경: 치매의 일차의료

세계 알츠하이머 보고서 2016: 치매 환자를 위한 의료 서비스 개선(improving healthcare for people living with dementia)에서 국제 알츠하이머병 협회(Alzheimer's Disease International, ADI)는 치매에서 일차의료의 역할을 강조했다(1). 현재 치매는 지나치게 전문화된 의료 시스템과 부족한 전문의 인력으로 인해 진단과 관리가 제대로 이루어지지 않고 있는 실정이다. 전 세계적으로 치매 환자는 5,500만 명에 달하며, 매년 약 1,000만 명씩 증가하고 있다(2). 공중 보건에서 우선 순위의 과제(3)로서 치매의 진단과 관리를 위해서는 일차의료의 참여가 필요하다.

치매 관리에서 일차의료를 참여시키는 아이디어는 당뇨병과 같은 다른 만성 질환에서도 유사한 발전이 있었던 사례를 참고할 때 새롭거나 특이한 접근법은 아니다. 세계 여러 지역에서 다양한 서비스 모델이 시도되고 있지만 몇 가지 장애물이 여전히 존재한다. 그 중 하나는 치매와 관련하여 과도하게 부담이 가중된 의료 시스템에서 일차의료가 효과적인 문지기(gatekeeper) 역할을 수행하지 못한다는 점이고, 다른 하나는 일차의료 서비스의 품질에 대한 낮은 인식이다(1). 이 두 가지 장애물은 서로 연관될 수 있다. 치매 진료에서 높은 수준의 의료를 제공하고 평판과 신뢰를 구축하기 위해서는 적절한 교육과 충분한 임상 경험이 필수적이다. 또한, 일차의료가 효과적으로 문지기(gatekeeper) 역할을 수행하기 위해서는 양질의 진료에 대한 우수한 평판이 뒷받침되어야 한다.

다음 두 장에서는 일차의료팀이 운영하는 치매 조기 개입 서비스에서 도움을 요청한 99개의 실제 치매 증례를 소개한다. 이러한 임상 경험을 통해 얻은 교훈을 나누며, 이 증례들이 일차의료에서 양질의 치매 치료를 제공할 수 있도록 교육 프로그램에 활용되는 것을 목표로 한다. 이들 사례를 다루기 전에, 이 장에서는 치매 관리에서의 업무 전환(task-shifting) 또는 업무 분담(task-sharing) 개념과 실천을 바탕으로 일차의료의 가능한 역할, 특히 문지기(gatekeeper) 역할을 간략히 검토하고 설명하고자 한다.

1.1 치매 케어에서 업무 전환 또는 업무 분담의 개념과 실제

업무 전환(task-shifting) 또는 업무 분담(task-sharing)이란

업무 전환 또는 업무 분담은 '의료 인력 간의 합리적인 업무 재분배'를 의미한다. 즉, 높은 수준의 자격을 가진 전문가들이 수행하던 특정 업무를 자격 수준이 낮고 교육 기간이 짧은 전문가들이 맡는 것을 말한다(4). 이러한 업무 재분배는 기존의 의료 전문가 집단에게 맞춤형 교육을 제공하면서 이루어질 수 있다(1, 5).

치매 관리에서 업무 전환 또는 분담은 각 전문 분야(예: 정신건강의학과, 신경과, 노인의학)에서 폭넓은 교육을 받은 전문의의 업무를 일차의료로 재분배하는 것을 포함할 수 있다. 정의에서 알 수 있듯이, 치매 관리에 일차의료를 포함시키는 다른 이유들도 존재하지만, 초점은 의료 인력의 재분배에 관한 것이다.

치매에서 업무를 전환하거나 분담해야 하는 이유

2017-2025 치매 공공 의료 글로벌 대응 계획(global action plan on the public health response to dementia 2017–2025)(6)에서는 치매 환자와 보호자가 '존엄성, 존중, 자율성, 평등을 유지하며 자신의 잠재력을 발휘할 수 있도록 돌봄과 지원을 받으며 잘 살 수 있도록'이라는 (정당하면서도)야심 찬 목표를 설정하였다.

이 목표가 야심 차다고 할 수 있는 이유는 두 가지다. 첫째, 현재의 인력으로는 치매 진단과 지속적 치료에 대한 수요를 충족하는 데 어려움을 겪고 있다(1). 치매 관련 서비스에 접근하기 어려운 점과 긴 대기 시간은 자주 발생하는 문제다(7). 앞으로 치매 유병률이 증가할 것으로 예상되는 상황에서, 현재의 치매 치료 방식(예: 치매 치료 전문가만 양성하는 방식)으로는 수요를 충족할 수 있을 것이라고 기대하는 것은 전 세계적으로 비현실적이다. 둘째, 치매 관리의 사회적 영향은 의료 시스템 안팎을 포함하여 매우 광범위하다. 여기에는 간병인 지원, 노동력 참여, 주택 및 환경 설계, 법률 및 재정 계획 등이 포함된다. 치매 관리의 복잡성은 적절한 조정이 없으면 치료와 서비스 시스템이 단편화되어 접근하기 어려워질 수 있음을 의미한다. 전 세계 정부들은 국가 치매 전략을 개발하기 위해 노력하고 있다(8).

특히 두 번째 이유와 관련하여, 일차의료는 중요한 역할을 할 수 있다. 일차의료는 서비스의 단편화나 전환을 최소화하고, 개인의 다른 건강 문제나 사회적 지원 요구를 함께 돌보는 데 강점을 가지고 있다. 이를 통해 사람 중심의 접근 방식과 다학제적 협력 치료가 이루어질 수 있다. 일차 진료 의사가 이미 환자 가족들과 좋은 관계를 유지하고 있는 국가나 지역에서는, 이들이 치매 치료에 참여함으로써 치매 진단에 대한 두려움과 낙인(부정적인 사회적 시선)의 장벽을 줄일 수 있다 **(5.3절 참조)**. 이는 적시에 도움을 요청할 수 있도록 유도하고, 치료 서비스를 중단할 가능성을 줄이는 데 도움이 될 수 있다(9–12).

이러한 명백한 이유들 외에도, 일차의료를 치매 치료에 참여시키는 데 대해 여전히 몇 가지 우려가 있고, 다음과 같은 질문들이 남아 있다:

1. 업무를 일차의료로 전환하거나 분담하는 것이 실제로 가능한가?
2. 어떤 업무를 전환하거나 분담할 수 있는가?
3. 이런 모델이 전문의들이 제공하는 서비스만큼 효과적이고 안전한가? 이는 서비스의 품질(및 일차의료와 전문의 치료가 모두 제공되는 경우 공평성)에 대한 질문이다.

치매 치료의 업무 전환/분담: 실제 구현

위에서 언급한 질문들은 전 세계의 많은 의료진과 연구자들이 답을 찾기 위해 노력하고 있는 문제들이다. 2016년 세계 알츠하이머 보고서(1) 발표 이후, 치매 치료에 일차의료를 포함시킨 경험이 빠르게 축적되고 있다. 업무 전환/분담은 본질적으로 복잡한 중재 방법이기 때문에, 새로운 방법론과 이론적 접근이 개발되고 평가되고 있다(13). 그럼에도 불구하고 몇 가지 모델들이 시행 후 평가되었으며, 치매 진단 및 지속적인 치료 과정에서 서비스 제공이 개선되고, 서비스 품질이 유지된다는 보고가 있다(7, 10, 11, 14-20).

일부 국가에서는 치매 진단과 치료를 일차의료로 전환하는 것이 권장되고 있다. 예를 들어, 뉴질랜드는 복잡하지 않은 치매 사례를 일차의료로 전환하고, 이를 통해 전문의들이 일차의료에 일시적인 지원이나 자문을 제공할 수 있는 국가적 프레임워크를 제시했다(21). 또한, 영국과 스웨덴과 같은 고소득 국가들에서도 다양한 서비스가 시범 운영되고 개발되고 있다. 다음은 그 사례들에 대한 간략한 소개이다:

영국에서는 일차의료에 대한 재정적 인센티브 제도를 통해 치매 진단율을 높이는 데 중점을 둔 국가 치매 전략의 영향을 평가했다. 이 정책은 2009년에 도입되었으며, 2013년부터 2015년까지는 치매 진단을 늘리기 위한 인센티브 제도를 도입하여 일반의가 미진단된 치매 사례를 적극적으로 찾아내고 협력적으로 치료할 수 있는 패키지를 개발하도록 장려했다. 이러한 인센티브는 진단율(22)과 약물 치료의 질(23)을 효과적으로 개선하는 데 기여한 것으로 보인다. 최근에는 품질 및 결과 프레임워크(quality and outcomes framework)와 환자 경험 지표를 적용한 결과, 이 제도가 다른 임상 영역에서의 파급 효과를 포함하여 질적 결과에는 긍정적인 영향을 미쳤지만, 치료의 연속성(아마도 다른 환자들에게 집중되는 노력의 분산으로 인해)과 같은 환자 경험에 의도하지 않은 부정적인 측면도 일부 나타났다(24).

스웨덴에서는 스웨덴 치매 등록(25) 데이터를 사용하여 알츠하이머병의 진단 과정과 관리를 위해 일차의료와 전문의 진료를 비교했다. 두 서비스 간 콜린에스테라아제 억제제 사용에는 차이가 없었고, 일차의료에서는 가정 간호 또는 주간 돌봄 이용의 빈도가 더 높았다. 그러나 일차의료 의사가 신경 영상 촬영을 처방하거나 시계 그리기 검사를 실시한 경우는 더 적었다(**1.3절 참조**). 이러한 결과가 서비스 간의 품질 차이를 의미하지는 않지만(서비스마다 환자 특성에 차이가 있었기 때문에), 실제로 어떤 중요한 차이가 있는지에 대한 정보를 제공했다.

이러한 경험들이 축적되면서 치매에 대한 일차의료 모델의 발전이 급격히 이루어지고 있다. 미래지향적인 관점에서 보면, 미래 세대의 일차의료 의사들은 지역사회 기반 치료 및 진단 후 지원 서비스가 마련된 상황에서 치매 조기 중재에 중요한 역할을 할 것으로 기대된다(26).

1.2장에서는 참고할 수 있는 몇 가지 일차의료 모델을 간략하게 소개한다. 빠르게 진화하는 서비스 모델과 발전 중인 연구 결과를 종합적으로 검토하는 것이 이 책의 목표는 아니지만, 독자가 지역사회 환경에서 적용할 수 있도록 맥락에 맞게 설명하기 위해 증례들을 함께 수록했다. 이 증례는 홍콩의 통합 의료 및 사회 복지 서비스 개발과 관련된 일차의료 모델의 참여자들과 관련된 것으로, 1.5장에서 설명할 것이다.

1.2 치매의 일차의료 모델 예시들

아래 예시는 다양한 모델을 설명하기 위해 선정되었으며, 각 모델의 서비스 운영 및 결과에 대한 자세한 정보를 제공한다. 이 증례들은 (a) 전문의 지원을 갖춘 일차의료 서비스, (b) 일차의료 지원을 갖춘 전문의 서비스, (c) 여러 분야가 통합된 다학제 팀을 중심으로 구성되었다. 더 자세한 정보가 필요한 독자는 제공된 온라인 자료를 참조 바란다.

전문의 지원을 갖춘 일차의료 서비스 예시

영국의 Gnosall 일차의료 기억 클리닉(10, 12)(Gnosall Primary Care Memory Clinic, NHS England 보고서의 자세한 내용은 www.england.nhs.uk/2015/ 09/leading-models-dementia/ 참조)은 전문의가 개입하면서 진단, 초기 치료, 지속적인 환자 관리 및 감독을 제공하는 일차의료 기반 서비스이다. 이 서비스의 철학은 '2차 진료의 장점을 일차의료 서비스에 접목하는 것'이다. 일반의가 치매가 의심되는 환자를 발견하면 노인 돌봄 코디네이터에게 보내 추가 평가를 받는다. 여기에는 일반의의 시계 그리기 테스트와 인지 기능에 대한 평가(general practitioner assessment of cognition, GPCOG; 4장에서 설명)가 포함되며, 서비스 연계도 이루어진다. 필요할 때는 매월 3.5시간씩 현장에 파견되는 자문 정신과 전문의가 치매 환자, 보호자, 코디네이터와 함께 월간 기억 클리닉 세션에서 모여 진단과 치료 방향을 논의한다. 또한, 월간 세션 사이에는 전화로 일차의료를 지원하기도 한다. 치매 환자 가족에게 코디네이터는 단일 연락 창구로 기능하며, 일반의 및 전문의와 긴밀히 협력한다.

이 모델의 장점으로는 서비스 이용 지연을 최소화하고, 100%에 가까운 출석률, 동반 질환 확인 및 치료, 2차 의료 비용 절감(주로 급성기 병원 서비스 이용 감소), 이용자들의 높은 만족도, 정신과 진료에 대한 낙인 완화 등이 있다. 효과적인 서비스를 위한 핵심은 지역사회 정신건강 파트너십 서비스와의 긴밀한 협력이다.

일차의료 지원을 갖춘 전문의 서비스 예시

홍콩에서 시행된 치매 커뮤니티 지원 프로그램(27)(자세한 내용은 시범 서비스 평가 보고서를 www.communitycarefund.hk/download/Evaluation_Report_Dementia_eng.pdf에서 확인할 수 있다.)은 경증 또는 중등도 치매 환자와 그 보호자를 위해 지역사회 돌봄 서비스를 제공하기 위한 의료-사회 협력 모델이다. 치매 환자는 공공병원 전문 외래 클리닉(정신건강의학과 또는 노인의학과)에서 진단 및 후속 상담을 받고, 인근의 지역 노인 커뮤니티 센터로 의뢰된다. 이곳에서 치매 환자와 보호자는 인지, 일상 활동, 신체 및 사회적 기능 향상, 가정의 안전 개선, 보호자의 부담 완화, 치매 환자와 보호자 모두의 삶의 질 유지 등을 위한 조호 계획 서비스와 그에 따른 활동 지원을 받는다. 이 서비스는 커뮤니티 센터의 간호사, 사회복지사, 작업치료사/물리치료사 등 다학제적 진료 및 사회 복지 팀에 의해 제공되며, 이들은 병원의 전문 팀과 사례 회의 및 전화 등의 다양한 소통 수단으로 긴밀히 협력한다. 다학제 팀이 치매가 의심되는 사람을 발견하면, 해당 환자는 훈련된 일차의료 의사에게 진단 상담과 후속 관리를 받고 동일한 커뮤니티 지원을 제공받을 수 있다.

시범 단계에서 확인된 이 서비스 모델의 이점으로는 보호자들의 부담 감소, 높은 이용자 만족도, 전문 외래 진료와 지역사회 센터 간의 협력 강화, 일상 기능의 저하가 심해지거나 증상의 중증도가 높아지는 경우에도 삶의 질이 유지되는 것 등이 있다. 이 모델에서 얻은 교훈에는 서비스가 두 부문과 영역(의료와 사회, 병원과 커뮤니티)을 아우를 때 대등한 파트너십과 공동 의사 결정, 정보 공유 시스템의 필요성 등이 포함된다.

통합 다학제 팀 예시

캐나다의 다전문가 간 협력 팀(multispecialty interprofessional team, MINT) 기억 클리닉[7, 17, 28-30 (이전에는 일차의료 협력 클리닉으로 불림)](자세한 내용은 https://mintmemory.ca/ 참조)은 환자의 일차의료의사, 간호사, 사회복지사, 약사, 기타 관련 전문가(예: 작업치료사)로 구성된 통합 모델이다. 이들은 알츠하이머 협회와 같은 지역 사회 단체의 전문가 및 대표자들과 협력한다. 대상자가 기억 클리닉으로 의뢰되면, 전문가로 이루어진 팀이 환자의 평가 결과를 검토하여 초기 진단과 관리 계획을 수립하고, 이를 전문의와 공유한다. 복잡한 사례의 경우에는 적절한 서비스로 다시 의뢰된다. 전문가 팀원들은 표준화된 인증 교육을 받는다(28).

이 모델을 통해 관찰된 이점으로는 의료 시스템 비용 절감(입원 및 응급실 방문 비용 감소 포함), 대기 시간 약 50% 단축 등이 있다. 이 모델은 치매 치료의 복잡한 업무가 일차의료로 전환되거나 분담될 때, 팀에 훈련과 실무 교육을 제공하여 치료의 질을 보장하는 것의 필요성을 강조했다. 이는 일차의료에서 제공하는 치매 진단 후 관리 모델들의 효과성에 대한 체계적인 검토(31)에서 언급된 일차의료 및 관리 파트너십과의 서비스 통합의 중요성을 반영하고 있다.

세 가지 예시에서 배울 점

위의 예시들은 다양한 일차의료 모델 내에서 치매 진단 및 관리에서 일차의료가 수행할 수 있는 잠재적 역할을 보여준다. 일차의료의사는 일차의료팀의 일원으로서 치매 예방, 시기 적절한 진단 제공, 치매 병기 결정, 치매 아형 감별, 치매와 유사한 증상을 보이는 다른 질환 감별, 환자의 존엄성을 보호하고 가족의 요구를 균형 있게 반영하면서 진단 전달, 그리고 진단 후 환자 중심의 사후 관리 지원 등 치매 관리의 모든 주요 측면에 관여해야 한다(32).

1.3 치매 개요: 평가, 진단 및 치료

위에서 언급한 치매 서비스에서 일차의료의 광범위한 역할을 고려할 때, 각 주요 측면에 대한 심층적인 검토는 이 증례집의 범위를 벗어난다(자세한 검토 및 임상 가이드는 33-36쪽 참조). 이 책의 목적은 일차의료가 건강 및 사회 복지 시스템의 문지기(gatekeeper) 역할을 할 수 있도록 필요한 지식을 공유함으로써, 2차 및 3차 진료의 과중을 방지하는 것이다. 따라서 우리는 단순하고 복잡하지 않은 알츠하이머병 진료에 중점을 두고 추가적으로 일차의료를 넘어 진료 의뢰나 협진이 필요한 복잡한 증례를 식별하는 문제도 다룰 것이다.

일반적인 치매 아형

치매에는 다양한 아형이 있으며, 각각은 다른 증상과 병리학적 특징을 반영한다. 알츠하이머병은 치매의 가장 흔한 아형으로, 전체 사례의 60%에서 80%를 차지한다(37). 이 병은 서서히 시작되어 수년에 걸쳐 점진적으로 진행되는 것이 특징이다. 가장 흔한 임상 증상은 최근에 배운 정보를 학습하고 기억하는 데 어려움을 겪는 단기 기억 장애이다. 인지 기능 장애는 언어 능력, 예를 들어 단어 찾기 어려움과 같은 증상으로 나타날 수 있으며, 실행기능 장애는 추론, 판단, 문제 해결 능력의 손상을 포함할 수 있다. 또한 실인증, 얼굴 인식 장애, 동시실인증 및 실독증(38, 39)과 같은 시공간 기능 관련 문제가 나타날 수도 있다. 알츠하이머병의 신성 병리학은 베타 아밀로이드 펩타이드의 세포 외 침착물인 아밀로이드 판과 신경원섬유매듭의 축적으로 특징지어진다(40). 알츠하이머병의 근본적인 원인은 아직 밝혀지지 않았지만 몇 가지 가능한 병리학적 경로가 제시되고 있다. 널리 받아들여지고 있는 '아밀로이드 캐스케이드 가설(41)'에 따르면, 이 질환은 베타 아밀로이드의 점진적인 축적과 변형으로 시작되어 아밀로이드 판과 신경원섬유매듭이 형성되고 결과적으로 신경세포의 죽음과 치매로 이어진다.

혈관성 치매는 알츠하이머병과 가장 흔하게 동반되는 질환이다(42, 43). 이 질환과 관련된 뇌경색 또는 백질 병변은 뇌혈관 질환, 예를 들어 뇌졸중으로 인해 발생할 수 있다. 혈관성 치매는 치매와 뇌혈관 질환 간의 관계가 있을 때 진단된다. 이는 치매의 발병이 뇌졸중이 인지된 이후 3개월 이내에 발생하거나, 경과가 인지 기능의 급격한 저하, 또는 인지 결손에 변동성이 있거나 계단식으로 진행되는 경우이다(44). 혈관성 치매 환자는 초기 단계부터 보행 장애를 보일 수 있으며, 이는 보폭이 작은 걸음걸이나 파킨슨 보행, 불안정한 보행, 그리고 이유 없는 빈번한 낙상을 포함한다. 또한 초기부터 빈뇨, 절박뇨 뿐 아니라 비뇨기 질환으로 설명되지 않는 기타 배뇨 증상도 경험할 수 있다. 다른 임상적 특징으로는 가성연수마비(pseudobulbar palsy), 성격 및 기분 변화, 의욕 상실, 우울증, 감정실금(emotional incontinence), 기타 피질하 결손으로 인한 정신 운동 지체 및 비정상적인 실행기능을 포함된다. 초기 단계에서 기억력, 언어 기능, 운동 능력, 병식은 상대적으로 손상되지 않는다.

치매의 다른 주요 아형으로는 루이소체 치매(dementia with Lewy body, DLB)와 전두측두엽 치매(frontotemporal dementia, FTD)가 있다. 루이소체 치매는 서서히 시작되어 몇 달에서 몇 년에 걸쳐 점진적으로 진행된다(45). 초기 단계에서 기억 장애가 반드시 발생하는 것은 아니지만, 보통 질환이 진행됨에 따라 기억 장애가 악화된다. 특히, 주의력과 실행 기능, 시공간 능력의 손상이 두드러지게 나타날 수 있다. 루이소체 치매의 핵심 특징으로는 주의력 및 각성 수준의 변동, 일반적으로 초기 질병 경과에서 나타나는 잘 형성된 세밀하고 반복적인 환시, 서동증 및 강직과 같은 파킨슨병 증상이 있다(45, 46). 루이소체 치매 환자는 렘 수면 행동 장애, 높은 신경 이완제 민감성, 그리고 SPECT 또는 PET 영상에서 기저핵의 도파민 수송체 흡수율 저하를 보일 가능성이 높다. 다른 일반적인 특징으로는 반복적인 낙상 및 실신, 일시적이고 설명할 수 없는 의식 상실, 심각한 자율신경계 기능 장애(기립성 저혈압 및 요실금 등), 다른 양상의 환각, 체계화된 망상, 우울증 등이 있다. 이 질환의 병리학적 특징은 루이소체와 신경 돌기의 존재로 나타나며, 루이소체의 심각도보다는 루이소체의 해부학적 분포가 질환의 임상 양상을 결정할 가능성이 더 높다(47).

전두측두엽 치매는 서서히 발병하고 진행이 느린 특징이 있다(48). 이 질환을 앓는 사람들은 개인 위생과 몸단장을 소홀히 하는 등의 자기 관리 손상, 사회적 감각의 부족과 도둑질과 같은 경범죄를 포함한 사회적 인지 상실, 성욕 억제 어려움, 폭력적인 행동, 부적절한 농담, 불안정한 걸음걸이 등의 탈억제 징후를 조기에 보인다. 주변 환경의 대상을 무분별하게 탐색하는 행동이 있을 수 있다.

전측두엽 치매 환자는 또한 정신적으로 경직되고 융통이 없는 모습을 보일 수도 있다. 과식, 과도한 흡연, 음주와 같은 과다 구강 행동(hyperorality)도 이 질환에서 흔하다. 또한 박수치기, 노래 부르기, 춤추기 등의 매너리즘 행동과 배회 같은 상동 행동 및 보속 행동을 보일 수 있고, 물건 모으기, 대소변보기, 옷 입기 등에 의

식적인 집착을 보일 수 있다. 이들은 쉽게 주의가 산만해지고 충동적이며 끈기가 부족하고, 병적 변화를 보이는 자신의 정신 상태에 대한 통찰력이 부족할 수 있다. 전측두엽 치매 환자는 또한 언어 장애를 보일 수 있다. 예를 들어, 자발성과 발화의 효율성 저하, 제한된 단어나 구, 또는 주제의 반복, 반향언어증 및 보속증, 그리고 후기 함구증이 있을 수 있다. 이 질환의 병리학적인 특징은 전두엽(frontal lobe) 및/또는 전측두엽(anterior temporal lobe)의 국소적인 뇌 위축이며, 다른 영역은 상대적으로 보존된다. 이 질환은 수개월 또는 수년에 걸쳐 서서히 발병하고 점진적으로 진행된다(49).

진단 및 감별 진단

치매 진단 및 아형 분류를 안내하는 여러 확립된 기준이 있으며(35), 자세한 내용은 Box 1.1에 나와 있다. 치매 진단을 위한 몇 가지 핵심 사항(49)은 다음과 같다:

- 치매 진단에는 **인지 기능 저하**와 **일상 생활의 장애**에 대한 병력이 필요하며
- 신뢰할 수 있는 **정보 제공자**의 증언과 인지 **검사**가 필요하다.

인지 기능 저하는 개인의 이전 수준에 비해 기능이 저하된 것을 의미하므로, 이러한 저하를 확인하기 위해 여러 증언이 필요하다. 많은 인지 선별 검사에서 단 한 번의 검사를 통해서는, 검사 점수를 지역적으로 검증된 기준과 비교하여 그 사람의 성능이 또래와 비교해 '정상'인지 아닌지에 대한 통계적 참조만을 제공할 뿐, 실제로 기능이 저하되었는지에 대한 정보는 제공하지 않는다. 또한 인지 기능 저하는 기억력과 학습 능력뿐만 아니라 실행 기능, 주의력, 언어 능력, 지각-운동 기능, 그리고 사회적 인지 능력과 같은 여러 영역에서 발생할 수 있음을 유의해야 한다.

치매의 진단 기준은 경도 인지 장애(mild cognitive impairment)와 다르다. 경도 인지 장애의 경우, 인지 기능 저하가 아직 일상 생활에서의 독립성을 크게 방해하지는 않는다. 스스로 인지 기능 저하를 경험하지만 표준화된 인지 검사에서 정상 성능을 보이는 사람들은 '주관적 인지 장애(subjective cognitive impairment)' 범주로 분류될 수 있다(50). 이들의 임상적 중요성에 대해서는 논란이 있지만, 일차의료 환경에서 주관적인 인지기능에 대한 불편감은 향후 치매를 예측할 수 있으므로 이를 주의 깊게 받아들여야 한다(51).

치매의 *원인*을 파악하려면 추가 병력과 정밀 검사가 필요하며(49), 일부 원인은 치료가 가능하거나 가역적일 수 있다(예: '가성 치매'로 불리는 우울증. 이 개념에 대한 검토는 (52)를 참조). 이러한 검사(**4장 참조**)는 다음을 포함한다:

Box 1.1 치매 진단 및 하위 유형 분류 기준: 추가 설명

일반 진단 기준

정신 장애 진단 및 통계 편람(Diagnostic and Statistical Manual of Mental Disorders, DSM-5)(53)
질병과 관련된 건강문제의 국제통계분류(International Statistical Classification of Diseases and Related Health Problems, ICD-11)(54).

경도 인지 장애

'알츠하이머병으로 인한 경도 인지 장애 진단: 알츠하이머병 진단 지침에 대한 국립 노화 연구소-알츠하이머 협회의 권고(The diagnosis of mild cognitive impairment due to Alzheimer's disease: recommendations from the National Institute on Aging – Alzheimer's Association workgroups on diagnostic guidelines for Alzheimer's disease)'(55)

알츠하이머병

NINCDS-ADRDA 기준: 알츠하이머병 치매 진단: 알츠하이머병 진단 가이드라인에 대한 국립 노화 연구소 - 알츠하이머 협회 작업 그룹의 권장 사항(The diagnosis of dementia due to Alzheimer's disease: recommendations from the National Institute on Aging – Alzheimer's Association workgroups on diagnostic guidelines for Alzheimer's disease)(56)

혈관성 치매

국립 신경학적 장애 및 뇌졸중 연구소 및 신경과학 국제협회(National Institute of Neurological Disorders and Stroke and Association Internationale pour la Recherche et l'Enseignement en Neurosciences, NINDS-AIREN) 국제 워크숍 보고서 (57)

전두측두엽 치매

원발성 진행성 실어증과 그 변이의 분류(Classification of primary progressive aphasia and its variants)(58),
행동변이 전두측두엽 치매에 대한 개정된 진단 기준의 민감도(Sensitivity of revised diagnostic criteria for the behavioural variant of frontotemporal dementia)(59)

루이소체 치매

루이소체 치매의 진단 및 관리 DLB 컨소시엄의 네 번째 합의 보고서(Diagnosis and management of dementia with Lewy bodies: Fourth consensus report of the DLB Consortium)(45)

- 의학적, 신경학적 병력 및 가족력;
- 신경학적 징후 및 관련 전신 징후에 대한 신체 진찰;
- 신경심리학적 검사;
- 갑상선 기능 및 비타민 B12 수치를 포함한 실험실 검사;
- 필요 시 뇌 영상 검사(예: 뇌종양과 같은 다른 원인을 배제하기 위해)

병기(Staging)

알츠하이머병의 증상은 질병 단계에 따라 다양하게 나타난다. 치매 중증도를 평가하기 위해 여러 임상 척도가 개발되었으며, 그 중 널리 사용되는 척도로는 임상 치매 평가(Clinical Dementia Rating, CDR)(60), 전반적 퇴행 척도(Global Deterioration Scale, GDS)(61), 그리고 알츠하이머병 기능 평가 단계(Functional Assessment Staging, FAST)(62, 63)가 있다.

알츠하이머병의 초기 단계에서는 일상 생활에 지장을 초래하는 기억력 장애, 특히 최근 사건이나 현재 상황에 대한 지식이 감소할 수 있다. 이 단계에서는 시간과 장소에 대한 인식이나 익숙한 사람들과 얼굴을 인식하는 능력은 비교적 유지되며, 익숙한 장소로 이동하는 것도 가능하다. 하지만 시간 관계에 대한 이해에서 어려움을 겪을 수 있다. 문제 해결이나 사물 간의 유사점과 차이점에 대한 추상적인 사고에는 어려움이 있지만, 사회적 판단 능력은 대체로 유지된다. 사회 활동에서는 일, 쇼핑, 자원봉사, 혹은 사회 모임 같은 활동에서 어느 정도 도움이 필요할 수 있다. 이 단계에서는 경도의 손상을 보이지만, 가정 내에서 기능 장애가 뚜렷하게 드러날 수 있으며, 더 복잡하거나 어려운 집안일이나 취미 활동은 포기할 가능성이 크다. 자기 관리면에서는 때때로 상기시켜줄 필요가 있지만, 대체로 스스로 가능하다.

알츠하이머병의 중기 단계에서는 뚜렷한 기억력 저하가 나타나며, 새롭게 배운 내용은 금방 잊어버리고 오랫동안 익숙한 정보만 유지된다. 예를 들어, 수년간 사용해온 주소나 전화번호를 기억하지 못하거나 손자, 손녀의 이름이나 졸업한 고등학교 이름을 잊을 수 있다. 이 단계에서는 날짜, 시간, 장소에 대한 혼란이 흔히 발생하며, 시간 관계에 대한 심각한 어려움을 겪는다. 또한, 문제를 해결하고 사물의 유사성과 차이점을 판단하는 능력과 사회적 판단력이 심각하게 손상될 수 있다. 문제 해결 능력, 사물 간의 유사점과 차이점을 판단하는 능력, 그리고 사회적 판단 능력도 심각하게 저하될 수 있다. 이 단계에서는 독립적으로 사회 활동에 참여하는 것이 거의 불가능하지만, 중등도 단계의 알츠하이머병 환자도 여전히 집 밖의 행사나 모임에 참여할 수 있을 만큼 상태가 좋을 수 있다. 하지만 집에서는 간단한 집안일만 가능하고 관심사도 매우 제한적일 수 있다. 개인적인 관리에 있어서는 화장실 사용이나 식사에 큰 도움이 필요하지 않지만, 옷을 고르는 데 어려움을 겪을 수 있다.

알츠하이머병의 중증 단계에서는 심각한 기억력 손상이 발생하며, 기억의 일부 조각들만 남아 있다. 이 단계의 환자들은 주변 환경에 대해 거의 인식하지 못하고, 익숙한 사람에게만 반응할 수 있다. 익숙한 사람과 낯선 사람을 구분할 수 있지만, 때때로 배우자와 같은 가까운 가족의 이름을 잊을 수도 있다. 이 단계에서는 판단력이나 문제 해결 능력이 거의 남아 있지 않으며, 사회 활동에 참여할 수 없는 상태이다. 또한 건강 상태가 너무 좋지 않아 집 밖의 일정에 참여할 수 없다. 알츠하이머병 말기 단계에 있는 사람들은 집에서 기능할 수 없으며, 대소변 가리기나 식사와 같은 개인 관리에 많은 도움이 필요하다. 질병이 진행된 이 단계에서는 언어 능력이 모두 사라지며, 알아들을 수 없는 소리를 내거나 아주 드물게 몇몇 단어나 구문만을 말할 수 있을 뿐이다.

진단명 전하기

진단 결과를 직접적으로 명확하게 전달하지 않는 경우가 드물지 않으며, 이는 아마도 환자의 희망을 유지하기 위한 배려일 수 있다. 그러나 이러한 접근은 환자의 질병에 대한 이해와 미래 계획에 부정적인 영향을 미칠 수 있다(64). 이는 인지 기능을 유지하고 지역 사회에서 오랫동안 생활할 수 있도록 돕는 조기 개입 등 적절한 지원을 받을 기회를 놓치게 할 수도 있다(65).

진단명을 전할 때는 환자 개인의 요구 사항들을 고려하여 세심하게 접근해야 한다. 이 과정에서 중요한 점은 증상, 앞으로 예상되는 상황, 그리고 가능한 조치들을 이해하기 쉬운 언어로 설명하는 것이다. 정보를 전달한 후에는 환자가 이를 충분히 소화할 수 있는 시간을 주고, 참고할 수 있도록 서비스 연락처가 포함된 서면 자료를 제공하는 것이 좋다.

진단 후 관리

현재 치매의 진행을 늦추거나 멈출 수 있는 치료법은 없지만, 증상을 일시적으로 개선하여 치매 환자가 겪는 어려움을 도울 수 있는 치료법은 존재한다(34). 알츠하이머병, 루이소체 치매, 파킨슨병 치매와 관련된 인지 증상을 위한 약물 치료가 승인되었다. 이 약물들은 신경세포 손실로 인한 생화학적 문제에 작용하지만, 치매의 근본적인 신경병리를 치료하거나 질병의 진행은 막지 못한다. 아세틸콜린에스테라아제 억제제(acetylcholinesterase inhibitors, AChEI: 도네페질, 리바스티그민, 갈란타민)는 인지 기능 저하를 유지하거나 악화를 지연시키는데 유의한 효과가 있음이 입증되었다(66-68). 도네페질과 리바스티그민은 또한 루이소체 치매(DLB)의 환각 증상에도 효과를 보이고, 메만틴은 중등도에서 중증 알츠하이머병 환자에서 약간의 효과를 보인다(34). 경증에서 중등도 알츠하이머병 환자의 경우, 중재의 목표는 인지 저하를 지연시키고, 기능을 최적화하며, 2차적인 합병증을 최소화하는 것이다. 현지 규정에 따라 일차의료 의사가 치매 약물을 처방할 수 있는지 여부가 달라지며, 이는 치매 진단 과정에서 일차의료 의사의 개입 정도에 영향을 미칠 수 있다(69).

인지 증상을 개선하기 위한 심리사회적 중재의 효과는 여러 연구를 통해 검토되었다(70). 이러한 중재에는 인지 자극, 인지 훈련, 인지 재활, 현실 지향 훈련, 인지 및 운동 프로그램의 결합, 그리고 컴퓨터 기반 인지 중재가 포함된다. 인지 중재 치료는 다음과 같이 분류될 수 있다(71):

- 인지 자극(cognitive stimulation)은 일반적인 인지 및 사회적 기능을 향상시키기 위한 활동과 토론에 참여하는 것을 말한다;
- 인지 훈련(cognitive training)은 작업 기억과 같은 특정 인지 기능을 향상시키기 위해 고안된 일련의 표준 과제에 대한 지침을 따르는 훈련이다;
- 인지 재활(cognitive rehabilitation)은 개인별 목표를 파악하고 치료사가 당사자 및 가족과 협력하여 목표를 달성하기 위한 전략을 수립하는 개별화된 접근 방식이다.

경도에서 중등도 치매 환자의 경우 인지자극이 효과가 있다는 일관된 증거가 있으며, 임상 지침서에서는 그룹 기반 인지 자극 치료(cognitive stimulation therapy, CST)(72)와 환자의 신호도에 맞춘 다양한 활동을 권장하고 있다(35). 회상 치료, 인지 재활 또는 작업 요법과 같은 다른 전략도 고려할 수 있다(35). 기분 전환을 위한 음악(73), 건강을 위한 신체 운동(74), 사회적 상호작용, 건강한 식단, 충분한 수면, 인지 관리, 사전 의료 지시서 및 사전 의료 계획(49)도 유용한 전략으로 제시된다. 보호자를 위한 프로그램으로는 알츠하이머병 보호자의 건강 증진을 위한 자원(resources for enhancing Alzheimer's carer health, REACH)(75) 및 친척을 위한 전략(strategies for relatives, START)(76)과 같은 프로그램들은 보호자의 부담을 완화하면서 삶의 질을 개선하고, 치매 환자의 문제 행동 및 정신행동증상을 완화하는 데 효과적이다.

치매 진단 후 적용할 수 있는 다양한 치료와 관리 방법이 있으며, 개인의 상황에 맞춘 개인 맞춤형 관리 계획과 조정이 필요하다. 치매 관리 계획 수립 방식은 다양할 수 있으며, 예를 들어, 국제알츠하이머병연맹의 지원으로 개발된 교육 콘텐츠가 있는 홍콩의 '공인 치매 케어 플래너' 사례는 1.5절에서 다룬다. 일반적으로, 지정된 전문의가 환자의 요구, 강점, 선호도를 평가하고, 제공 가능한 서비스에 대한 정보를 제공하며, 필요 시 가족과 협력하여 개별 관리 계획을 수립, 검토, 평가하는 역할을 맡는다(35). 종합적인 노인 평가(77)와 마찬가지로, 치매 관리에서도 개별 관리 계획은 통합 의료의 한 형태로 사용되는 도구이며, 신체적/기능적, 심리사회적/행동적, 간병인 지원 필요성, 환경적 요인에 대한 평가를 바탕으로 당사자와 가족 및 간병인이 우려하는 문제를 해결하기 위한 조호 계획이 수립된다. 개인 맞춤형으로 조정된 서비스에는 위에서 언급한 약물적 및 비약물적 치료뿐만 아니라 법률 및 재정 자문, 교육, 보호자 지원 그룹 등이 포함될 수 있다.

1.4 통합 의료 및 사회 복지 모델의 근거와 증거

치매 모델

위에서 설명한 일차의료 모델과 치매 관리 접근법에서는 생물학적 측면과 심리사회적 측면이 모두 강조된다. 이는 지난 수십 년 동안 치매 개념이 변화해온 과정을 반영한다: 처음에는 의학적 관점에 중점을 두었고, 이후에는 변증법적 관점으로, 최근에는 통합된 생물심리사회적 모델로 발전해왔다.

의학적 관점에서는 치매는 신경학적 문제로 인해 발생하는 질환으로 간주하며, 따라서 관리도 생물학적 요인에 초점을 맞추어야 한다(78). 1990년대에 톰 키트우드는 치매가 신경병리와 심리적 요인(성격, 생애, 사회심리학 포함) 간의 상호작용으로 나타나는 결과라는 개념을 도입했다. 그는 '인격(personhood)'과 '사람 중심 조호(person-centred care)'을 강조하며 이론적 기반을 제공하였고('변증법 모델'), 이로 인해 치매 환자들을 돌보는 방식에 혁신을 가져왔다. 이 이론을 바탕으로 생물심리사회적 모델은 치매의 발현에 영향을 미치는 요인으로 정신 자극, 감각 자극, 환경, 생활 사건, 기분 등을 포함시켰다(80).

생물심리사회적 모델을 기반으로 각각의 요인에 대해 다양한 중재를 시도하는 것은 과도한 장애를 줄이고 독립성을 증진하기 위한 효과적인 치매 관리 전략이 될 수 있다. **표 1.1**에는 몇 가지 제안된 요인들과 그에 따른 중재 방법들이 나열되어

표 1.1 생물심리사회적 모델에 기반한 추적 가능한 요인 및 중재 예시

	추적 가능한 요인	실행 가능한 중재 방법
심리사회적	• 정신적 자극 • 기분 • 생활 사건 • 환경	• 인지 중재 • 회상 • 간병 지원 • 집 수리
생물학적	• 동반질환 • 감각 손상	• 동반질환에 대한 치료 • 감각 보조 장치

있다[(80)에서 수정됨]. 통합 의료 및 사회 복지 서비스는 이러한 심리사회적 및 생물학적 개입을 보다 효율적으로 제공할 수 있게 한다.

서비스 동합: 일차의료의 역할

의료 및 사회 복지 서비스가 서로 다른 기관에 의해 제공되고, 서로 다른 정부 부서 및 기관에서 감독되는 국가에서는, 치매를 가진 사람들에게 필요한 심리사회적 및 생물학적 중재를 제공하고 조정하는 것이 도전적일 수 있다. 서비스의 파편화와 중복은 빈틈을 초래하고 자원의 비효율적인 사용을 일으킬 수 있다. 이러한 상황에서 서비스를 제공하고 복잡한 중재 방법을 실행하기 위한 통합 의료가 제안된다(81). 통합 의료는 시스템의 효율성을 높이면서 돌봄이 필요한 사람에게 혜택을 줄 수 있다(82).

의료와 사회 복지의 통합은 다양한 수준과 돌봄 환경에서 이루어질 수 있다. 보건 의료 시스템에서는 일반 진료부터 지역사회의 전문 클리닉까지, 그리고 아급성기 치료부터 급성기 치료까지 포함될 수 있다. 사회 복지는 지역사회 노인 돌봄 서비스(예: 사회 복지 센터), 재택 간호, 데이케어 센터, 장기 요양 시설 등을 포함할 수 있다. 경증 치매 환자의 경우, 지역사회 기반의 통합 의료 및 사회 복지 서비스는 치매의 악화를 늦추고, 삶의 질을 유지하며, 시설 입소를 지연시킬 수 있다(83, 84). 기존의 통합 모델은 일차의료와 전문의 진료의 참여 수준에서 차이가 있지만, 조기 발견과 일반 의료 및 사회 복지의 통합에 중점을 두는 것이 권장된다(85).

치매의 단계에 따라, 일차의료 수준에서 의료 및 사회 복지의 통합은 이상적인 옵션이 될 수 있다. **그림 1.1**은 치매 단계별로 가능한 서비스를 나열한 것을 보여준다.

이 그림에서 치매의 전 과정에서 일차의료(일차의료 및 사회 복지 포함)는 질

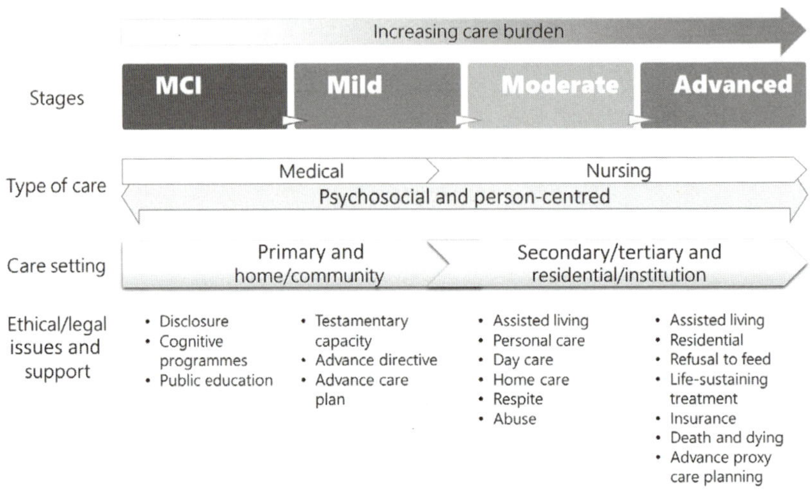

그림 1.1 치매 단계별로 제공 가능한 서비스

병의 초기 단계에서 조기 중재 서비스를 제공하고, 필요에 따라 2차 및 3차 진료로 안내하고 전환하는 거점 역할을 할 수 있다. 특히, 비교적 예측 가능한 질병 경과를 보이는 초기 알츠하이머병의 경우, 일차의료는 조기 발견, 약물 및 비약물 치료 제공, 그리고 지속적인 치료를 보장하기 위한 사전 의료 계획의 출발점이 될 수 있다. 여기서 질병의 여정은 조기 진단과 문화적으로 적절한 심리사회적 지원으로 시작된다. 가족의 경우는 치매 환자와 간병인의 다양한 요구 사항에 대해 조언할 수 있는 돌봄 관리자의 지원을 받는다. 알츠하이머병은 예측 가능한 경과를 보이기 때문에, FAST 단계에 따르면, 중등도 단계에서는 환자가 예를 들어 착의 실행증을 보이며 옷을 입는 데 더 많은 도움이 필요하고, 목욕이나 화장실 사용에 대한 도움도 필요해질 수 있다. 병이 더 악화되어 중증 단계에 접어들면, 거동 및 삼킴 문제에 대한 주의가 필요하므로, 이 시기에는 재택 간호와 시설 입소 가능성에 대해 논의가 필요하다.

통합 의료 서비스에서는 윤리적 및 법적 고려 사항도 중요하게 다뤄진다. 초기 단계에서는 유언, 권한 위임장, 사전 지시 사항 등을 논의하고, 환자와 가족의 합의를 얻는 것이 필요하다. 반면, 말기 돌봄과 관련된 윤리적 문제들도 충분히 고려되고 논의되어야 한다. 알츠하이머병의 전형적인 경과와 각 단계에서의 다차원적인 요구를 고려하여, 사전 의료 계획을 세우는 것이 중요하다.

치매 환자, 가족, 그리고 간병인 간의 정기적인 상호작용이 필요하므로, 통합 의료 및 사회 복지 서비스의 돌봄 관리자는 모든 돌봄 문제를 중재하는 중재자 역할을 할 수 있다. 이러한 방식은 삶의 질을 향상시키면서 부족한 2차 및 3차의 관리 자원을 절약할 수 있는 잠재력을 가지고 있다. 통합된 일차의료 및 사회 복지 서비스의 예시는 1.5절에서 다루어진다.

1.5 15년간의 조기 개입 서비스에서 얻은 교훈

서비스의 맥락과 설계

홍콩에서는 2005년 홍콩 알츠하이머병 협회가 치매가 의심되는 사람들에게 조기 개입을 제공하기 위해 지역사회 기반의 전 지역 프로그램으로 조기 발견 프로그램(early detection scheme, EDS)을 개발했다(86). 이 서비스는 특히 알츠하이머병의 조기 진단을 통해 확진까지의 대기 시간을 줄이고, 적시에 의료 및 사회 복지 서비스를 제공하기 위해 설계되었다.

홍콩은 많은 아시아 지역과 마찬가지로 세계에서 가장 빠르게 고령화가 진행되고 있는 사회 중 하나이다. 2009년에는 약 700만 명의 홍콩 인구 중 10만 명 이상이 치매를 앓고 있었으며, 2039년에는 이 수가 33만 명 이상으로 증가할 것으로 예상된다(87). 그러나 이전 연구(88)에 따르면, 홍콩의 치매 진단율은 11%로 비교적 낮다. 낮은 진단율은 도움이 필요한 사람들의 낮은 인식 문제와 관련이 있을 수 있으며, 서비스 접근성 문제(예: 공공 기억 클리닉에서 첫 진단 상담을 받기 위한 긴 대기 시간) 또한 도움을 구하는 데 장애가 될 수 있다(89).

EDS는 누구나 의뢰하여 이용할 수 있으며, 치매가 의심되는 사람이나 그 가족은 스스로 의뢰하여 작업 치료사, 사회복지사 등 숙련된 사회복지 전문가에게 평가를 요청할 수 있다. 작업 치료사는 필요한 정보(병력 및 불편 사항 등)를 수집하고, 임상, 신경심리학적, 기능적 및 기분 척도 등 일련의 검증된 평가를 실시한다(자세한 내용은 4장 참소). 이러한 도구는 심리측정적 특성과 서비스 적합성을 균형 있게 고려하여 선정되었으며, 홍콩에서 정규 교육을 거의 받지 않은 노인에게도 적합하다. EDS는 경미한 증상에 대해 조기에 도움을 요청할 수 있도록 하며, 이를 통해 치매 분류 시스템의 유용한 구성 요소로 작용하여 조기 중재를 촉진한다(86, 90).

2015년 이전에는 EDS를 통해 치매가 의심되는 것으로 조기 식별된 사람들은 진단을 위해 전문의에게 의뢰되었다. 그러나 진단을 위한 상담 대기 시간이 길어지는 문제는 여전히 해결되지 않았다. 이는 세계 알츠하이머 보고서(1)에서 권장하는 바와 상반된다.

Box 1.2 일차의료 의사를 위한 치매 치료 교육 커리큘럼: 홍콩의 예시

강의, 증례 발표 및 공유로 구성된 18시간의 심층 교육:

- 치매의 조기 임상 진단 - 핵심 임상 특징 및 진단 기준
- 알츠하이머병 치매에 대한 심층적인 이해
- 치매에 대한 전략적인 약물학적 중재
- 진단 과정을 용이하게 하는 신경심리학적 평가와 다학제적 협업
- 치매의 정신행동증상
- 정신 상태 평가, 재정 계획, 법적 및 윤리적 문제
- 치매 진단 결과 공개 및 치매 관리 계획 조언

Box 1.3 공인 치매 돌봄 관리자를 위한 교육 커리큘럼: 홍콩의 예시

알츠하이머병 국제협회와 홍콩 알츠하이머병 협회는 의료 및 사회 복지 전문가들이 평가, 치료 계획 수립, 관리, 가족 및 간병인 지원, 지역 사회 자원 조정 등의 역량을 갖출 수 있도록 하기 위해 홍콩 대학교의 지원을 받아 4가지 형태의 훈련 모듈을 개발하였다:

- 모듈 1: 치매를 이해하기 위한 필수 사항
- 모듈 2: 준비하기 - 진단 전 사회 인지 평가 및 간병인 요구도 평가
- 모듈 3: 조호 계획 및 치료 - 상담 및 간병인 지원
- 모듈 4: 사전 의료 계획

보고서(1)에 따르면, 대부분의 초기 알츠하이머병은 일차의료에서 진단이 가능하며 치료를 시작할 수 있다. 소수의 경우에만 2차 진료로의 의뢰가 필요하다. 이 문제를 해결하기 위해 '프로젝트 선라이즈(project sunrise)'라는 향상된 분담-조호 모델(shared-care model)이 시범 운영되었다. 이 모델에는 다음과 같은 추가 기능이 포함된다:

- 경험이 풍부한 전문의(노인과 전문의)에 의한 일차의료 의사에 대한 치매 진단 및 관리 교육과 지원(교육 커리큘럼은 Box 1.2 참조)
- 공인 치매 돌봄 관리자에 의한 조호 계획, 조정 및 가족 돌봄 지원(교육 커리큘럼은 Box 1.3 참조)
- 진단 및 치료를 원활하게 하기 위한 EDS와 교육받은 일차의료 의사 간의 정보 공유
- 비정형 사례의 신속한 적절한 서비스로의 의뢰
- 진단 후 지원 제공(데이케어 서비스와 일차의료 의사와의 협력)

이 모델은 지역 사회에서 진단과 치료의 효율성을 높이고, 치매 환자와 그 가족에게 보다 나은 지원을 제공하기 위해 설계되었다.

진단 후 지원 제공(데이케어 서비스와 일차의료 의사와의 협력)은 지역 사회 통합 의료 및 사회 복지 모델에서 업무 전환(task-shifting) 또는 업무 분담(task-sharing)을 촉진하는 것을 목표로 설계되었다. 이 모델은 진단 업무의 일부를 교육받은 일차의료 의사에게 전환하고 EDS의 지원을 받음으로써, 도움을 요청하는 사람들의 진단 대기 시간을 단축하며, 2차 진료로 의뢰되는 환자의 비율을 줄이는 데 기여한다. 이 모델은 일차의료와 2차 진료 간의 협력을 강조하며, 전문의는 복잡한 증례에 대해 일차의료 의사에게 멘토링과 지원을 제공한다. 만약 환자의 상태가 변화하여 2차 진료가 필요해질 경우, 일차의료 의사는 적절한 사례를 의뢰하기 위해 전문의와 협력한다. 최종적으로 이 모델은 다양한 분야와 1차 및 2차 의료 간의 업무 분담을 이루는 것을 목표로 한다.

일차의료 의사들이 얻은 교훈

연구를 통해 지역사회 통합 의료 및 사회 복지 모델에서 일차의료와의 업무 전환/분담과 관련된 여러 중요한 교훈을 얻었다. 주요 내용은 다음과 같다:

1. 사회 복지의 지원이 필수적임을 인식: 일차의료 의사들은 사회 복지의 지원이 필수적임을 인식하였다. 특히, 치매 환자를 일반 진료에 개입시키기 위해 여러 협력이 필요했다. 이는 특히 낮은 사회경제적 지위의 가족들 사이에서 중요했으며, 이들 중 일부는 진단 및 치료를 포기할 수도 있었다. 사회 복지로부터 제공된 정보 지원(예: 평가 보고서)은 보다 효율적인 상담을 가능하게 하여 바쁜 진료실에서 소요되는 시간을 단축할 수 있었다.
2. 일차의료가 치매 관리 역할을 하기 위한 사회 준비 필요성: 대중은 일반적으로 치매 진단 및 치료에서 일차의료 의사의 역할에 대해 잘 알지 못하거나 회의적인 경우가 많아, 잠재적인 환자나 보호자를 일반 진료에 참여하도록 독려하는 것이 도전 과제로 지적되었다.
3. 사회 복지가 제공하는 양질의 비약물적 개입의 중요성: 일차의료 의사들은 협력적 관리 차원에서 사람 중심 돌봄(person-centered care)나 효과적인 인지 중재와 같은 양질의 비약물적 중재를 중요하게 여겼다. 또한 가정 방문이 계획되었을 때와 같은 서비스 상태에 대한 간단한 보고서를 포함한 정기적인 피드백 시스템이 필요하다고 생각했다.
4. 일차의료 의사들의 알츠하이머병 진단 역량 강화: 초기 진단 지원의 교육과 지

원을 통해 대부분의 일차의료 의사들은 전형적인 알츠하이머병 사례 진단에 큰 어려움이 없다고 보고하였다. 만약 진단이 명확하지 않거나 합병증(예: 기분 증상)이 발생하는 경우, 일차의료 의사들은 어떤 시점에서 환자를 전문의에게 의뢰해야 하는지 명확하게 이해하고 있었다. 또한, 알츠하이머병의 안정적이고 만성적인 질병 특성을 고려할 때, 일차의료 의사들은 초기 치매 환자에게 약물 치료를 제공하는 데 자신감을 보였지만, 질병이 진행되거나 합병증이 발생할 때 전문의 진료로 전환하는 체계가 필요하다는 점을 인식하였다. 전문의의 평가와 일차의료 의사의 초기 진단을 비교했을 때, 대부분의 사례에서 진단 일치율이 80% 이상으로 나타났다.

5. 일차의료 의사들을 위한 실습, 교육법, 임상 지침 필요성: 일차의료 의사들이 일반 진료에서 결정을 내리는 데 도움이 되는 실습, 교육법, 임상 지침이 필요하다(예: MRI가 필요한 경우). 정기적인 증례 회의가 매우 중요하다고 여겨졌으며, 몇 차례의 전문의 자문 세션에 참여하고, 지속적인 저강도 교육 지원(예: 월별 전화 상담)이 연수에 유용하다고 평가되었다.

요약하면, 적절한 교육과 통합 의료 및 사회 복지 서비스를 통해 일차의료와 치매 관리의 업무 전환과 분담이 가능하며, 이러한 서비스 모델에서 핵심은 '단순하고 복잡하지 않은 초기 알츠하이머병'에 초점을 맞추는 것이다. 다음 두 장에서는 이 범주에 속하는 증례와 비전형적인 증례를 비교 검토하여 일차의료 치매 서비스의 대상 집단에 대한 이해를 돕고자 한다.

참고문헌

1. Prince M, Comas-Herrera A, Knapp M, Guerchet M, Karagiannidou M. World Alzheimer Report 2016: Improving Healthcare for People Living with Dementia: Coverage, Quality and Costs Now and in the Future. London: Alzheimer's Disease International. 2016.
2. World Health Organization. World Health Organization Fact Sheet: Dementia. 2023 (15 March). Available from: www.who.int/news-room/fact- sheets/detail/dementia.
3. World Health Organization. Dementia: A Public Health Priority. Geneva: World Health Organization. 2012.
4. World Health Organization. Task Shifting: Rational Redistribution of Tasks among Health Workforce Teams: Global Recommendations and Guidelines. Geneva: World Health Organization. 2007.
5. Kakuma R, Minas H, van Ginneken N, Dal Poz MR, Desiraju K, Morris JE, et al. Human resources for mental health care: Current situation and strategies for action. The

Lancet. 2011;378 (9803):1654–63.

6. World Health Organization. Global Action Plan on the Public Health Response to Dementia 2017–2025. Geneva: World Health Organization. 2017.
7. Lee L, Hillier LM, Heckman G, Gagnon M, Borrie MJ, Stolee P, et al. Primary care-based memory clinics: Expanding capacity for dementia care. Canadian Journal on Aging/La Revue canadienne du vieillissement. 2014;33(3):307–19.
8. Alzheimer's Disease International. Policy Brief for Heads of Government: The Global Impact of Dementia 2013–2050. London: Alzheimer's Disease International. 2013.
9. Dodd E, Cheston R, Ivanecka A. The assessment of dementia in primary care. Journal of Psychiatric and Mental Health Nursing. 2015;22(9):731–7.
10. Greaves I, Greaves N, Walker E, Greening L, Benbow SM, Jolley D. Gnosall Primary Care Memory Clinic: Eldercare facilitator role description and development. Dementia. 2015;14(4):389–408.
11. Banerjee S, Willis R, Matthews D, Contell F, Chan J, Murray J. Improving the quality of care for mild to moderate dementia: An evaluation of the Croydon Memory Service Model. International Journal of Geriatric Psychiatry: A Journal of the Psychiatry of Late Life and Allied Sciences. 2007;22(8):782–8.
12. Hawkins J. Models of Dementia Assessment and Diagnosis: Indicative Cost Review. 2015. Available from: www.england.nhs.uk/wp-content/uploads/ 2015/09/mods-demntl-assessmnt-diag- cost.pdf.
13. Skivington K, Matthews L, Craig P, Simpson S, Moore L. Developing and evaluating complex interventions: Updating Medical Research Council guidance to take account of new methodological and theoretical approaches. The Lancet. 2018;392:S2.
14. Jolley D, Greaves I, Clark M, editors. Memory clinics and primary care: Not a question of either/or. BMJ; 2012: BMJ Group.
15. Banerjee S, Wittenberg R. Clinical and cost effectiveness of services for early diagnosis and intervention in dementia. International Journal of Geriatric Psychiatry. 2009;24(7):748–54.
16. Dodd E, Cheston R, Fear T, Brown E, Fox C, Morley C, et al. An evaluation of primary care led dementia diagnostic services in Bristol. BMC Health Services Research. 2014;14(1):592.
17. Lee L, Hillier LM, Stolee P, Heckman G, Gagnon M, McAiney CA, et al. Enhancing dementia care: A primary care-based memory clinic. Journal of the American Geriatrics Society. 2010;58 (11):2197–204.
18. Chibanda D, Mesu P, Kajawu L, Cowan F, Araya R, Abas MA. Problem-solving therapy for depression and common mental disorders in Zimbabwe: Piloting a task-shifting primary mental health care intervention in a population with a high prevalence of people living with HIV. BMC Public Health. 2011;11(1):828.

19. Joshi R, Alim M, Kengne AP, Jan S, Maulik PK, Peiris D, et al. Task shifting for non-communicable disease management in low and middle income countries: A systematic review. PLOS ONE. 2014;9(8):e103754.
20. Buttorff C, Hock RS, Weiss HA, Naik S, Araya R, Kirkwood BR, et al. Economic evaluation of a task-shifting intervention for common mental disorders in India. Bulletin of the World Health Organization. 2012;90(11):813-21.
21. New Zealand Ministry of Health. New Zealand framework for dementia care. 2013.
22. Mason A, Liu D, Kasteridis P, Goddard M, Jacobs R, Wittenberg R, et al. Investigating the impact of primary care payments on underdiagnosis in dementia: A difference-in-differences analysis. International Journal of Geriatric Psychiatry. 2018;33(8):1090-7.
23. Donegan K, Fox N, Black N, Livingston G, Banerjee S, Burns A. Trends in diagnosis and treatment for people with dementia in the UK from 2005 to 2015: A longitudinal retrospective cohort study. Lancet Public Health. 2017;2(3):e149-e56.
24. Liu D, Green E, Kasteridis P, Goddard M, Jacobs R, Wittenberg R, et al. Incentive schemes to increase dementia diagnoses in primary care in England: A retrospective cohort study of unintended consequences. British Journal of General Practice. 2019;69(680):e154- e63.
25. Garcia-Ptacek S, Modeer IN, Kareholt I, Fereshtehnejad SM, Farahmand B, Religa D, et al. Differences in diagnostic process, treatment and social Support for Alzheimer's dementia between primary and specialist care: Results from the Swedish Dementia Registry. Age Ageing. 2017;46(2):314-9.
26. Tang EYH, Birdi R, Robinson L. Attitudes to diagnosis and management in dementia care: Views of future general practitioners. International Psychogeriatrics. 2018;30(3):425-30.
27. Wong GHY, Lum TYS, Tang JYM, Kwan JSK, Chan WC, Cheung ACY, et al. Formative Evaluation Study on the Dementia Community Support Scheme (Pilot Scheme): Final Report. Hong Kong: Food and Health Bureau, The Government of the Hong Kong Special Administrative Region. 2019.
28. Lee L, Weston MW, Hillier ML. Developing memory clinics in primary care: An evidence-based interprofessional program of continuing professional development. Journal of Continuing Education in the Health Professions. 2013;33(1):24-32.
29. Lee L, Hillier LM, Weston WW. Ensuring the success of interprofessional teams: Key lessons learned in memory clinics. Canadian Journal on Aging. 2014;33(1):49-59.
30. Lee L, Kasperski MJ, Weston WW. Building capacity for dementia care Training program to develop primary care memory clinics. Canadian Family Physician. 2011;57(7):E249-E52.
31. Frost R, Walters K, Aw S, Brunskill G, Wilcock J, Robinson L, et al. Effectiveness of different post-diagnostic dementia care models delivered by primary care: A systematic

review. British Journal of General Practice. 2020;70(695):e434–e41.

32. Moore A, Frank C, Chambers LW. Role of the family physician in dementia care. Canadian Family Physician. 2018;64 (10):717–19.

33. Livingston G, Huntley J, Sommerlad A, Ames D, Ballard C, Banerjee S, et al. Dementia prevention, intervention, and care: 2020 report of the Lancet Commission. The Lancet. 2020;396 (10248):413–46.

34. Livingston G, Sommerlad A, Orgeta V, Costafreda SG, Huntley J, Ames D, et al. Dementia prevention, intervention, and care. The Lancet. 2017;390 (10113):2673–734.

35. National Institute for Health and Care Excellence. Dementia: Assessment, management and support for people living with dementia and their carers. 2018. Available from: www.nice.org.uk/ guidance/ng97/chapter/ Recommendations#diagnosis.

36. Barrett E, Burns A. Dementia Revealed: What Primary Care Needs to Know. UK: NHS England. 2014. Available from: www.england.nhs.uk/wp-content/uploads/ 2014/09/dementia-revealed-toolkit.pdf.

37. Alzheimer's Disease International. World Alzheimer Report 2015. London: Alzheimer's Disease International. 2015.

38. McKhann GM, Drachman D, Folstein M, Katzman R, Price D, Stadlan EM. Clinical diagnosis of Alzheimer's disease: Report of the NINCDS-ADRDA Work Group under the auspices of Department of Health and Human Services Task Force on Alzheimer's Disease. Neurology. 1984;34(7):939–44.

39. McKhann GM, Knopman DS, Chertkow H, Hyman BT, Jack CR, Jr Kawas, CH, et al. The diagnosis of dementia due to Alzheimer's disease: Recommendations from the National Institute on Aging- Alzheimer's Association workgroups on diagnostic guidelines for Alzheimer's disease. Alzheimer's & Dementia: The Journal of the Alzheimer's Association 2011;7(3):263–9.

40. Montine TJ, Phelps CH, Beach TG, Bigio EH, Cairns NJ, Dickson DW, et al. National Institute on Aging-Alzheimer's Association guidelines for the neuropathologic assessment of Alzheimer's disease: A practical approach. Acta Neuropathologica. 2012;123(1):1–11.

41. Hardy JA, Higgins GA. Alzheimer's disease: The amyloid cascade hypothesis. Science. 1992;256 (5054):184–5.

42. Kapasi A, DeCarli C, Schneider JA. Impact of multiple pathologies on the threshold for clinically overt dementia. Acta Neuropathology 2017;134 (2):171–86.

43. Brenowitz WD, Hubbard RA, Keene CD, Hawes SE, Longstreth Jr WT, Woltjer RL, et al. Mixed neuropathologies and estimated rates of clinical progression in a large autopsy sample. Alzheimer's & Dementia. 2017;13(6):654–62.

44. Roman GC, Tatemichi TK, Erkinjuntti T, Cummings JL, Masdeu JC, Garcia JH, et al. Vascular dementia: Diagnostic criteria for research studies. Report of the NINDS-AI-

REN International Workshop. Neurology. 1993;43(2):250–60.

45. McKeith IG, Boeve BF, Dickson DW, Halliday G, Taylor J-P, Weintraub D, et al. Diagnosis and management of dementia with Lewy bodies: Fourth consensus report of the DLB Consortium. Neurology. 2017;89(1):88–100.
46. Postuma RB, Berg D, Stern M, Poewe W, Olanow CW, Oertel W, et al. MDS clinical diagnostic criteria for Parkinson's disease. Movement Disorders: Official Journal of the Movement Disorder Society. 2015;30(12):1591–601.
47. Kon T, Tomiyama M, Wakabayashi K. Neuropathology of Lewy body disease: Clinicopathological crosstalk between typical and atypical cases. Neuropathology. 2020;40(1):30–9.
48. The Lund and Manchester Groups. Clinical and neuropathological criteria for frontotemporal dementia. Journal of Neurology, Neurosurgery and Psychiatry. 1994;57(4):416–18.
49. Arvanitakis Z, Shah RC, Bennett DA. Diagnosis and management of dementia: Review. JAMA. 2019;322(16):1589–99.
50. Jessen F, Amariglio RE, Buckley RF, van der Flier WM, Han Y, Molinuevo JL, et al. The characterisation of subjective cognitive decline. Lancet Neurology. 2020;19(3):271–8.
51. Numbers K, Crawford JD, Kochan NA, Draper B, Sachdev PS, Brodaty H. Participant and informant memory- specific cognitive complaints predict future decline and incident dementia: Findings from the Sydney Memory and Ageing Study. PLOS ONE. 2020;15(5): e0232961.
52. Brodaty H, Connors MH. Pseudodementia, pseudo- pseudodementia, and pseudodepression. Alzheimers Dementia (Amst). 2020;12(1): e12027.
53. American Psychiatric Association. (2022). Diagnostic and statistical manual of mental disorders (5th ed., text rev.). https://doi.org/10.1176/appi.books.9780890425787.
54. World Health Organization. (2022). ICD-11: International classification of diseases (11th revision). Available from: https://icd.who.int/.
55. Albert MS, DeKosky ST, Dickson D, Dubois B, Feldman HH, Fox NC, et al. The diagnosis of mild cognitive impairment due to Alzheimer's disease: Recommendations from the National Institute on Aging-Alzheimer's Association workgroups on diagnostic guidelines for Alzheimer's disease. Alzheimers Dementia. 2011;7(3):270–9.
56. McKhann GM, Knopman DS, Chertkow H, Hyman BT, Jack CR, Jr., Kawas CH, et al. The diagnosis of dementia due to Alzheimer's disease: Recommendations from the National Institute on Aging- Alzheimer's Association workgroups on diagnostic guidelines for Alzheimer's disease. Alzheimers Dementia. 2011;7 (3):263–9.
57. Roman GC, Tatemichi TK, Erkinjuntti T, Cummings JL, Masdeu JC, Garcia JH, et al. Vascular dementia: Diagnostic criteria for research studies. Report of the NINDS-AI-

REN International Workshop. Neurology. 1993;43(2):250–60.

58. Gorno-Tempini ML, Hillis AE, Weintraub S, Kertesz A, Mendez M, Cappa SF, et al. Classification of primary progressive aphasia and its variants. Neurology. 2011;76(11):1006–14.

59. Rascovsky K, Hodges JR, Knopman D, Mendez MF, Kramer JH, Neuhaus J, et al. Sensitivity of revised diagnostic criteria for the behavioural variant of frontotemporal dementia. Brain. 2011;134(Pt 9):2456–77.

60. Morris JC. The Clinical Dementia Rating (CDR): Current version and scoring rules. Neurology. 1993;43(11):2412–4.

61. Reisberg B, Ferris SH, de Leon MJ, Crook T. The Global Deterioration Scale for assessment of primary degenerative dementia. American Journal of Psychiatry. 1982;139(9):1136–9.

62. Reisberg B. Functional assessment staging (FAST). Psychopharmacology Bulletin. 1988;24(4):653–9.

63. Sclan SG, Reisberg B. Functional assessment staging (FAST) in Alzheimer's disease: Reliability, validity, and ordinality. International Psychogeriatry. 1992;4(Suppl 1):55–69.

64. Dooley J, Bass N, McCabe R. How do doctors deliver a diagnosis of dementia in memory clinics? British Journal of Psychiatry. 2018;212(4):239–45.

65. Alzheimer's Disease International. World Alzheimer Report 2011. London: Alzheimer's Disease International. 2011.

66. Birks J. Cholinesterase inhibitors for Alzheimer's disease. The Cochrane Database of Systematic Reviews. 2006(1): CD005593.

67. Mangialasche F, Solomon A, Winblad B, Mecocci P, Kivipelto M. Alzheimer's disease: Clinical trials and drug development. Lancet Neurology. 2010;9(7):702–16.

68. Prince M, Bryce R, Ferri C. World Alzheimer Report 2011: The Benefits of Early Diagnosis and Intervention. London: Alzheimer's Disease International. 2011.

69. Yaman H. Exploring dementia management attitudes in primary care: A key informant survey to primary care physicians in 25 European countries – CORRIGENDUM. International Psychogeriatry. 2018;30(10):1577.

70. McDermott O, Charlesworth G, Hogervorst E, Stoner C, Moniz-Cook E, Spector A, et al. Psychosocial interventions for people with dementia: A synthesis of systematic reviews. Aging & Mental Health. 2018;23(4):393–403

71. Woods B, Aguirre E, Spector AE, Orrell M. Cognitive stimulation to improve cognitive functioning in people with dementia. Cochrane Database of Systematic Reviews. 2023(1):CD005562.

72. Woods B, Aguirre E, Spector AE, Orrell M. Cognitive stimulation to improve cognitive functioning in people with dementia. Cochrane Database of Systematic Review. 2012;2:CD005562.

73. Pedersen SKA, Andersen PN, Lugo RG, Andreassen M, Sutterlin S. Effects of music on agitation in dementia: A meta-analysis. Frontier in Psychology. 2017;8:742.
74. Lamb SE, Sheehan B, Atherton N, Nichols V, Collins H, Mistry D, et al. Dementia and physical activity (DAPA) trial of moderate to high intensity exercise training for people with dementia: Randomised controlled trial. BMJ. 2018;361:k1675.
75. Gitlin LN, Belle SH, Burgio LD, Czaja SJ, Mahoney D, Gallagher-Thompson D, et al. Effect of multicomponent interventions on caregiver burden and depression: The REACH multisite initiative at 6-month follow-up. Psychology and Aging. 2003;18 (3):361–74.
76. Livingston G, Barber J, Rapaport P, Knapp M, Griffin M, King D, et al. Clinical effectiveness of a manual based coping strategy programme (START, STrAtegies for RelaTives) in promoting the mental health of carers of family members with dementia: Pragmatic randomised controlled trial. BMJ. 2013;347:f6276.
77. Society BG. Comprehensive Geriatric Assessment Toolkit for Primary Care Practitioners 2019. Available from: www.bgs.org.uk/sites/default/files/content/ resources/files/2019-02-08/BGS% 20Toolkit%20-%20FINAL%20FOR%20WEB_0.pdf.
78. Lyman KA. Bringing the social back in: A critique of the biomedicalization of dementia. Gerontologist. 1989;29 (5):597–605.
79. Kitwood T. Dementia Reconsidered: The Person Comes First. Philadelphia: Open University Press. 1997.
80. Spector A, Orrell M. Using a biopsychosocial model of dementia as a tool to guide clinical practice. International Psychogeriatry. 2010;22 (6):957–65.
81. Joint Commissioning Panel for Mental Health. Guidance for Commissioners of Older People's Mental Health Services. 2013.
82. World Health Organization. World report on ageing and health. World Health Organization. 2015. Report No.: 9241565047.
83. Maki Y, Yamaguchi H. Early detection of dementia in the community under a community-based integrated care system. Geriatrics & Gerontology International. 2014;14:2–10.
84. Michalowsky B, Xie F, Eichler T, Hertel J, Kaczynski A, Kilimann I, et al. Cost- effectiveness of a collaborative dementia care management-Results of a cluster- randomized controlled trial. Alzheimers Dementia. 2019;15(10):1296–1308.
85. Draper B, Low LF, Brodaty H. Integrated care for adults with dementia and other cognitive disorders. International Review of Psychiatry. 2018;30(6):272–91.
86. Tang JY, Wong GH, Ng CK, Kwok DT, Lee MN, Dai DL, et al. Neuropsychological profile and dementia symptom recognition in help-seekers in a community early-detection program in Hong Kong. Journal of American Geriatric Society. 2016;64(3):584–9.
87. Yu R, Chau PH, McGhee SM, Cheung WL, Chan KC, Cheung SH, et al. Trends in

prevalence and mortality of dementia in elderly Hong Kong population: Projections, disease burden, and implications for long-term care. International Journal of Alzheimers Diseases. 2012;2012:406852.

88. Dementia Care Seminar cum Kick-off Ceremony for Dementia Care Campaign [press release]. 2006.

89. Ng CKM, Leung DKY, Cai X, Wong GHY. Perceived help-seeking difficulty, barriers, delay, and burden in carers of people with suspected dementia. International Journal of Environmental Research and Public Health. 2021;18 (6):2956.

90. Xu JQ, Choy JCP, Tang JYM, Liu TY, Luo H, Lou VWQ, et al. Spontaneously reported symptoms by informants are associated with clinical severity in dementia help-seekers. Journal of American Geriatric Society. 2017;65 (9):1946–52.

CHAPTER 2 전형적 알츠하이머병

2.1 전형적인 특징을 보여주는 사례들

사례 001 뇌 손상 후 기억력 저하

82세 여성 Mrs Lee는 기억력 문제에 대한 딸의 우려로 내원했다. 딸은 어머니가 약을 먹었는지 기억하지 못하거나 물건을 자주 잃어버리는 등 기억력이 저하되었다고 보고했다. 또한, 올해 초 낙상으로 경막하 출혈(subdural hematoma)을 겪은 이후로 어머니의 행동이 전반적으로 느려졌다고도 전했다.

선별 평가 결과

인지기능	MMSE에서 30점 만점에 24점을 기록했다. 교육 수준(정규 교육 6개월 미만)을 고려한 후, 평가 결과는 인지 장애의 증거가 없음을 시사했다. 그러나 MoCA에서 30점 만점에 15점을 기록했으며, 교육 수준을 조정한 결과 치매 가능성이 있음을 나타냈다. 단어 말하기(0/3), 추상적 사고(0/2), 지연 회상(0/5)에서 심각한 손상이 있었고, 시공간/실행기능(1/5) 또한 손상되었다. 언어 기능(2/3)과 지남력(5/6)은 약간의 손상이 있었다. 시계 그리기 검사 결과(그림 2.1)는 실행기능, 시공간 능력, 개념적 사고에 손상이 있음을 시사했다. 시계 그리기에서는 숫자 위치가 바뀌어 있었으나, 시계 따라 그리기에서는 그렇지 않았다. 시계 바늘을 사용한 시간 표시가 두 문제 모두에서 나타나지 않았다.
일상생활능력	재정 및 약물 관리와 같은 도구적 일상생활능력(IADL) 저하가 관찰되었다.
임상평가 및 단계	평가 결과는 경증 치매에 준하는 CDR 1단계로 나타났다. 평가 중 연속 빼셈 과제에서 주의력 결핍이 발견되었다. 그녀의 딸은 어머니가 시간과 장소에 대한 지남력과 익숙한 사람과 얼굴을 인식하는 능력은 유지되었지만, 여행이나 재정 관리 능력이 저하되었다고 보고했다.

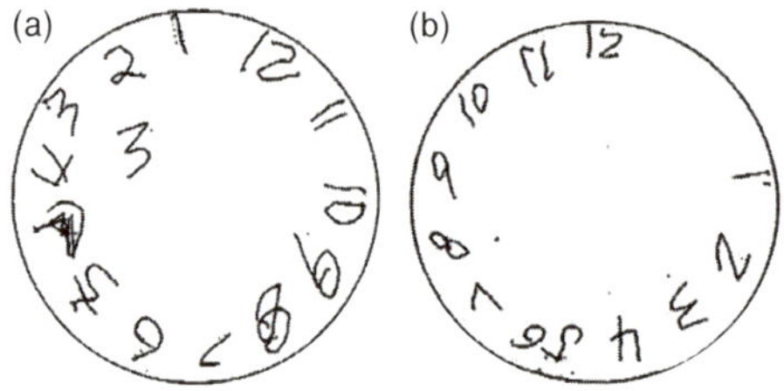

그림 2.1 Mrs Lee의 시계 그리기 검사 결과. **(a)** 시계 그리기(3시 방향). **(b)** 시계 따라그리기(10시 10분 방향)

보호자로부터 얻은 병력

Mrs Lee의 딸은 어머니의 기억 문제를 지난 7개월 동안 걱정해왔지만, 망상적 사고는 보고하지 않았다. 일차의료 인지 선별검사(General Practitioner Assessment of Cognition, GPCOG) 보호자 면담을 통해 다음과 같은 영역에서 약 2년 전보다 더 많은 어려움(×)이 나타났거나 유지(○)된 것으로 확인되었다:

× 최근 사건 기억하기
× 최근 대화 회상하기
× 단어 찾기
× 금전 및 재정 관리
× 독립적으로 약물 관리하기
○ 교통수단 이용하기

알츠하이머병 치매가 아닌 다른 치매를 의심할 만한 추가적인 임상 소견은 없었다. 다른 의학적 병력으로는 당뇨병, 고혈압, 무릎 골관절염, 통풍이 있었고, 올해 초에는 경막하 혈종으로 치료를 받은 과거력이 있다. 치매나 다른 정신 질환의 가족력은 보고되지 않았다.

진단

뇌 손상 후 초기 알츠하이머병

치료

인지 기능과 삶의 질을 유지하기 위해, 저용량 콜린에스터라제 억제제 투약을 시도하고, 인지 자극 활동이 포함된 18개월 동안의 센터 기반 프로그램에 참여하는 것을 권고하였다.

일차의료팀을 위한 제안

이 사례는 알츠하이머병 발병 과정에서 노화와 심혈관 위험 인자가 어떻게 상호작용하는지를 보여주는 대표적인 예이다. 82세인 환자의 나이는 알츠하이머병이 흔히 발병하는 연령대에 해당하며, Mrs Lee 환자의 경우 치매 증상이 경막하 혈종과 함께 나타날 수 있다. 단어를 찾기 어려운 증상은 초기 알츠하이머병의 전형적인 증상은 아니며, 외상성 뇌출혈과 관련이 있을 가능성이 있다. 그러나 환자의 다른 증상들은 초기 알츠하이머병과 일치했으며, 특히 도구적 일상생활능력(IADL) 중 약물 관리가 영향을 받은 점은 초기 알츠하이머병에서 흔히 나타나는 증상이다. MMSE 점수가 24로 낮지 않지만, 시계 그리기 검사에서의 수행 결과가 따라 그리기보다 낮았다는 점이 중요하다. 이는 더 높은 실행 기능을 요구하는 부분에서의 어려움을 나타낸다. 초기 알츠하이머병에서는 콜린에스터라제 억제제가 반드시 필요한 것은 아니며, 인지 자극 활동이나 사회적 참여와 같은 비약물적 중재가 도움이 될 수 있다. 또한, 이 사례에서는 심혈관 위험 인자의 관리도 필수적이다.

비약물적 중재 및 관리 측면에서 이 환자의 강점으로는 주의력, 즉각적인 지시 수행 능력, 지남력 등이 포함된다. 더 많은 주의가 필요한 약점으로는 제한된 단기 기억력(보호자가 보고한 일상생활에서의 건망증), 실행 기능(복잡한 지시를 따르거나 수행하지 못함), 추상적 사고(예: 시간 개념) 장애 등이 있다. 이러한 경우, 사전 알림은 효과가 없을 가능성이 높으며, 간단한 알림(예: 단계별 지침)을 통한 즉각적인 언어 지도가 이 환자의 ADL/IADL 기능을 유지하는 데 더 도움이 될 수 있다.

일차의료팀은 이 환자가 감정과 신체적 불편감을 명확하게 표현하지 못할 수 있으므로, 신체적 불편감과 기분 상태에 주의를 기울여야 하며 보호자의 세심한 관찰이 필요하다고 조언한다. 이 환자는 인지 자극, 사회적 활동, 신체 활동을 통해 인지 저하의 악화를 지연시킬 수 있으므로 이러한 활동을 장려해야 한다. 환자의 온전한 지남력과 지역사회 활동 참여 능력을 고려할 때 이러한 활동이 권장되지만, 안전을 보장하기 위해 지도감독과 실종 방지/위치 추적 장치의 지원이 필요할 수 있다.

사례 002 식료품 반복 구매

81세 여자 Mrs Chak는 딸이 우려한 기억력 문제로 인해 내원하였다.

선별 평가 결과

인지기능	환자는 MMSE (간이 정신 상태 검사)에서 14/30점을 받았으며, 교육 수준을 고려했을 때 인지 장애가 의심되는 결과였다. 시간(1/5) 및 장소(2/5) 지남력, 지연 회상(0/3), 계산(1/5), 시공간 능력(0/1)에서 장애를 보였고, 3단계 명령 수행(2/3)에서도 약간의 어려움이 있었다. 그러나 기억등록(3/3)과 언어(5/5)는 정상이었다. 시계 그리기 검사에서는 빈 원 안에 시계판을 그리라는 지시에 따라 거의 시계 모양이 드러나지 않았다(아라비아 숫자와 '3'이라는 한자만 적음; 그림 2.2 a). 시계판 그림이 제공되어 똑같이 그리도록 했을 때는 시간을 가리키는 두 개의 바늘을 그리지 못했다(그림 2.2 b). 그녀는 1부터 12까지의 숫자를 쓰는 것은 가능했으며, 최소한의 도움으로 시계에서 시간을 읽을 수 있었다.
일상생활능력	Mrs Chak는 계단 오르기와 옷 입기에서 최소한의 도움이 필요했으나(부적절한 옷을 골라 입음), 다른 일상생활능력(ADL)에서는 독립적으로 생활했다(바델 지수 점수 96/100). 도구적 일상생활능력(IADL)에서는 세탁을 독립적으로 할 수 있었고(손빨래 및 세탁기 사용 가능), 약 복용에서는 도움이 필요했으며(딸과 손녀가 약을 준비해줌), 식사 준비에서는 감독이 필요했다(음식을 데우는 것은 가능). 또한, 외부 통신(전화를 받는 것만 가능), 집안일, 지역사회 접근(근처 식당에서 점심을 먹을 수 있음), 재정 관리(매일 식사와 간식을 위해 소액의 돈을 받음), 식료품 쇼핑(같은 물건을 반복적으로 구매함)에서도 도움이나 감독이 필요했다(Lawton IADL 39/56).
임상평가 및 단계	평가 결과는 중등도 치매를 시사하는 GDS 5단계로 나타났다. 면담 중 환자는 시간과 장소에 대한 지남력 손상을 보였고, 외부의 도움 없이는 현재 자신의 주요 생활 정보(예: 영구 거주지 주소)를 기억하지 못했고, 40에서 4씩 또는 20에서 2씩 거꾸로 세는 데 어려움을 겪었다.

(a)

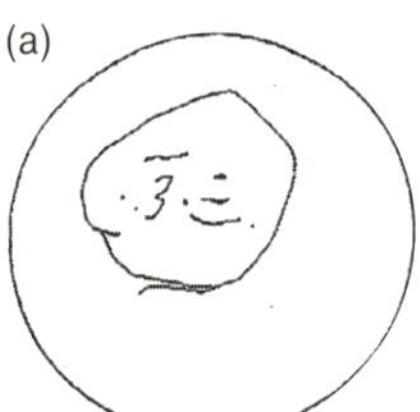

(b)

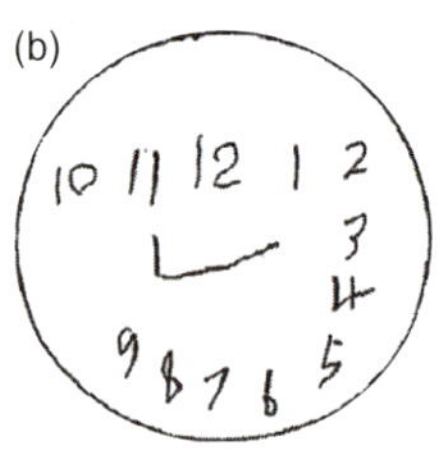

그림 2.2 Mrs Chak의 시계 그리기 검사 결과. **(a)** 시계 그리기(3시 방향). **(b)** 시계 따라그리기(10시 10분 방향) *시계 화면의 아라비아 숫자 3 옆에 한자 3(三)이 표시됨

보호자로부터 얻은 병력

환자의 딸은 2년 전부터 어머니의 기억력 문제를 알아차리고 걱정해 왔지만, 환자에게서 망상적 사고는 나타나지 않았다. GPCOG 보호자 면담을 통해 다음과 같은 영역에서 약 2년 전보다 더 많은 어려움(×)이 나타났거나 유지(○)된 것으로 확인되었다:

× 최근 사건 기억하기
× 최근 대화 회상하기
○ 단어 찾기
× 금전 및 재정 관리
× 독립적으로 약물 관리하기
× 교통수단 이용하기

알츠하이머병 치매가 아닌 다른 치매를 의심할 만한 추가적인 임상 소견은 없었다. 환자는 당뇨병, 양쪽 백내장, 3년 전 왼쪽 고관절 치환 수술을 받은 과거력이 있었다. 정신질환이나 치매의 가족력은 보고되지 않았으며, 6개월 이상 2년 미만의 교육을 받은 것으로 보고되었다.

진단

초기 알츠하이머병

치료

도네페질 5 mg을 격일로 저녁에 복용하도록 처방받았다. 또한 인지 기능 유지를 위해 18개월간 인지 자극 활동을 제공하는 센터 기반 프로그램에 참여할 것도 권장되었다.

일차의료팀을 위한 제안

81세인 Mrs Chak는 알츠하이머병이 발병할 수 있는 일반적인 연령대에 속한다. MMSE 점수는 중등도의 알츠하이머병을 시사하지만, 바델 지수 점수는 일상생활에서 최소한의 도움만 필요한 상태임을 보여준다. 환자는 약물 관리에 어려움을 겪고 있으며, 이는 알츠하이머병의 초기 징후로 볼 수 있다. 시계 그리기 검사에서는 실행 기능에서 어려움을 보였으나, 복사하는 부분에서는 더 나은 결과를 나타냈다. 이는 초기에서 중등도의 알츠하이머병을 의미하며, 이 경우 콜린에스테라제 억제제 사용이 적절하다. 약물 치료와 함께 인지 자극 활동도 필요하며, 고관절 치환술 과거력과 초기에서 중등도 치매 상태를 고려할 때 낙상 예방도 중요하다.

비약물적 개입과 관리 측면에서 Mrs Chak의 강점은 일상생활 수행 능력이 양호하다는 점이다. 환자는 간단한 집안일(예: 세탁, 음식 데우기, 청소)을 수행할 수 있었고, 지역사회 활동(예: 식당 방문, 식료품 쇼핑)에도 참여할 수 있었다. 그러나 단기 기억력 저하로 인해 감독이 필요했다. 또한 언어 표현, 사회적 의사소통, 주의 집중, 즉각적인 지시 수행, 익숙한 일상 업무 처리와 같은 절차적 기억력도 양호했다. 반면, 환자의 약점으로는 시간과 장소에 대한 지남력 저하로 인한 길 잃을 위험, 단기 기억력 저하(암기는 가능하나 저장과 회상에 어려움), 시간 개념 손상 등이 있어 더 많은 주의가 필요하다.

일차의료팀은 환자가 일상생활 활동에 계속 참여하여 기능과 삶의 질을 유지할 수 있도록 격려해야 한다. 과제를 단순화해 환자가 실패 없이 수행할 수 있도록 함으로써 동기 부여를 유지하는 것이 중요하다. 환자에게 약속, 약 복용, 할 일 등에 대한 사전 알림은 효과가 없을 가능성이 크지만, 즉각적인 지시나 알림은 더 유용할 수 있다. 예를 들어, 반복적인 물건 구매를 줄이기 위해 환자의 지갑에 즉각 알림 장치(immediate reminder)를 삽입하거나, 집 출입구에 음성 알림 장치를 설치해 쇼핑을 위해 반복적으로 외출하는 것을 방지할 수 있다. 또한, 환자가 물건을 자주 분실할 위험이 높기 때문에 집에서는 분실 방지 장치가 필요하고, 외출 시에는 위치 추적 장치가 필요하다. 시간이 지나면서 환자의 지남력이 더욱 악화될 수 있으므로, 하루 일과를 잘 구조화하고 규칙적인 생체 리듬을 유지하는 전략이 중요할 것이다. 마지막으로, 인근 상점 주인들을 대상으로 한 치매 관련 교육과 지역사회 참여도 도움이 될 것이다.

사례 003 지연 회상

82세 남성 Mr Lam은 재가 서비스 담당자가 제기한 기억력 문제로 병원에 내원하였다.

선별 평가 결과

인지기능	MMSE (간이 정신 상태 검사)에서 30점 만점에 20점을 받았으며, 교육 수준을 고려했을 때 인지 장애가 의심되는 결과였다. 환자는 지연 회상(0/3), 시공간 능력(0/1), 계산(1/5)에서 장애를 보였다. 시간 지남력(3/5)은 보통 수준이었고, 장소 지남력(5/5), 기억 등록(3/3), 언어(5/5), 3단계 명령 수행(3/3)은 정상이었다. 시계 그리기 검사에서는 시계를 그리려는 시도는 확인되었지만 시간을 정확하게 표시하지 못했고, 실행 기능 장애와 개념적 및 시각-공간적 결함을 보였다(그림 2.3).
일상생활능력	환자는 신체 장애로 인해 목욕 시 중등도의 도움이 필요했지만, 다른 일상생활능력(ADL)에서는 독립적이었다(바델 지수 점수 97/100). 도구적 일상생활능력(IADL)에서는 식사 준비에서 의존적이었고, 약 복용, 세탁, 청소, 지역사회 활동, 재정 관리, 식료품 쇼핑에서 도움이 필요했다. 또한 외부 통신에서는 감독이 필요했다(Lawton IADL 24/56).
임상평가 및 단계	평가 결과는 경도 치매를 시사하는 GDS 4단계로 나타났다. Mr Lam는 현재 및 최근 사건에 대한 기억이 감소했으며, 여행 및 재정 관리 능력이 저하되었고, 복잡한 작업을 수행하는 건 불가능했다.

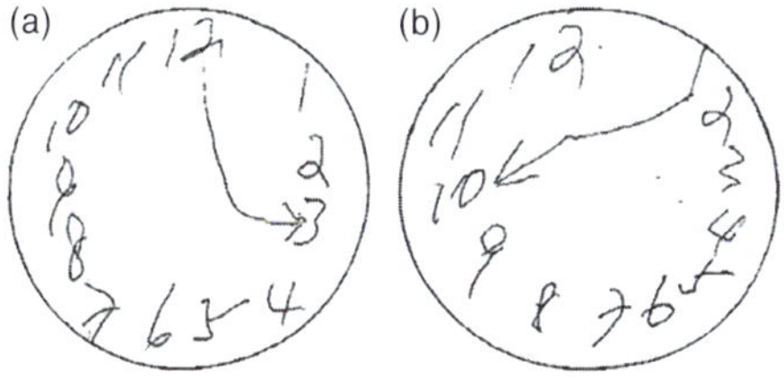

그림 2.3 Mr Lam의 시계 그리기 검사 결과. **(a)** 시계 그리기(3시 방향). **(b)** 시계 따라그리기(10시 10분 방향)

보호자로부터 얻은 병력

Mr Lam의 재가 서비스 담당자는 2년 전부터 환자의 기억력 문제를 인지했지만, 망상적인 사고는 보고하지 않았다. GPCOG 보호자 면담을 통해 다음과 같은 영역에서 약 2년 전보다 더 많은 어려움(×)이 나타났거나 유지(○)된 것으로 확인되었다:

× 최근 사건 기억하기
○ 최근 대화 회상하기
○ 단어 찾기
× 금전 및 재정 관리
× 독립적으로 약물 관리하기
○ 교통수단 이용하기

알츠하이머병 치매가 아닌 다른 치매를 의심할 만한 추가적인 임상 소견은 없었다. Mr Lam는 기저질환으로 고혈압이 있으며, 정신질환이나 치매의 가족력은 없었다. 교육 수준은 2년 이상의 교육을 받았을 것으로 추정되나 명확하지 않다.

진단

경도 알츠하이머병

치료

환자는 도네페질 5 mg을 격일로 복용하도록 처방받았다. 또한, 인지 기능과 자기 관리 기능을 유지할 수 있도록 인지 자극 활동을 제공하는 센터 기반 프로그램에 18개월 동안 참여하는 것이 권장되었다. 또한, 정기적인 운동, 건강한 식단, 정신적 자극, 그리고 사회적 활동을 유지하도록 권장되었다.

일차의료팀을 위한 제안

이 증례에서 주목할 점은 Mr Lam가 알츠하이머병이 일반적으로 발병하는 연령대에 속한다는 것이다. Mr Lam는 80세를 넘긴 나이에 의료 상담을 위해 병원을 찾았다. 보호자에게 직접 질문하면 보통 증상이 병원에 오기 1-2년 전부터 시작된 경우가 많다. 초기 알츠하이머병의 가장 흔한 증상은 단기 기억력 저하로, 이는 보호자가 쉽게 인식할 수 있다. Mr Lam의 MMSE 결과에서도 이 질병 단계의 전형적인 패턴이 관찰된다. 시간에 대한 지남력은 장소에 대한 지남력보다 더 많이 손상되어 있으며, 기억 등록은 가능하지만 연속 빼셈에서 자주 어려움을 겪는다(교육 수준에 따라 다를 수 있다). 더 민감한 징후로는 지연 회상의 손상이 있으며, 이는 이번 증례에서도 확인되었다. 이 단계에서는 보통 언어 및 의사소통 능력이 유지되며, 시공간 능력은 Mr Lam의 오각형 겹쳐 그리기 결과처럼 손상될 수 있다.

이 단계에서는 일상생활능력(ADL)은 대부분 독립적으로 수행되지만, 도구적 일상생활능력(IADL)은 저하될 수 있다. 치료로는 콜린에스터레이스 억제제 처방이 권장되며, 초기 알츠하이머병에서는 약물적 중재와 비약물적 중재가 모두 효과적이다.

Mr Lam의 강점은 나이에 비해 일상생활능력(ADL)을 잘 수행한다는 점이다. 이러한 활동을 계속 유지하도록 하여 훈련과 자극의 기회로 활용할 수 있다. 신체적 힘을 향상시키기 위한 적절한 운동(예: 공원에서의 아침 산책)도 권장되며, 체력이 향상되면 일상 활동에 대한 동기 부여를 유지하는 데 도움이 된다. 또한, Mr Lam의 또 다른 강점은 단기 기억력 외에는 전반적인 인지 기능이 잘 유지된다는 점이다. 환자가 기존 관심사에 기반한 규칙적인 인지 자극 활동에 참여하는 것도 도움이 된다.

때에 따라서 가족으로부터 병력 청취가 가능하지 않을 수도 있으며, 이 경우 요양보호사가 중요한 정보 제공자가 될 수 있다. 가능하면 진단 결과를 가족에게 알림으로써 환자에 대한 이해를 돕고, 향후 치료 계획을 함께 세우는 데 유용할 것이다.

사례 004 제 자녀가 몇 명인가요?

88세 남성인 Mr To는 손자로부터 기억력 문제를 지적받고 병원을 찾았다. 그는 같은 질문을 반복하고, 물 사용 후 잠그는 것을 잊어버리며, 지남력과 길 찾기에 어려움을 겪고 있다. 또한, 집 근처의 익숙한 장소로만 다닐 수 있다고 보고했다.

선별 평가 결과

인지기능	MMSE에서 13/30점을 받았으며, 교육 수준을 고려한 결과 인지 기능 저하를 시사했다. 시간 지남력(1/5)과 장소 지남력(0/5), 지연 회상(0/3; 힌트를 제공해도 항목을 기억하지 못함), 계산 능력(1/5)에 문제가 있었다. 그러나 세 단계 지시 수행에서는 약간의 문제만 있었다(2/3). 반면, 기억 등록(3/3), 언어 능력(5/5), 시공간 능력(1/1)에서는 정상적인 수행을 보였다. 시계 그리기 검사에서는 선이나 숫자의 간격에서 약간의 손상이 나타났다.
일상생활능력	환자는 날씨에 맞는 적절한 옷을 선택하지 못해 옷 입기에 중간 정도의 도움이 필요했으나, 다른 일상생활능력(ADL)에서는 독립적이었다(바델 지수 점수 95/100). 도구적 일상생활능력(IADL)에서는 약 복용(아내가 관리), 식사 준비, 외부와의 의사소통에서 의존적이었으며, 세탁 및 집안일을 하는 데에도 도움이 필요했다(옷을 들고 바닥을 쓸 수는 있었음). 지역사회 접근, 재정 관리(반복적으로 지불할 수 있음), 장보기(간단한 물건 구입)에 대해서는 감독이 필요했다(Lawton IADL 24/56).
임상평가 및 단계	GDS에서 5단계에 해당하며, 중등도 치매를 시사했다. 현재 자신의 삶에서 중요한 측면(예: 장기 거주지 주소 및 가까운 가족 구성원의 이름)을 기억하지 못했다. 그는 자신이 몇 명의 자녀를 두었는지 기억하지 못하고, 가끔은 함께 사는 아들의 이름이나 손자의 이름을 기억하지 못했다. 또한 시간과 장소에서 자주 혼란을 겪었다. Mr Lam는 40에서 4씩 또는 20에서 2씩 거꾸로 세는 데에도 어려움을 보였다. 하지만 자신의 이름과 배우자의 이름은 기억할 수 있었으며, 화장실 사용이나 식사에는 도움이 필요하지 않았다. 그러나 적절한 옷을 선택하는 데 어려움을 겪었고, 식사를 했다는 사실도 잊어버리곤 했다.

보호자로부터 얻은 병력

Mr To의 손자는 3-4년 전부터 할아버지의 기억 문제를 우려해 왔다고 보고했다. 환자에게는 망상적 사고와 함께 불안정한 문제 행동 및 정신행동증상들이 관찰되었다. 여기에는 짜증을 자주 내거나 가족을 자주 꾸짖는 행동, 한밤중에 일어나 열쇠나 돈과 같은 물건을 반복적으로 찾으려는 행동도 포함되었다. GPCOG 보호자 면담을 통해 다음과 같은 영역에서 약 2년 전보다 더 많은 어려움(×)이 나타났거나 유지(○)된 것으로 확인되었다:

× 최근 사건 기억하기
× 최근 대화 회상하기
× 단어 찾기
× 금전 및 재정 관리
× 독립적으로 약물 관리하기
× 교통수단 이용하기

환자에게는 알츠하이머병 치매 외에 다른 치매를 의심해야 할 몇 가지 추가 임상 특징이 있었는데, 감정 및 공격성 조절의 어려움과 과식(특히 단 음식)에 대한 문제가 포함되었다. Mr To는 고혈압, 고지혈증, 통풍 병력이 있으며, 정신 질환이나 치매에 대한 가족력은 보고되지 않았다. Mr Lam의 교육 수준은 불분명하지만, 2년 이상의 교육을 받았을 것으로 추정되었다.

검사

일반 뇌 CT

진단

중등도 알츠하이머병

치료

첫 진료 시에는 검사 진행으로 인해 약물 처방이 이루어지지 않았다. Mr To에게는 인지 기능 유지를 위해 최소 18개월 동안 인지 자극 활동이 포함된 센터 프로그램에 참여할 것을 권장했다.

일차의료팀을 위한 제안

Mr To는 88세로 비교적 고령의 나이에 병원을 찾았다. MMSE 검사 결과는 알츠하이머병에 전형적인 손상 패턴을 보여주었으며, 지연 회상 능력이 저하되었고 도구적 일상생활능력(IADL)이 기본적인 일상생활능력(ADL)보다 더 많이 손상되었다. 일차의료팀은 Mr To가 시계 그리기 검사에서 실행 기능 부분까지도 만족스러운 성과를 보였다는 점에 주목해야 하며, 이 부분은 그의 강점이 된다. 병원을 찾게 된 이유도 알츠하이머병의 전형적인 증상으로, 반복적인 질문, 물을 끄는 것을 잊어버리거나 쉽게 길을 잃는 행동 등이 포함되었다. 종합적으로 볼 때, 이는 고령에서 발생하는 전형적인 알츠하이머병 사례이다. 중등도 알츠하이머병에는 저용량 콜린에스터라제 억제제가 적합하다. 의사들은 또한 흥분 및 과민성을 조절하기 위해 메만틴 투약을 고려할 수 있다. 노화 과정이 측두엽에 영향을 미치고 다른 뇌 영역으로 퍼지면, 고령 환자들은 전두측두엽 치매와 유사한 증상을 보일 수 있다. 야간 증상은 환자와 그 가족에게 위험할 수 있기 때문에 일부 경우에는, 저용량의 항정신병 약물(예: 쿼티아핀)을 취침 전에 사용할 수 있다.

비약물적 중재 및 지원과 관련해서는, Mr To가 단기 기억에 손상이 있고, 힌트를 주어도 기억하지 못하는 점을 고려할 때, 알림 장치는 도움이 되지 않을 수 있다. 알림이나 훈련에 의존하는 대신, 이러한 기능 저하에 적응할 수 있도록 적응 전략을 사용할 수 있다. 예를 들어, 센서가 장착된 수도꼭지나 위치 추적 장치를 사용하는 것이 도움이 될 수 있다. 보호자들에게는 적절한 의사소통 및 돌봄 기술을 제공해, Mr To의 반복적인 질문과 다른 난처한 행동에 대응할 수 있도록 하는 것이 유익할 것이다. 고령임에도 불구하고 Mr To의 일상생활능력(ADL)은 양호하게 유지되고 있었으며(대부분의 활동에서 독립적이었음), 그의 기능을 최대한 유지하기 위해 기능 저하를 보완하는 형태로만 도움을 제공하는 것이 좋다. 예를 들어, Mr To가 적절한 옷을 선택하는 데 어려움이 있지만 스스로 옷을 입을 수 있는 경우, 보호자는 적절한 옷을 준비하거나 선택지를 줄여서 스스로 옷을 입을 수 있도록 도울 수 있다. 안전 측면에서 보호자들은 환자가 길을 잃을 위험에 대해 주의해야 하며, 야외 활동 시 감독이 필요하고, 길을 잃지 않도록 하는 센서를 설치하는 것이 권장된다. Mr To의 손자가 진료에 동행했다는 사실은 가족 지원과 지역사회에서 Mr To의 돌봄을 지원할 수 있는 다른 자원을 추가로 탐색할 필요가 있음을 시사한다.

사례 005 도구적 일상생활 활동 손상

94세 남성인 Mr Chow는 딸이 환자의 기억력 문제를 우려하여 내원하였다.

선별 평가 결과

인지기능	환자는 MMSE에서 15/30점을 기록했으며, 교육 수준을 고려할 때 인지 기능 저하가 시사되었다. 시간 지남력(0/5), 지연 회상(0/3), 계산 능력(1/5), 세 단계 지시 수행(1/3)에서 손상이 있었고, 장소 지남력에서도 약간의 어려움이 관찰되었다(4/5). 그러나 기억 등록(3/3), 언어 기능(5/5), 시공간 능력(1/1)에서는 정상적인 수행을 보였다. 시계 그리기 검사에서는 시계 모양을 그리려는 최소한의 시도만 있었으며, 실행 기능과 개념적 결함이 나타났다(그림 2.4 참조).
일상생활능력	Mr Chow는 모든 일상생활능력(ADL)에서 독립적이었다(바델 지수 점수 100/100). 도구적 일상생활능력(IADL)에서는 세탁 및 집안일에서 의존적이었고(보호자에게 의존), 약 복용, 재정 관리, 장보기에서 도움이 필요했으며, 식사 준비, 외부와의 의사소통, 지역사회 접근에서는 감독이 필요했다(Lawton IADL 26/56).
우울 증상	노인우울증 척도-15 (Geriatric Depression Scale-15, GDS-15)에서 0/15점으로 유의한 우울 증상은 관찰되지 않았다.
임상평가 및 단계	GDS에서 5단계로 중등도 치매를 시사한다. 환자는 손사들의 이름을 기억하지 못하며, 20에서 2씩 거꾸로 세는 데에도 어려움을 겪고 있다

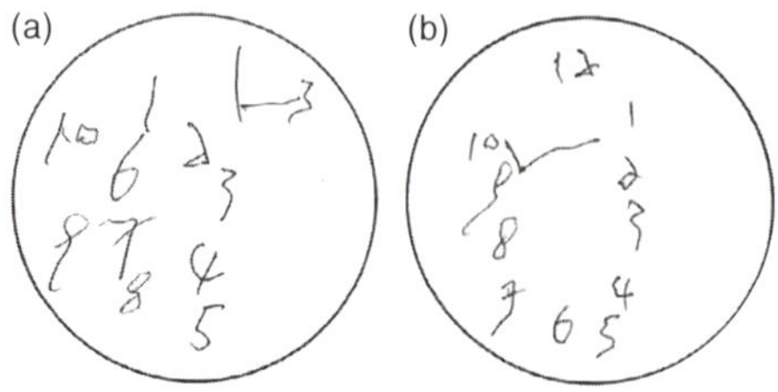

그림 2.4 Mr Chow의 시계 그리기 검사 결과. **(a)** 시계 그리기(3시 방향). **(b)** 시계 따라그리기(10시 10분 방향)

보호자로부터 얻은 병력

Mr Chow의 딸은 1-2년 전부터 아버지의 기억력 문제를 걱정해왔으며, 망상적 사고도 보고했다. GPCOG 보호자 면담을 통해 다음과 같은 영역에서 약 2년 전보다 더 많은 어려움(×)이 나타났거나 유지(○)된 것으로 확인되었다:

× 최근 사건 기억하기
× 최근 대화 회상하기
× 단어 찾기
× 금전 및 재정 관리
× 독립적으로 약물 관리하기
× 교통수단 이용하기

알츠하이머병 치매가 아닌 다른 치매를 의심해야 할 추가 임상 특징으로는 자기 관리에서 실행증이 있다는 점이었다. Mr Chow는 고혈압, 통풍, 기관지확장증, 전혈구감소증, 양성 전립선 비대증 병력이 있었고, 정신 질환이나 치매에 대한 가족력은 보고되지 않았다. 그의 학력은 6개월 이상, 2년 미만의 교육을 받은 것으로 확인되었다.

검사

칼슘, VDRL, 비타민 B_{12} , 엽산, ECG

진단

알츠하이머병

치료

리바스티그민 경피 제형 4.6 mg을 하루에 한 번 투약하도록 처방하였다. 또한 환자에게 인지 및 자기 관리 기능 유지를 위해 18개월 동안 인지 자극 활동이 포함된 센터 프로그램에 참여할 것을 권장했으며, 정기적인 운동, 건강한 식단, 정신 자극, 사회적 활동 유지도 권장되었다.

일차의료팀을 위한 제안

Mr Chow는 94세로 매우 고령에 인지 문제를 보였다. Mr Chow의 인지 기능과 일상생활능력 손상은 알츠하이머병의 전형적인 패턴을 보이며, 도구적 일상생활능력(IADL)이 기본적인 일상생활능력(ADL)보다 훨씬 더 많이 영향을 받았다. 시계 그리기 검사에서는 복사하는 부분보다 실행 기능 부분에서 더 낮은 결과를 보였으며, 이러한 패턴은 알츠하이머병과 일치한다. 그러나 90대에 나타나는 증상은 아밀로이드 외의 다른 병리일 수 있음을 유념해야 한다. 연구에 따르면, 매우 고령에서 발생하는 증상은 아밀로이드에 의한 질병보다는 해마 경화증이 원인일 수 있다. 그 외 경미한 망상적 사고는 주로 도난과 관련된 것으로, 이는 기억력 저하에서 비롯된 것일 수 있으며 병전 성격과 연관이 있을 수 있다. 종합적으로 볼 때, 알츠하이머병이 가장 유력한 진단이며, 저용량 콜린에스터라제 억제제(예: 도네페질 2.5 mg)를 시도하면서 인지 기능의 변화를 관찰할 수 있다. 망상적 사고는 약물 외적 수단(예: 주의 분산이나 증거 제공)으로 다룰 수 있다면 항정신병 약물은 반드시 필요하지 않을 수 있다.

비약물적 중재 및 지원/조호 계획에서는 Mr Chow의 강점과 약점을 다음과 같이 고려해야 한다. Mr Chow의 ADL은 고령에도 잘 유지되고 있으므로, ADL 유지를 그의 훈련의 일부로 활용할 수 있다. 적절한 운동(예: 공원에서의 아침 산책)은 신체적 체력을 강화하는 데 유익하며, 이는 일상 활동에 참여하려는 동기를 유지하는 데 도움이 될 수 있다. 고령에서는 IADL의 손상이 흔하며, 이 나이에 치매를 앓고 있는 사람들은 보호자에게 의존하게 되는 경우가 많다. 이러한 경우, 독립적 기능 수준으로 돌아가는 것은 어려울 수 있지만, 보호자와 함께 외부 활동에 참여하는 것을 최대한 권장하여 지역사회에서 기능을 유지할 수 있도록 하는 것이 좋다. 병이 진행되고 단기 기억이 더욱 저하되면 Mr Chow의 망상적 사고 및 기타 문제 행동 및 정신행동증상이 시간이 지남에 따라 악화될 것으로 예상된다. 병이 진행되면서 단기 기억이 더욱 저하되면 Mr Chow이 망상적 사고 및 기타 문제 행동 및 정신행동증상이 악화될 것으로 예상된다. 일차의료팀은 가족에게 Mr Chow를 위해 규칙적인 일정을 유지하고, 반복적인 질문에 인내심을 가지고 대응하며, Mr Chow가 언제든 스스로 소지품을 점검할 수 있도록 돕고 안정감을 느낄 수 있도록 조언하는 것이 중요하다.

사례 006 잊어버린 집 주소

83세 여성 Mrs Cheung는 딸이 제기한 기억력 문제로 병원을 방문하였다. 환자는 단기 기억력 장애와 시간 및 장소에 대한 지남력 상실을 겪고 있었다.

선별 평가 결과

인지기능	Mrs Cheung은 MMSE에서 9/30점을 기록했으며, 교육 수준을 고려할 때 인지 기능 저하가 시사되었다. 시간 지남력(0/5), 장소 지남력(0/5), 지연 회상(0/3; 범주적 단서 제공에도 불구하고 회상 불가), 시공간 능력(0/1), 계산 능력(1/5), 3단계 명령 수행(1/3)에서 손상이 있었다. 언어 능력에서는 약간의 문제가 있었으나(4/5), 기억 등록(3/3)은 정상적으로 수행되었다. 시계 그리기 검사에서는 상당한 결함이 나타났다(그림 2.5 참조).
일상생활능력	Mrs Cheung은 다리 근력 약화와 시각 장애(인지 기능 저하와는 무관)로 인해 계단 오르기에 도움이 필요했고, 목욕에서도 의존적이었다. 그러나 다른 일상생활능력(ADL)에서는 독립적이었다(바델 지수 점수 90/100). 인지 기능 저하로 인해 외부 의사소통에서는 도움이 필요했고, 약 복용에서도 감독이 필요했다. 다른 도구적 일상생활능력(IADL)에서는 의존적이었다(Lawton IADL 16/56).
우울 증상	GDS-15에서는 2/15점을 기록하였고, 우울증의 징후는 나타나지 않았다.
임상평가 및 단계	GDS에서 5단계로 중등도 치매를 시사했다. Mrs Cheung은 현재 자신의 삶에서 중요한 정보들, 예를 들어 오랫동안 거주했던 집 주소나 손주들의 이름을 기억하지 못하고 있으며, 40에서 4씩 거꾸로 세는 데 어려움을 겪고 있다. 또한 적절한 옷을 고르는 데에도 도움이 필요하다.

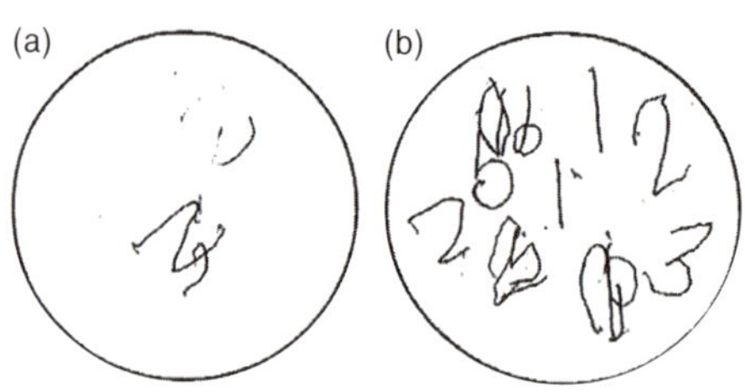

그림 2.5 Mrs Cheung의 시계 그리기 검사 결과. **(a)** 시계 그리기(3시 방향). **(b)** 시계 따라그리기(10시 10분 방향)

보호자로부터 얻은 병력

Mrs Cheung의 딸은 어머니의 기억력 문제가 3년 전부터 걱정스러웠다고 보고했다. 또한, 환자는 망상적 사고를 보였으며, 딸이 자신의 돈을 훔쳤다고 의심하고 있었다. GPCOG 보호자 면담을 통해 다음과 같은 영역에서 약 2년 전보다 더 많

은 어려움(×)이 나타났거나 유지(○)된 것으로 확인되었다:

× 최근 사건 기억하기
× 최근 대화 회상하기
× 단어 찾기
× 금전 및 재정 관리
× 독립적으로 약물 관리하기
○ 교통수단 이용하기

Mrs Cheung에게는 알츠하이머병 치매가 아닌 다른 치매를 의심할 만한 추가적인 임상 소견은 없었다. 환자는 고혈압과 당뇨병을 앓고 있으며, 3년 전에는 좌측 고관절 골절로 인공 고관절 치환술을 받았다. 정신과 질환이나 치매의 가족력은 보고되지 않았다. 학력 수준은 6개월 미만의 교육을 받았다.

진단

중등도 알츠하이머병

치료

Mrs Cheung에게는 인지 기능과 자가 돌봄 기능 유지를 위해 도네페질 2.5 mg을 격일로 복용하도록 처방하였고, 18개월 동안 인지 자극 활동을 제공하는 센터 기반 프로그램에 참여할 것을 권고했다. 또한 규칙적인 운동, 건강한 식습관, 정신 자극 활동, 스트레스 관리, 그리고 사회적 활동 유지를 권장했다. 치매로 인한 불안정한 행동 문제와 정신병적 증상을 조절하기 위해 비약물적 중재도 권고되었다.

일차의료팀을 위한 제안

Mrs Cheung은 알츠하이머병 증상이 진행적으로 나타나는 나이인 80대에 진단되었다. 그녀는 지연 회상과 시공간 능력(예: MMSE에서 오각형 겹쳐 그리기)에서 손상을 보였으며, 이러한 손상 패턴은 알츠하이머병과 일치한다. 일상생활능력(ADL)은 도구적 일상생활능력(IADL)보다 덜 손상되었으며, 시계 그리기 검사에서는 복사 부분보다 실행 부분에서 더 큰 손상이 나타났다. 종합적으로 볼 때, 그녀의 증상은 알츠하이머병의 전형적인 양상을 보이고 있다. 목욕 시 도움이 필요했던 점을 고려할 때, 다른 기저 질환(예: 뇌졸중)으로 설명되지 않는 한 중등도의 중증도가 시사된다. 간병인을 상대로 한 도둑 망상(예: 가사 도우미나 가족이 돈을 훔쳤다는 망상)은 중등도 이상의 알츠하이머병에서 흔히 나타난다. 이 경우, 콜린에스테라제 억제제(예: 도네페질 2.5 mg)를 시작할 수 있으며, 치료 후 Mrs Cheung

의 망상이 개선되는지 관찰해야 한다. 만약 망상 증상이 심각해지거나 가족에게 큰 영향을 미친다면, 저용량의 항정신병 약물 사용도 고려할 수 있다.

중등도에서 중증 단계의 알츠하이머병에서 전형적인 인지 저하 패턴으로, Mrs Cheung은 고차원적인 인지 기능과 단기 기억에서 손상을 보였으나, 의사소통(언어)과 주의력은 여전히 잘 수행하고 있었다. 따라서 일차의료팀은 보호자에게 적절한 돌봄 및 의사소통 기술을 교육할 수 있다. 예를 들어, 가족 구성원들은 Mrs Cheung이 사실을 정확히 기억하지 못할 때 직접 대립하거나 수정하려 하지 말고, 적절한 시기에 올바른 정보를 제공하는 것이 좋다. 또한 가족 모임이나 회상 그룹과 같은 사회적 활동에 참여시키는 것도 도움이 될 수 있다.

사례 007 잊혀진 아이들의 이름

88세 여성인 Mrs Leung은 딸과 아들이 자신의 기억력 문제에 대한 걱정을 한다고 내원하였다. 그녀는 자녀들의 이름을 기억하지 못한다고 한다.

선별 평가 결과

인지기능	MMSE 점수는 10/30점으로 교육 수준을 고려할 때 인지 장애가 있었다. 지연 회상(0/3), 계산(0/5), 시공간 감각 (0/1), 시간(1/5) 및 장소(1/5) 지남력, 3단계 명령(1/3)에 대한 기능 손상이 있었으며 언어 영역(4/5)에도 약간의 문제가 있었다. 그러나 기억 등록(3/3)은 정상이었다. 시계 그리기 검사에서는 상당한 장애를 보였으며, 시계 따라 그리기 검사에서 시계를 보여주면 수행 능력이 향상되었지만 검사를 완료할 수 없었다(그림 2.6 참조).
임상평가 및 단계	GDS가 5단계로 중등도 치매에 해당하였다. 대부분의 일상생활능력(ADL)과 도구적 일상생활능력(IADL)에서 도움이 필요했으며 오랫동안 살고 있는 자신의 집 주소와 전화번호를 기억하지 못했고, 아들이나 딸 등 가까운 가족의 이름을 기억하지 못했으며, 인터뷰 중 시간과 장소 지남력을 잃은 모습을 보였고, 입을 옷을 스스로 고르는 데 어려움을 겪는 것으로 보고되었다.

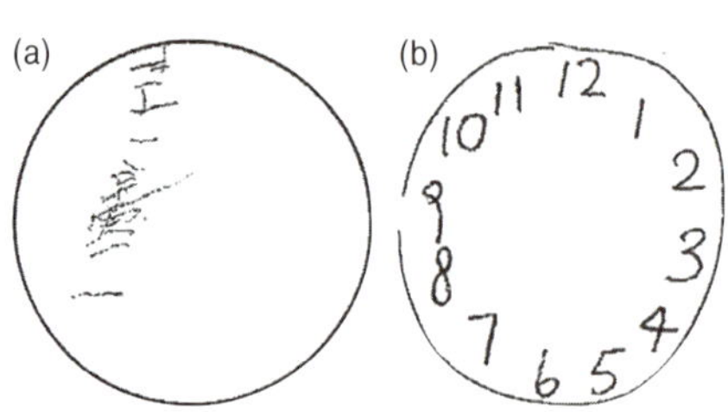

그림 2.6 Mrs Leung의 시계 그리기 검사 결과. **(a)** 시계 그리기(3시 방향). **(b)** 시계 따라 그리기(10시 10분 방향)

보호자로부터 얻은 병력

Mrs Leung의 딸과 아들의 보고에 의하면 망상적 사고는 보이지 않았지만 2년 전부터 어머니의 기억력 문제를 발견했다고 보고했다. GPCOG 정보 제공자 인터뷰를 통해 약 2년 전과 비교하여 다음 영역에서 더 많은 어려움을 보이거나(×) 보존된(○) 것으로 나타났다:

× 최근 사건 기억하기
× 최근 대화 회상하기
× 단어 찾기
× 금전 및 재정 관리
× 독립적으로 약물 관리하기
× 교통수단 이용하기

Mrs Leung은 알츠하이머병 치매가 아닌 다른 치매를 의심할 만한 임상 증상인 자기 관리 실행증(apraxia in self-care)를 보였나. Mrs Leung은 고혈압과 당뇨병으로 치료받고 있지만 정신 장애나 치매의 가족력은 보고되지 않았다. 교육 수준은 확인할 수 없었다.

진단

중등도 알츠하이머병

치료

인지 기능과 삶의 질을 유지하기 위해 도네페질 2.5 mg을 격일로 복용하고 18개월동안 인지 자극 활동이 포함된 센터 기반 프로그램을 추천받았다. 그리고 규칙적인 운동, 건강한 식단, 정신적 자극을 받고 스트레스를 관리하며 사회 활동을 계속할 것을 권유 받았다.

일차의료팀을 위한 제안

중등도 알츠하이머병의 경우, 앞서 설명한 대로 MMSE 및 시계 그리기 검사에서 인지 수행 능력의 전형적인 양상을 보인다(예: 시계 그리기 검사의 수행 능력은 저하되고, 시계 따라 그리기 검사는 개선됨). 이 증례에서 주목할 점은 나이가 인지 능력에 영향을 미친다는 것이다. Mrs Leung은 80대 후반의 고령으로, 젊은 연령대의 환자에 비해 고령자의 인지 선별 검사(예: MMSE 및 MoCA) 점수가 더 낮은 경우가 많다. 일차의료팀은 알츠하이머병의 병리에서 부수적인 역할을 할 수 있는 노화가 인지에 미치는 영향에 관심을 가져야 한다. Mrs Leung의 경우 중등도 알츠하이머병일 가능성이 높으므로 도네페질 2.5 mg에 대한 치료 효과를 평가해야 하며, 필요한 경우 최대 5 mg까지 용량 조정을 고려할 수 있다. 중등도 알츠하이머병의 경우 도네페질에 메만틴을 추가할 수도 있다. Mrs Leung은 의사소통(언어)과 주의력은 여전히 잘 수행할 수 있지만 대부분의 상위 인지 기능과 단기 기억력이 손상되었는데 이는 알츠하이머병의 중증 단계의 인지 기능 저하의 전형적인 모습이다. 따라서 일차의료팀은 Mrs Leung이 기억하지 못하지 못하지 못하는 경우 이를 직면시키기 보다는 올바른 정보를 제공하거나 사실을 바로잡아주는 등 보호자에게 적절한 조호 기술과 의사소통 기술을 교육해야 한다. Mrs Leung이 자녀의 이름을 기억하지 못하는 것은 딸과 아들에게 정서적 고통을 줄 수 있으므로 가족을 위한 심리 교육 및 상담(예: 삽화 기억이 손상된 경우에도 감정은 보존될 수 있다는 점)이 심리적 적응을 촉진하는 데 도움이 될 수 있다. 가족들이 만날 때마다 일상적인 대화에서 정확한 정보(예: 가족 이름을 언급하는 것)를 제공하는 것과 같은 적절한 현실 감각을 제공하는 것이 Mrs Leung이 기억력을 유지하는 데 도움이 될 수 있다. 가족 모임, 회상 그룹 또는 인생 회고 활동에 참여하는 것도 도움이 될 수 있다.

사례 008 반복되는 질문

84세 노인 Mr Chow는 딸이 자신의 기억력 문제에 대한 걱정을 한다고 내원하였다. 그는 반복적으로 질문을 하고 최근 일을 잊어버리는 증상을 보였다. 딸은 처방받은 약의 이름 등 자세한 내용은 알려줄 수 없지만 이미 집 근처 신경과 전문의로부터 알츠하이머병 진단을 받았다고 했다.

선별 평가 결과

인지기능	MMSE 점수는 22/30점으로 교육 수준을 고려할 때 인지 장애가 있었다. Mr Chow는 지연 회상(0/3, 단서가 있어도 회상할 수 없음), 시간(3/5) 및 장소(3/5) 지남력, 3단계 명령(2/3)에서 수행 장애가 있었다. 그러나 기억 등록(3/3), 계산(5/5), 언어(5/5), 시공간감각(1/1)에서는 정상 수행을 보였다. 시계 그리기 검사에서 시간 표시에 오류가 관찰되었다. 시계 그리기 검사에서는 시계의 시침과 분침을 적절하게 그리지 못했지만 시계 따라 그리기 검사는 적절하게 수행하였다(그림 2.7).
일상생활능력	모든 일상생활능력은 독립적으로 수행이 가능하였다(바텔 지수 점수 100/100). 도구적 일상생활능력에 대한 평가에서 지역사회 접근과 금전 관리에는 도움이 필요했고 약 복용과 식료품 쇼핑에는 감독이 필요했지만, 다른 IADL에서는 독립적으로 수행 가능하였다(Lawton IADL 44/56).
우울 증상	GDS-15에서 2/15점으로 우울증 징후가 없었다.

임상평가 및 단계	GDS는 4단계로 경증 치매에 해당하였다. 최근 사건에 대한 기억 회상, 여행 및 금전 관리, 복잡한 업무 수행 능력의 저하 보였다. 그러나 적절한 옷을 선택하는 데 어려움이 없었다.

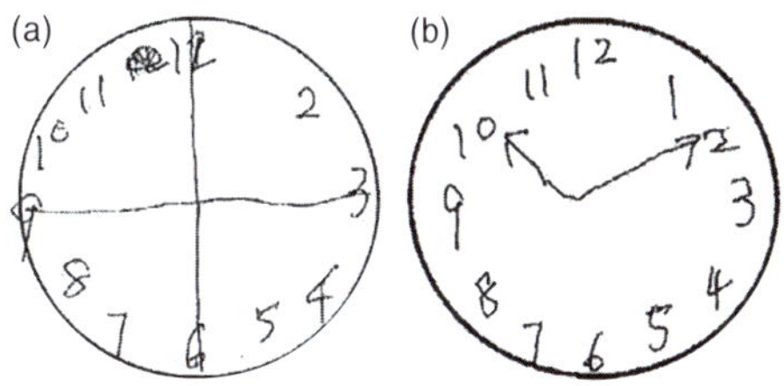

그림 2.7 Mr Chow의 시계 그리기 검사 결과. **(a)** 시계 그리기(3시 방향). **(b)** 시계 따라그리기(10시 10분 방향)

보호자로부터 얻은 병력

Mr Chow의 딸은 아버지가 망상적 사고는 없지만 2년전부터 아버지의 기억력은 문제가 있었다고 했다. GPCOG 정보 제공자 인터뷰를 통해 약 2년 전과 비교하여 다음 영역에서 더 많은 어려움을 보이거나(×) 보존된(○) 것으로 나타났다:

× 최근 사건 기억하기
× 최근 대화 회상하기
× 단어 찾기
× 금전 및 재정 관리
× 독립적으로 약물 관리하기
○ 교통수단 이용하기

알츠하이머병 치매가 아닌 다른 치매를 의심할 만한 추가적인 임상 소견은 없었다. Mr Chow는 고콜레스테롤혈증이 있다. 정신 장애나 치매에 대한 가족력은 보고되지 않았다. 정확한 교육 수준은 확인할 수 없지만, 딸에 따르면 Mr Chow는 2년 이상의 교육을 받은 것으로 추정된다.

진단

초기 알츠하이머병

치료

Mr Chow의 보호자는 어떤 약인지 정확한 정보가 없지만 이미 치매 약을 복용하고 있기 때문에 바로 약을 처방하지 않았다. Mr Chow는 인지 능력과 자기 관리

기능을 유지하기 위해 18개월 동안 인지 자극 활동이 포함된 센터 기반 프로그램에 참여할 것을 추천받았으며 규칙적인 운동, 건강한 식단, 정신적 자극을 받고 활발한 사회 생활 유지를 권유 받았다.

일차의료팀을 위한 제안

반복적인 질문은 단기 기억력 장애의 흔한 증상이다. 이 증례는 일반적인 80대 초반의 연령대에서 보이는 초기 알츠하이머병의 전형적인 증상을 보여준다. Mr Chow는 지연 회상에는 장애를 보였지만 기억 등록, 언어, 계산 능력에는 문제가 없었다. 일반적으로 초기 알츠하이머병 환자는 Lawton IADL에서 더 뚜렷한 장애를 보이지만 바텔 지수 점수 점수에는 특별한 문제가 없는 경우가 흔하다. 이 증례에서 눈에 띄는 점은 Mr Chow의 시공간 감각(겹쳐진 오각형 그리기 그리기)의 수행 능력은 적절했지만 시계 그리기 검사에는 이상이 있었다는 점이다. 이러한 점은 시계 그리기 검사가 겹쳐진 오각형 그리기 그리기 검사 보다 초기 알츠하이머병에 대해 더 민감한 검사가 될 수 있다는 것을 보여준다. Mr Chow는 이미 치매 치료제를 복용하고 있을 가능성이 높으므로 의사는 인지 기능을 관찰하고 모니터링하여 향후 인지 기능이 저하될 경우 약물을 추가할 수 있다. 전형적인 알츠하이머병 초기 단계인 이 증례의 또 다른 시사점은 Mr Chow의 경우 의료진들이 치료 계획을 수립할때 활용할 수 있는 약점보다 강점이 더 많다는 것이다. 주요 개입 목표는 Mr Chow의 강점으로 작용하는 영역, 즉 일상생활능력 및 도구적 일상생활 능력에서 우수한 수행 능력, 온전한 지남력, 적절한 주의력, 기타 고등 인지 기능(예: 다양한 도구적 일상생활능력에 필요한 계산, 금전 관리, 판단력, 문제 해결 능력)을 잘 유지하는 것이다. Mr Chow는 여전히 휴대폰, 위치 추적 장치 또는 스마트 시계를 소지하는 등 자신의 기능과 안전을 향상시킬 수 있는 새로운 생활 습관을 가질 능력을 가지고 있다. 일상적인 활동을 계획하고 실행할 능력을 가지고 있지만 보호자는 Mr Chow가 부호화(encoding)은 가능하지만 정보를 저장하고 검색할 수 없는 단기 기억력 저하로 인해 새로운 문제가 생길 수 있음을 명심해야 한다. 일상 활동에 참여하려는 동기를 유지하기 위한 여러가지 전략을 마련하고 적절한 시기에 알려주는 것이 이 환자와 같은 초기 단계 치매환자의 개입과 지원에 우선 순위가 되어야 한다.

사례 009 내 아내는 어디 있나요?

82세 남성인 Mr Tam은 아들이 자신의 기억력 문제에 대한 걱정을 한다고 내원

하였다. 그는 아내가 병원에 입원했다는 사실도 기억하지 못하고, 물건을 잘못 놓거나 아내가 어디 있는지 묻는 경우가 많다.

선별 평가 결과

인지기능	MMSE에서 18/30점으로 교육 수준을 고려할 때 인지 장애를 보였다. 시공간 감각(0/1), 시간 지남력(1/5), 지연 회상(1/3, 범주적 단서가 있는 두 가지 항목을 회상할 수 있음), 장소 지남력(3/5), 계산 능력(3/5), 3단계 명령(2/3)에서 약간의 수행 장애가 있었다. 그러나 기억 등록(3/3)과 언어(5/5)에서는 정상 수행을 보였다. 시계 그리기 검사에서는 숫자가 뒤바뀌고 시간 표시가 잘못된 비정상적인 시계를 그렸지만, 시계 따라 그리기 검사에서는 시계 그림을 제공하자 수행 정도가 개선되었다(그림 2.8).
일상생활능력	일상생활능력은 독립적으로 수행이 가능했다(바텔 지수 점수 100/100). 약물 복용(가끔 약 복용을 잊어버리기 때문에 아내가 약을 준비해 주었음), 식사 준비(물만 끓일 수 있었고, 보통 커뮤니티 센티에서 식사를 했음), 금전 관리, 장보기에는 도움이 필요했고, 커뮤니티 접근(커뮤니티 센터 및 인근 지역에 갈 수 있음)에도 감독이 필요했다(Lawton IADL 31/56점).
임상평가 및 단계	GDS는 4단계로 경도의 치매에 해당하였다. 임상 면담에서 인지 기능의 뚜렷한 장애가 있었다. 뺄셈에서 집중력이 떨어졌으며, 여행과 금전 관리 능력이 저하되었다.

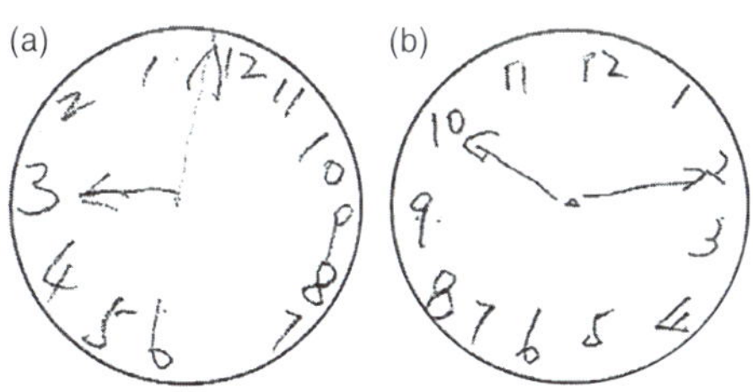

그림 2.8 Mr Tam의 시계 그리기 검사 결과. **(a)** 시계 그리기(3시 방향). **(b)** 시계 따라그리기(10시 10분 방향)

보호자로부터 얻은 병력

Mr Tam의 아들은 Mr Tam가 망상적 사고를 하지는 않지만 4-5년 전부터 기억력 문제를 발견하였다. GPCOG 정보 제공자 인터뷰를 통해 약 2년 전과 비교하여 다음 영역에서 더 많은 어려움을 보이거나(×) 보존된(○) 것으로 나타났다:

× 최근 사건 기억하기
× 최근 대화 회상하기
○ 단어 찾기

× 금전 및 재정 관리
× 독립적으로 약물 관리하기
× 교통수단 이용하기

알츠하이머병 치매가 아닌 다른 치매를 의심할 만한 추가적인 임상 소견은 없었다. 고혈압을 앓고 있었지만 정신 장애 또는 치매의 가족력은 보고되지 않았다. 정확한 교육 수준은 확인할 수 없지만 아들이 2년 이상의 교육을 받았다고 보고했다.

검사

VDRL, 비타민 B_{12}, 엽산, 흉부 단순 방사선 검사, TSH 및 T4 검사를 시행했다.

진단

초기 알츠하이머병

치료

리바스티그민 패취제 5 mg을 처방받았으며 인지 능력과 삶의 질을 유지하기 위한 센터 기반 인지 자극 활동으로 구성된 18개월 프로그램을 권유 받았다.

일차의료팀을 위한 제안

이 증례는 전형적인 초기 알츠하이머병의 사례이다. Mr Tam은 80대 초반에 병원을 방문하였지만, 70대 후반부터 증상이 나타났으며(정보 제공자가 4-5년간의 증상 이력을 언급함) 지난 몇 년 동안 증상이 점점 악화되어 병원 치료를 받게 되었다. 따라서 알츠하이머병 치매 증상이 발현되기 전에 경도 인지 장애 단계가 있었을 가능성이 높다. 경도 인지 장애 단계의 초기에 증상이 나타나면 일반적으로 약물 치료가 필요하지 않더라도 정신적 자극 활동과 같은 비약물적 개입이 필요하며, 비약물적 개입은 알츠하이머병 치매의 발병을 지연시키는 데 도움이 될 수 있다. Mr Tam의 경우 인지 기능이 악화되는 경우 리바스티그민의 용량을 늘릴 수 있다. 사랑하는 사람을 반복적으로 찾는 것은 초기 또는 중등도 치매 환자에게서 흔히 나타나는 현상이다. 이런 행동의 주요 원인은 단기 기억력 저하로 인해 최근의 사건과 변화를 기억하는 데 어려움을 겪기 때문이다. 이러한 어려움을 사전에 예방하기 위해서는 사회적 환경과 주변 사람들을 포함하여 환자의 생활 습관과 생활 환경을 일관되고 규칙적으로 유지해야 하고 급격한 변화들이 생기지 않도록 하는 것이 중요하다. Mr Tam의 경우 아내를 반복적으로 찾는 것을 줄이기 위해서는 가능하면 아내를 정기적으로 방문하도록 하는 것이다. 아내를 찾는 것은 아내가 곁에 없다는 불안감을 반영한 것일 수도 있고 아내를 그리워하는 것일 수 있기 때문에 아내가 병원에 있다는 사실을 알려줄 때는 우울한 기분이나 불안과 같은 부정적인 감정을 유발하지 않도록 주의해야 한다. 사례별로 환자의 정서적 욕구을 기반으로 각 개인의 내면의 욕구를 충족시켜주는 전략(예: 결혼 생활에 대한 토론에 참여시키거나 가족 사진을 보여 주는 것)이 잘못된 정보를 바로잡거나 정확한 사실을 제공하는 것보다 더 도움이 될 수 있다. 부정적인 기분이 유발되어 환자가 고통스러워하는 경우 간병인과 가족 구성원은 다른 즐거운 활동에 참여시키서 주의를 분산시키는 것이 도움이 된다. 규칙적이고 개인적으로 의미 있고 즐거운 일상 활동은 사랑하는 사람을 반복적으로 찾는 것을 줄이기 위한 예방 전략으로 사용될 수 있다.

사례 010 뇌졸중 후 인지 기능 저하

78세 여성인 Mrs Pong은 딸이 자신의 기억력 문제에 대한 걱정을 한다고 내원하였다. 4년 전 뇌혈관 질환이 생긴 이후 인지 능력이 저하되었으며, 올해 들어 시간 지남력, 단기 기억력(예: 반복적인 질문과 일상적인 물건 찾기), 길 찾기 등의 기능이 현저히 저하되었다.

선별 평가 결과

인지기능	MMSE에서 20/30점으로 교육 수준을 고려할 때 인지 장애를 보였다. 기억력(0/3), 시공간 감각(0/1), 계산(1/5)에 장애가 있었고, 시간 지남력(3/5)에서도 약간 장애가 있었다. 그러나 장소 지남력(5/5), 등록(3/3), 언어(5/5), 3단계 명령(3/3)에서는 정상 수행 능력을 보였다. 시계 그리기 검사에서는 부정확한 시간 표시와 함께 비정상적인 시계 화면을 그렸다(그림 2.9).
일상생활능력	일상생활능력은 독립적으로 수행 가능하였다(바텔 지수 점수 100/100). 집안일, 사회 활동에 도움이 필요했다(혼자 외출하는 것에 대해 불안해함). 금전 관리, 장보기, 약물 복용(도우미가 약을 준비함)과 식사 준비(아주 간단한 아침 식사를 다시 데우거나 만들 수 있음)에 대한 감독도 필요했다. 세탁은 스스로 수행 가능했다(Lawton IADL: 35/56).
우울 증상	GDS-15에서 5/15점으로 우울증 징후는 없었다.
임상평가 및 단계	GDS는 4단계로 경도 치매에 해당했다. 개인사를 기억하는 데 약간의 문제가 있었고, 여행과 금전 관리 능력이 저하되었으며, 빼셈 과제에서 집중력 장애를 보였다.

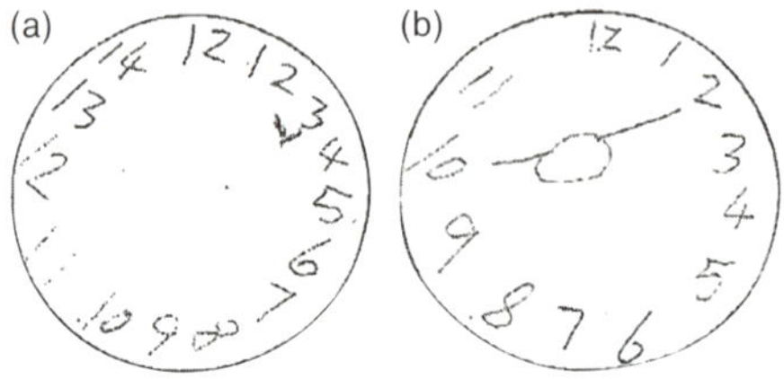

그림 2.9 Mrs Pong의 시계 그리기 검사 결과. **(a)** 시계 그리기(3시 방향). **(b)** 시계 따라그리기(10시 10분 방향)

보호자로부터 얻은 병력

Mrs Pong은 망상적 사고는 보이지 않았지만 3년 전부터 기억력 문제가 시작되었다. GPCOG 정보 제공자 인터뷰를 통해 약 2년 전에 비해 다음 영역이 더 어려움을 보이거나(×) 보존된(○) 것으로 나타났다:

× 최근 사건 기억하기
× 최근 대화 회상하기
○ 단어 찾기
○ 금전 및 재정 관리
× 독립적으로 약물 관리하기
× 교통수단 이용하기

알츠하이머병 치매가 아닌 다른 치매를 의심할 만한 추가적인 임상 소견은 없었다. Mrs Pong은 고혈압, 당뇨병, 고콜레스테롤혈증, 뇌혈관 사고(4년 전), 부정맥, 양측 백내장(수술)을 앓고 있다. 정신 질환이나 치매의 가족력은 보고되지 않았다. 딸이 6개월 이상 2년 미만의 교육을 받았다고 보고했지만 정확한 교육 수준은 확인할 수 없었다.

검사

CBC, ESR, LFT, 칼슘, 비타민 B_{12}, 엽산, 공복혈당, 공복 지질, TSH를 검사했다. ESR 26 (높음)을 제외한 다른 검사는 정상이었다. CT 뇌(일반) 및 MRI 검사 결과 양측 전두엽, 두정엽, 후두부의 피질하 백질에 걸쳐 일반적인 대뇌 연령 관련 뇌 위축과 미세 혈관 병증 변화가 있는 등 혼합 치매의 양상을 보였다.

진단

초기 알츠하이머병

치료

리바스티그민 패취제 5 mg과 10 mg을 매일 번갈아 가며 처방 되었다 또한 Mrs Pong은 인지 능력 유지를 위해 18개월 동안 인지 자극 활동이 포함된 센터 기반 프로그램에 참여하도록 권유 받았다.

일차의료팀을 위한 제안

이 증례는 다른 증례와 비교했을 때 Mrs Pong은 약간 더 젊은 나이에 증상이 시작되었다. 현재 증상이 발현되기 4년 전에 발생한 뇌혈관 질환이 치매 증상의 임상적 발현을 앞당겼을 수 있다. 인지 및 일상생활능력의 손상 패턴은 전형적인 알츠하이머병에 합당한 소견을 보였다(예: 시계 그리기 검사의 실행 장애가 시계 따라 그리기 검사에서는 개선됨). 이 증례에서 주목할 점은 뇌혈관 질환 병력과 알츠하이머병 사이의 상관관계이다. 뇌졸중이 있다고 해서 바로 혈관성 치매로 진단되는 것은 아니지만, 혈관성 치매의 가능성을 완전히 배제할 수는 없다. Mrs Pong의 경우 뇌혈관 질환과 현재의 현저한 인지 능력 감퇴 사이의 시간 관련성을 고려하면 혈관성 치매보다는 알츠하이머병일 가능성이 더 높다. 두부 CT 검사 결과 양측성 미세 혈관 병증 변화가 나타났는데, 백질의 허혈성 변화는 알츠하이머병의 위험 요인이다(3). 따라서 Mrs Pong의 경우 콜린에스테라아제 억제제 치료가 필요하며, 의사는 리바스티그민 패치 외에 메만틴을 추가하는 것을 고려할 수 있다. 알츠하이머병 초기 단계인 Mrs Pong은 독립적인 일상생활능력을 보였지만, 도구적 일상생활능력(IADL)은 예상보다 높은 수준의 의존도를 보였다. 이 단계에서는 단기 기억력과 복잡한 인지 처리에 장애가 생기지만 절차적 기억력은 종종 그대로 유지된다. 개인의 도구적 일상생활능력 의존도는 기분 상태(예: 불안 및 우울증)와 낮은 자신감이나 동기 부여에 의해 영향을 받을 수 있다는 점을 기억해야 한다. 간병인과 가족은 Mrs Pong이 병을 앓기 전의 관심사와 과거부터 해왔던 일상 활동에 더 많이 참여하도록 격려해야 한다. 현재 그녀의 장점은 사회적 기술과 의사소통 능력인 것으로 보이며, 가족 모임이나 추억 회상 등의 사회 활동이 그녀의 장점을 활용하는 데 도움이 될 수 있다.

사례 011 손주들이 왜 방문하지 않나요?

90세 여성인 Mrs Ng은 딸이 자신의 기억력 문제에 대한 걱정을 한다고 내원하였다. 그녀는 지남력이 떨어지고, 같은 질문을 반복해서 하고, 귀중품을 잃어버리고, 손자가 방문한 사실을 잊어버리는 등의 증상을 보였다.

선별 평가 결과

인지적 기능	MMSE가 11/30점으로 교육 수전 및 연령을 고려한 결과는 인지 장애를 보였다. 지연 회상(0/3), 계산(0/5), 시공간 감각(0/1), 시간 지남력(1/5), 장소 지남력(2/5)에 장애가 나타났다. 기억 등록(2/3), 언어(4/5), 3단계 명령(2/3)에도 약간의 장애가 있었다. 시계 그리기 검사에서는 시계 바늘을 그리지 못하였고, 1부터 9까지의 숫자는 쓸 수 있었지만 시계 바늘이 어떻게 생겼는지 기억하지 못한다고 보고하여 실행 기능 및 개념 결함(conceptual deficits)을 보였다.
일상생활능력	보행과 계단 오르기에는 최소한의 도움이 필요했지만, 다른 모든 일상생활능력은 독립적으로 수행 가능했다(바텔 지수 점수 95/100). 약물 복용(전화로 알려줘야 함), 식사 준비(물을 끓이고 음식을 데울 수 있으며 보통 배달 음식을 이용함), 의사소통, 외부 활동(가까운 장소만 이동), 금전 관리, 장보기(간단한 물건만 구입)에도 도움이 필요했으며 집안일에서는 일부 도움을 주면 독립적으로 수행할 수 있었다(Lawton IADL 41/56).
임상평가 및 단계	GDS는 4단계로 경증 치매에 해당하였다. 자신의 개인사들을 기억하는데 다소 어려움이 있었으며 최근 사건에 대한 기억 상실, 연속 빼셈 과제에서 나타나는 집중력 저하, 여행 및 금전 관리 능력이 저하되었다.

보호자로부터 얻은 병력

Mrs Ng은 망상적 사고는 보이지 않았지만 1-2년 전부터 기억력 문제가 발생하였다. GPCOG 정보 제공자 인터뷰를 통해 약 2년 전에 비해 다음 영역이 더 어려움을 보이거나(×) 보존된(○) 것으로 나타났다:

× 최근 사건 기억하기
× 최근 대화 회상하기
○ 단어 찾기
× 금전 및 재정 관리
× 독립적으로 약물 관리하기
× 교통수단 이용하기

알츠하이머병 치매가 아닌 다른 치매를 의심할 만한 추가적인 임상 소견은 없었다. Mrs Ng은 고혈압과 양성 위장관 종양이 있다. 정신 장애나 치매의 가족력은 보고되지 않았다. 교육을 받은 기간은 6개월 미만이다. Mrs Ng은 현재 혼자 살고 있으며 주말에는 딸이 함께 지내고 있다.

진단

경증 치매

치료

매일 밤 도네페질 5 mg과 인지 능력 유지를 위한 인지 자극 활동으로 구성된 18개월 센터 기반 프로그램을 처방받았다.

일차의료팀을 위한 제안

고령의 나이를 고려해볼 Mrs Ng의 낮은 MMSE 점수는 예상 범위 내에 있었다. Mrs Ng은 알츠하이머병의 전형적인 인지 장애 및 기능 저하 패턴을 보였다. 장소 지남력 대비 시간 지남력의 손상이 심했고, ADL 대비 IADL의 장애가 심했으며 시계 그림 따라 그리기 검사 대비 시계 그리기 검사의 장애가 더 심했다. 지연된 회상 및 시공간 감각(겹쳐진 오각형 그리기)의 장애가 있었으며, 1-2년 전부터 증상은 시작되었다. 그녀는 초기 알츠하이머병에 합당한 증상을 보였으며 콜린에스테라아제 억제제 투여가 필요한다. 고령임을 고려할 때 저용량(예: 2.5 mg)의 도네페질이 적합하지만 약물에 대한 임상 반응을 모니터링하여 인지 기능이 더 저하되는 경우 용량을 늘릴 수 있다. 환자가 식사량 감소 및 위장 장애와 같은 부작용을 겪는 경우 경구 제형보다 패치제가 선호된다. 이 증례는 인지 기능의 심각한 손상에도 불구하고 ADL 및 IADL 기능 수준이 어떻게 유지될 수 있는지 보여주는 좋은 증례이다. 특히 일상 활동에서 병전 독립성이 높고 활동적인 치매 환자의 경우, 인지 기능 검사 수행 능력보다 기능 저하가 더 느리게 나타나는 것을 볼 수 있다. 이런 점들을 볼때 치매 환자의 기능 저하를 늦추기 위해서는 가능한 한 일상 활동에 참여시키는 것이 중요하다. Mrs Ng의 경우 대부분의 인지 기능, 특히 단기 기억력이 뚜렷하게 손상된 상태였다. 하지만 주의력과 의사소통은 적절했고, ADL과 IADL에서 절차적 기억을 필요로 하는 대부분의 작업은 그대로 유지되었다. 의료진은 Mrs Ng이 자기 관리가 '서투르게' 될 때를 작업을 그만두게 하기 보다는 작업을 보조해 주거나 단순화하고 적절한 의사소통 기술(예: 환자의 실수를 지적하지 않고 환자의 요청이 있을 때 마다 필요한 정보를 제공하는 것)을 통해 일상 활동에 계속 참여할 수 있도록 해야 한다.

사례 012 이 방은 어느 방인가요?

74세 여성인 Ms Chan은 딸이 자신의 기억력 문제에 대한 걱정을 한다고 내원하였다. 가끔 다른 사람들과 나눈 대화를 잊어버리고, 과거에 있었던 사건을 혼동하고, 개인 소지품을 자주 찾아야 했다. 약 2년 전 집에서 엉뚱한 방에 들어가서 그 방에서 무엇을 하려고 했는지 잊어버리는 등 자신의 기억력 감퇴를 자각하고 있

다고 한다.

선별 평가 결과

인지기능	MMSE에서 23/30점으로 교육 수준을 고려할 때 인지 장애를 보이지 않았다. Ms Chan은 시공간 감각(0/1)에 장애가 있었고, 장소 지남력(3/5), 지연 회상(2/3), 계산(2/5)에 약간의 장애가 있었다. 그러나 시간 지남력(5/5), 기억 등록(3/3), 3단계 명령(3/3), 언어(5/5)에서는 양호한 수행 능력을 보였다. 시계 그리기 검사에서는 시간 표시에 명백한 오류가 있었으며, 시계 따라 그리기 검사는 정상이었다(그림 2.10).
일상생활능력	일상생활능력은 독립적 수행이 가능하지는 않았으며, 하지 약화가 수행 능력에 영향을 미쳤다 (바텔 지수 점수 86/100). 도구적 일상생활능력 역시 완전히 독립적 수행이 가능하지는 않았다 (Lawton IADL 52/56). 쇼핑은 할 수 있지만 가끔 물건을 잃어버리거나 같은 물건을 반복해서 구매하기도 한다.
우울 증상	GDS-15에서 7/15점으로 임상적으로 명백한 우울한 기분이 있었다. 사회 활동이 제한되고 건강에 대한 호소가 많았다.
임상평가 및 단계	CDR에서 0.5/3점을 획득하여 치매가 의심된다. 기억력, 방향감각, 판단력 및 문제 해결 능력, 사회 활동, 가정 및 취미 활동에서 적절한 수행 능력을 보였으며 개인 관리도 적절했다.

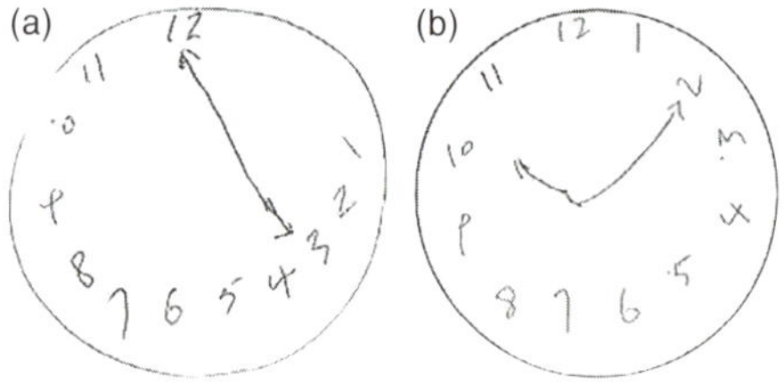

그림 2.10 Ms Chan의 시계 그리기 검사 결과. **(a)** 시계 그리기(3시 방향). **(b)** 시계 따라그리기(10시 10분 방향)

보호자로부터 얻은 병력

Ms Chan는 망상적 사고는 보고되지 않았지만 2년 전부터 기억력 문제가 발견되었다. GPCOG 정보 제공자 인터뷰를 통해 약 2년 전에 비해 다음 영역이 더 어려움을 보이거나(×) 보존된(○) 것으로 나타났다:

× 최근 사건 기억하기

× 최근 대화 회상하기

○ 단어 찾기

○ 금전 및 재정 관리

○ 독립적으로 약물 관리하기

○ 교통수단 이용하기

알츠하이머병 치매가 아닌 다른 치매를 의심할 만한 추가적인 임상 소견은 없었다. Ms Chan은 고혈압, 심방세동, 이상지질혈증, 다결절성 갑상선종, 골다공증, 12년 전에 고관절 전치환술을 받은 좌측 고관절 골절이 있다. 현재 와파린 매일 2 mg, 파모티딘 매일 20 mg, 심바스타틴 밤에 10 mg, 알렌드로네이트 나트륨 주 1회 70 mg, 세티리진 매일 10 mg을 복용하고 있다. 정신 장애나 치매의 가족력은 보고되지 않았으며, 초등 교육을 약 2년간 받았다.

신체 진찰

전반적으로 진찰한 결과에서 특이 소견이나 위생 문제는 발견되지 않았다. 심전도 검사 중 심방세동이 발견되었다. 중대한 중추신경계 이상 소견은 없었다.

검사

CBV, R/LFT, 칼슘, 비타민 B_{12}, 공복 당, 공복 지질 및 TSH 검사를 시행했다. CBC, 비타민 B_{12}, TSH는 정상이었으며 VDRL은 음성이었다. MRI 검사 결과 다른 질병의 증거는 발견되지 않았다.

진단

경도 인지 장애 또는 초기 알츠하이머병

치료

Ms Chan와 보호자가 이 단계에서 치료를 시작하지 않기를 원했기 때문에 약물은 처방되지 않았다. Ms Chan은 2년간 매주 이틀씩 전문 데이케어 서비스에 참여하도록 추천받았으며, 체계적이고 맞춤화된 중재 프로그램과 인지 자극 활동을 통해 악화를 지연시킬 수 있는 프로그램을 제공받았다.

일차의료팀을 위한 제안

Ms Chan은 비교적 젊은 나이에 증상이 나타났고, MMSE 점수도 예상 범위 보다 높았다. 인지 선별 검사에서는 전형적인 알츠하이머병의 패턴을 보였지만, 바텔 지수 점수에 나타난 ADL은 예상보다 더 손상되었는데, 이는 하지 약화로 인한 것이었다. 초기 단계의 알츠하이머병은 환자의 이동에 영향을 미치지 않으므로 하지 약화는 의학적으로 평가되어야 한다. 또한 GDS-15 평가에서 우울증 증상이 보이므로 우울증이 인지 및 신체 기능에 영향을 미칠 수 있다는 점도 고려해야 한다. Ms Chan은 인지 장애로 인해 적응에 문제가 있을 수 있으며, 이는 특히 불안에 취약한 성격 특성을 가진 사람, 나이가 어린 사람, 인지 문제에 대한 병식이 있는 사람에게서 흔히 나타난다. 이런 경우 적응 장애나 우울증을 동반한 초기 알츠하이머병을 의심해봐야 한다. 알츠하이머병과 우울증의 동반은 흔히 있는 일이다. Ms Chan의 경우 젊은 연령에서의 증상 발현, 하지 쇠약, 심방세동으로 인한 혈관성 질환 위험이 높은 점들을 고려할 때 심각한 뇌혈관 질환을 배제하기 위해 MRI와 같은 뇌영상 촬영이 필요하며 추가 증상 악화에 대한 면밀한 모니터링이 필요하다.

Ms Chan의 언어 및 의사소통 능력이 보존되어 있는 점을 고려하여 의료진은 우울한 기분을 유발할 수 있는 심리사회적 요인을 추가로 평가해야 한다. 병식이 있는 초기 치매 환자의 불안과 우울한 기분은 매우 흔하므로 Ms Chan의 경우 치매에 대한 심리 교육과 지원 및 적응을 촉진하는 전략이 도움이 될 수 있다. 특히 비교적 온전한 인지 기능을 고려할 때 심각한 기분 증상이 있는 경우, 상담 및 심리치료를 고려해야 한다.

이 단계에서 그녀의 전반적인 기능은 잘 보존되어 있고 인지 문제보다는 신체적 문제와 더 관련이 있을 수 있는 경미한 장애를 제외하고는 ADL과 IADL은 거의 지장이 없다. 의료진은 Ms Chan에게 인지적 자극을 주는 여가 활동으로 구성된 적응적 기억 전략을 제공하고, 완료된 작업과 미완료 작업을 쉽게 인식할 수 있도록 규칙적인 하루 일정을 마련해 주어야 한다.

사례 013 집 찾기에 도움이 필요함

79세 Mr Choy는 아들이 3년 동안 겪은 기억력 장애에 대한 걱정으로 병원을 방문하였다. 아들은 Mr Choy가 밤낮 관계없이 질문을 반복하고, 가끔 집에 가는 길을 찾지 못해 가족에게 도움을 요청해야 할 때가 있다고 한다. 그는 또한 Mr Choy의 손이 가끔씩 떨린다는 사실도 언급했다. Mr Choy는 약 2년 전부터 자신의 기억력 감퇴를 인지하고 있었다.

선별 평가 결과

인지기능	MMSE에서 21/30점으로 교육 수준을 고려할 때 인지 장애가 있었다. 장소 지남력(2/5)과 지연 회상(0/3)에 장애가 있었고, 시간 지남력(4/5), 3단계 명령(2/3), 계산(4/5)에도 약간의 문제가 있었다. 그러나 기억 등록(3/3), 언어(5/5), 시공간 감각(1/1), 시계 그리기 검사는 정상이었다.

일상생활능력	Mr Choy는 대부분의 일상생활능력에서 독립적인 수행이 가능했다. 다만 하지 약화로 인해 외출 시 우산을 사용해야 했다. 가끔씩 방광 조절에 실패하여 밤이나 외출 시 요실금으로 기저귀를 사용해야 했다(바텔 지수 점수 92/100). 도구적 일상생활능력에서 독립적 수행이 어려운 영역이 있었다. 그는 식사 준비를 스스로 할 수 없었다. 청력 문제로 인해 가끔 전화를 놓치기도 했고 가끔 집으로 가는 길을 찾지 못해 가족에게 도움을 요청해야 했다. 같은 스타일의 옷을 반복적으로 구입하기도 했다(Lawton IADL 46/56).
우울 증상	GDS-15에서 2/15점을 받았으며, 우울한 기분은 발견되지 않았다.
임상평가 및 단계	CDR에서 1/3 점수를 받아 경증 치매에 해당하였다. 사회 활동 적응에 경미한 장애를 보였지만 기억력, 판단력, 문제 해결 능력, 가정 및 취미 분야의 수행능력은 양호했다.

보호자로부터 얻은 병력

Mr Choy는 망상적 사고는 보이지 않았고 약 3년 전부터 기억력 문제가 나타났다. GPCOG 정보 제공자 면담을 통해 약 2년 전과 비교하여 비해 다음 영역이 더 어려움을 보이거나(×) 보존된(○) 것으로 나타났다:

× 최근 사건 기억하기
× 최근 대화 회상하기
○ 단어 찾기
× 금전 및 재정 관리
? 독립적으로 약물 관리하기(보호자가 정확한 정보를 모름)
× 교통수단 이용하기

알츠하이머병 치매가 아닌 다른 치매를 의심할 만한 추가적인 임상 소견은 없었다. 정신 장애나 치매의 가족력은 보고되지 않았다. 그는 중등 3학년(약 9년의 교육 기간)까지 중등 교육을 받았다. Mr Choy는 걷기 위해서는 우산이 필요하며 아내와 함께 살고 있었다.

신체 진찰

일반적인 검사 결과 아무런 영향이나 위생 문제가 발견되지 않았다. Mr Choy는 혈압이 147/69 mmHg였다. 다른 심혈관계 또는 중추신경계 소견은 발견되지 않았다.

검사

TFT, 비타민 B_{12}, CBP, R/LFT, 공복 지질을 검사했다. MRI 결과 소혈관 질환이 발견되었다.

진단

초기 알츠하이머병

치료

리바스티그민 패취제 시스템 4.6 mg을 매일 처방받았다. 또한 Mr Choy는 2년 동안 매주 이틀씩 체계적이고 맞춤화된 중재 프로그램과 인지 자극 활동을 할 수 있는 전문 데이케어 서비스에 참여하도록 권유 받았다.

일차의료팀을 위한 제안

Mr Choy는 79세의 나이로 다른 환자들보다 약간 젊은 편이었지만, MMSE 결과는 알츠하이머병의 전형적인 양상을 보였다. 시계 그리기 검사와 시공간 감각 검사(MMSE의 겹쳐진 오각형 그리기)에서 적절한 수행 능력을 보이는 점을 고려하면 초기 알츠하이머병의 사례일 가능성이 높다. Mr Choy에게 낯선 장소에서 검사가 진행되었다면 검사 수행에 영향을 받았을 수 있으므로 장소 지남력의 장애에 대한 해석은 주의가 필요하다. 반면 증상이 일찍 나타났다는 것은 아밀로이드 부하가 더 공격적이라는 것을 의미할 수도 있다. Mr Choy는 자신의 인지 또는 기억력 문제를 스스로 인지하고 있기 때문에 병전 인지 기능이 양호하고 질병이 초기 단계에 있음을 알 수 있다. 이러한 환자에게는 적응 장애가 흔하므로 의사는 기분 문제를 주의 깊게 살펴봐야 한다.

Mr Choy는 MMSE에서 적절한 시간 지남력을 보였지만, 의료진은 낮과 밤이 뒤섞인다는 보호자의 불만에도 주의를 기울여야 하며 일 주기(Circadian cycle) 조절 장애가 있는지 관찰해야 한다. Mr Choy는 길을 잃을 위험이 높은 병력이 있으므로 주의 깊게 관찰해야 한다. Mr Choy의 전화기 사용 능력은 의료진이 활용할 수 있는 강점이 된다. 질병이 진행됨에 따라 길을 잃을 위험이 증가할 것으로 예상되므로 향후 다시 길을 잃을 경우 가족에게 자신의 위치를 설명하지 못할 수 있으므로 휴대폰에 위치 추적 앱을 설치하거나 GPS 기능이 있는 스마트 시계나 기기를 사용하도록 권장해야 한다.

사례 014 샤워 알림

82세 Mr Chan은 기억력 문제와 불수의적인 근육 운동이 있어 아내와 함께 병

원을 방문하였다. Mr Chan은 가끔 손이 떨리기도 하고 이유 없이 입을 벌렸다 닫는 모습을 보이기도 했다. 그의 아내는 그가 혼자서 교통수단을 이용할 수 없게 되고 다른 사람과의 대화나 약속을 잊어버리고 외출할 때 개인 소지품을 챙기는 것을 자주 잊어버리는 등 기억력 감퇴를 1년 전부터 있었다고 보고했다.

선별 평가 결과

인지기능	MMSE는 19/30점으로 교육 수준을 조정한 결과 인지 장애가 있었다. 시간 지남력(0/5), 지연 회상(0/3), 시공간 감각(0/1)에서 장애가 있었고, 장소 지남력(4/5)과 3단계 명령(2/3)에서는 약간의 장애를 보였다. 그러나 계산(5/5), 기억 등록(3/3), 언어 수행 능력(5/5)은 정상이었다. 시계 그리기 검사에서 실행 기능 장애가 나타났다. 그는 서로 다른 방향의 화살표로 10개의 선을 그렸다. 시계 따라 그리기 검사에서는 성능이 향상되어 시계를 제대로 그렸다(그림 2.11).
일상생활능력	그는 일상생활능력에서 독립적 수행이 어려운 영역이 있었다(바텔 지수 점수 84/100). 옷을 고르는 데 도움이 필요했고, 샤워를 할 때를 알려줘야 했으며, 하체가 약해 외출하거나 계단을 이용할 때 동반자가 필요했다. 그는 식사 준비, 세탁, 집안일을 독립적으로 수행하지 못했다. 전화를 사용할 수 없었고, 약물 복용 시 감독이 필요했으며, 사회 활동, 금전 처리, 식료품 쇼핑에 도움이 필요했다(Lawton IADL 22/56).
우울 증상	GDS-15에서 2/15점을 받았으며, 명백한 우울한 기분은 발견되지 않았다.
임상평가 및 단계	CDR는 1/3 점으로 경증 치매에 해당하였다. 기억력, 방향 감각, 판단력 및 문제 해결 능력, 사회 활동, 가정 및 취미 활동에 약간의 장애를 보였다.

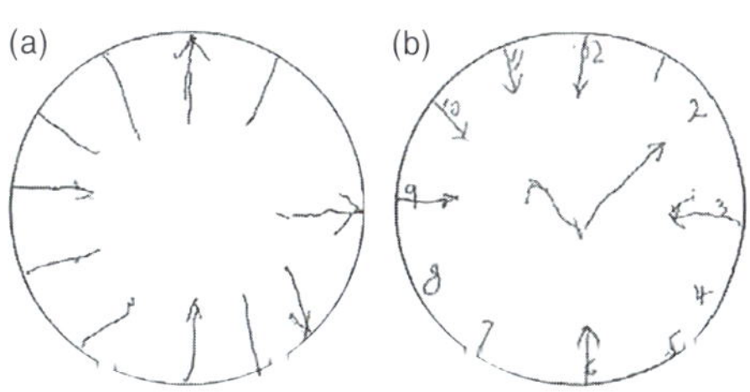

그림 2.11 Mr Chan의 시계 그리기 검사 결과. **(a)** 시계 그리기(3시 방향). **(b)** 시계 따라그리기(10시 10분 방향)

보호자로부터 얻은 병력

Mr Chan은 망상적 사고는 보이지 않았으며 약 2년 전부터 기억력 문제가 시작되었다. GPCOG 정보 제공자 인터뷰를 통해 약 2년 전과 비교하여 다음 영역에서 더 어려움을 보이거나(×) 보존된(○) 것으로 나타났다:

× 최근 사건 기억하기

× 최근 대화 회상하기
○ 단어 찾기
× 금전 및 재정 관리
× 독립적으로 약물 관리하기(보호자가 정확한 정보를 모름)
× 교통수단 이용하기

알츠하이머병 치매가 아닌 다른 치매를 의심할 만한 추가적인 임상 소견은 없었다. Mr Chan은 매일 판토프라졸 40 mg, 엽산 5 mg 주 1회, 메토트렉세이트를 복용하고 있었으며 일주일에 한 번 7.5 mg, 칼시츄 1000 mg을 매일 복용한다. 정신 질환이나 치매의 가족력은 보고되지 않았다. 그는 초등학교 5학년까지 교육을 받았다.

신체 진찰

전반적으로 진찰한 결과에서 특이 소견이나 위생 문제는 발견되지 않았다. Mr. Chan의 혈압은 123/64 mmHg로 정상 혈압이었다. 다른 중요한 심혈관계 또는 중추신경계 소견은 없었다.

검사

뇌 CT 검사를 시행했다.

진단

초기 치매, 가능성 있는 알츠하이머병(possible Alzheimer's disease)

치료

리바스티그민 패취제 4.6 mg을 매일 투약하도록 처방받았다. 또한 일주일에 이틀 동안 전문 데이케어 서비스에 참여하여 구조화된 맞춤형 중재 프로그램과 인지자극 활동을 통해 악화를 지연시킬 것을 권유 받았다.

일차의료팀을 위한 제안

Mr Chan의 증상은 초기 알츠하이머병을 시사한다. 의사는 안정 시 진전, 톱니바퀴 경직, 서동증, 시선 마비와 같은 파킨슨병의 특징을 살펴봐야 한다. 병력을 청취를 통해 인지 장애와 입 떨림의 시작 시점을 파악하고 환시의 존재 여부를 확인해야 한다. 알츠하이머병과 파킨슨병은 모두 퇴행성 질환이다. 이 증례에서는 파킨슨병을 동반한 알츠하이머병과 비정형 파킨슨병(예: 루이소체 치매)에 대한 감별진단이 필요하다. Mr Chan는 82세의 나이로 전형적인 치매 발병 연령에 해당했다. 그의 인지 장애는 예상보다 컸지만 MMSE, 바텔 지수 점수, Lawton IADL, 시계 그리기 검사의 장애 패턴은 전형적인 초기 알츠하이머병의 양상이었다.

Mr Chan는 파킨슨병으로 인해 시간이 지남에 따라 지역사회 생활 활동과 도구적 일상생활능력의 일부 영역에서 자발적 수행이 어려워질 수 있다. 현재 단계에서 그의 일상생활능력은 만족스러운 수준을 유지하고 있으며, 이러한 수준을 유지할 수 있도록 지원을 제공하는 것이 개입의 초점이 되어야 한다. 시간 지남력의 장애가 있음에도 불구하고 장소 지남력이 유지되고 있으므로 의료진은 이러한 기능 수준을 유지하는데 초점을 맞추어야 한다. Mr Chan가 신체적 조건으로 인해 집 밖 활동을 줄이기 않도록 해야 한다. 한편, 가족 조호자에게는 치매 증상의 악화에 대해서 심리적으로 대비할 수 있게 해야 하며 치매의 중등도 단계에 필요한 조호 기술을 배울 수 있도록 해야 한다.

사례 015 출입문 자물쇠를 어떻게 사용해야 하나요?

85세의 Mr Chan는 아들이 자신의 기억력 문제에 대한 걱정을 한다고 내원하였다. 아들은 Mr Chan의 기억력 감퇴를 약 3년 전부터 느꼈다. Mr Chan은 다른 사람과 나눈 대화를 자주 잊어버리고, 항상 개인 소지품을 찾아야 하며, 집의 출입문 자물쇠 사용법을 잊어버리는 등의 증상을 보였다고 한다.

선별 평가 결과

인지기능	MMSE에서 16/30점으로 교육 수준을 고려할 때 인지 장애가 있는 것으로 나타났다. 시간(0/5) 및 장소(1/5) 지남력, 지연 회상(0/3), 시공간감각(0/1)은 장애가 있었다. 계산(4/5)에 약간의 장애가 있으며, 3단계 명령(3/3), 기억 등록(3/3), 언어(5/5) 수행 능력은 정상이었다. 시계 그리기 검사 결과 숫자를 빼먹기도 했고 숫자 배치에 장애가 있는 것으로 나타났다. 실행 기능의 저하가 관찰되었으며, 시계 따라 그리기 검사에서도 거의 개선되지 않았다(그림 2.12).
일상생활능력	일상생활능력은 독립적으로 수행하였다 (바텔 지수 점수 93/100). 그는 며칠 동안 같은 옷을 입고 다니며 옷을 갈아입으라는 지시가 필요했다. 건망증으로 인해 때로는 샤워를 반복해서 하기도 했다. 세탁, 집안일, 재정 관리에 의존적이며 약을 복용할 때 감독이 필요했다. 전화를 받을 수는 있지만 전화를 걸 수는 없었다. 쇼핑은 가능했지만 가끔 물건을 잊어버리는 경우가 있었다(Lawton IADL 28/56).
우울 증상	GDS-15에서 5/15점으로 의욕이 낮은 것으로 나타났지만 임상적으로 유의미한 우울 기분의 징후는 없었다.

임상평가 및 단계	임상 평가 및 단계에 대한 정보를 제공할 가족이 없어 평가를 할 수 없었다.

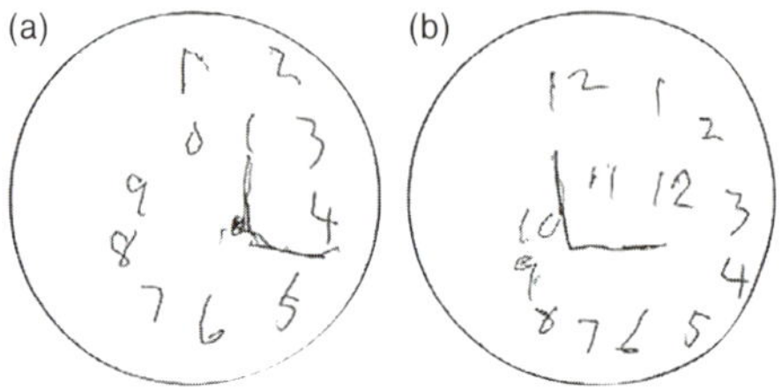

그림 2.12 Mr Chan의 시계 그리기 검사 결과. **(a)** 시계 그리기(3시 방향). **(b)** 시계 따라그리기(10시 10분 방향)

보호자로부터 얻은 병력

Mr Chan은 망상적 사고는 보이지 않았지만 약 3년 전부터 기억력 문제가 있었다. GPCOG 정보 제공자 인터뷰를 통해 약 2년 전과 비교하여 다음 영역에서 더 어려움을 보이거나(×) 보존된(○) 것으로 나타났다:

× 최근 사건 기억하기
× 최근 대화 회상하기
○ 단어 찾기
× 금전 및 재정 관리
× 독립적으로 약물 관리하기(보호자가 정확한 정보를 모름)
× 교통수단 이용하기

알츠하이머병 치매가 아닌 치매를 의심할 만한 추가적인 임상적 소견은 없었다. Mr Chan은 고혈압이 있어 치료 중이며, 현재 니페디핀 20 mg을 1일 2회, 프라조신 0.5 mg을 1일 2회, 알로퓨리놀 100 mg을 1일 2회 복용하고 있다. 정신 장애나 치매의 가족력은 보고되지 않았다. 그는 초등학교 6학년까지 교육을 받았으며 사회 활동은 거의 하지 않았다.

신체 진찰

전반적인 진찰 결과 위생 관리에 특별한 문제는 발견되지 않았으며 정서적인 문제 역시 없었다. 중대한 심혈관계 및 뇌신경계의 이상 소견은 없었다.

검사

신장 및 간기능 검사, 비타민 B_{12}, 엽산 검사, TSH/FT4, 공복 혈당 검사를 시행했다. 공복 혈당 118.8 mg/dL을 제외한 다른 모든 검사는 정상이었다. 뇌 CT 결과 뇌 위축이 확인되었다.

진단

알츠하이머병

치료

Mr Chan은 하루 리바스티그민 5 mg을 처방받았다. 또한 2년간 주 2일씩 전문 데이케어 서비스에 참여하도록 권유 받았으며, 체계적이고 맞춤화된 중재 프로그램과 인지 자극 활동을 통해 악화를 지연시킬 수 있는 치료를 받았다.

일차의료팀을 위한 제안

이 증례는 전형적인 초기 알츠하이머병으로, MMSE에서 인지 장애 양상과 바텔 지수 점수 및 Lawton IADL에서 장애 정도에서 차이를 보이는 점은 알츠하이머병 치매의 전형적인 양상이다. 인지 기능이 악화되는 경우 리바스티그민의 용량을 늘릴 수 있다.

의지 저하와 개인 위생 관리에 문제가 있으며, 옷을 갈아입거나 샤워를 하는 데 약간의 장애가 있다. 일차의료팀은 치매 환자에서 흔히 나타나는 정신행동 증상(치료에 대한 저항)이 나타나는지에 대한 주의를 가져야 한다. 이 단계의 개입과 지원은 일상 생활 활동에 참여하려는 Mr Chan의 의지를 개선하는 데 초점을 맞춰야 한다. 병전 관심사나 생활 방식에 따라 일상을 구성하고 집이나 데이케어 센터에서 규칙적인 인지 자극 활동을 계획하는 것이 도움이 될 수 있다. 가족들은 Mr Chan의 소지품을 고정된 장소에 배치하고, 표지판과 단서를 사용하여 위치를 찾을 수 있게 하고, 캐비닛의 문을 투명한 것으로 바꾸어 물건을 쉽게 찾을 수 있도록 해야 한다. 또한 Mr Chan의 안정감을 높이기 위해 열쇠로 잠글 수 있는 서랍을 제공하고, 잘못 놓거나 분실할 경우를 대비하여 여분의 열쇠를 보관하는 등 기능을 촉진하고 자기 관리를 용이하게 하는 조호 기술을 가르치도록 해야 한다. 우울 증상에 대한 평가 결과 임상적으로 유의미한 수준에 이르지는 않았지만, 우울한 기분과 낮은 동기 부여 및 자기 방임 사이에 연관성이 있을 수 있으므로 의료진은 해결될 수 있는 심리사회적 요구가 있는지 알아봐야 한다. Mr Chan은 정보 제공자 역할을 할 수 있는 가족 없이 평가를 받았다. 그러므로 Mr Chan가 충분한 사회적 지원을 받고 있는지, 아들을 포함해서 또 다른 가족 구성원이 향후 관리 및 치료를 지원할 수 있는 지에 대해 조사해야 한다.

2.2 인지, 기능 및 임상 평가 결과 이해하기

사례 016 이 아이는 누구의 아이입니까?

75세 여성인 Mrs Wong은 기억력 문제로 인해서 딸과 함께 병원을 방문하였다.

선별 평가 결과

인지기능	MMSE에서 14/30점으로 교육 수준을 고려한 결과 인지 장애가 있는 것으로 나타났다. 시간 지남력(0/5), 장소 지남력(2/5), 지연된 회상(0/3), 계산(2/5), 3단계 명령(1/3)에서 장애를 보였다. 그러나 기억 등록(3/3), 언어(5/5), 시공간 감각(1/1) 수행 능력은 정상이었다.
일상생활능력	목욕할 때 도움이 필요했지만 다른 일상생활능력은 독립적 수행이 가능했다(바텔 지수 점수 99/100). 약물 복용, 식사 준비, 세탁, 집안일에 도움이 필요했고, 의사소통에 감독이 필요했으며, 사회 활동, 금전 및 재정 관리, 쇼핑은 스스로 수행할 수 없었다(Lawton IADL 20/56).
우울 증상	GDS-15에서 1/15점, 우울증 징후는 없었다.
임상평가 및 단계	GDS는 5단계로 중등도 치매를 보였다. 오랫동안 살아온 집 주소와 전화번호 등 현재 생활과 관련된 정보를 기억하지 못했다. 또한 손자들의 이름도 기억하지 못했고, 입을 옷을 고르는 데도 도움이 필요했다.

보호자로부터 얻은 병력

Mrs Wong은 망상적 사고는 보이지 않지만 2년 전부터 기억력 문제가 시작되었다. GPCOG 정보 제공자 인터뷰를 통해 약 2년 전과 비교하여 다음 영역에서 더 어려움을 보이거나(×) 보존된(○) 것으로 나타났다:

× 최근 사건 기억하기

× 최근 대화 회상하기

○ 단어 찾기

× 금전 및 재정 관리

× 독립적으로 약물 관리하기(보호자가 정확한 정보를 모름)

× 교통수단 이용하기

알츠하이머병 치매가 아닌 다른 치매를 의심할 만한 추가적인 임상 소견은 없었다. 동반 질환은 없었으며 정확한 교육 수준은 확인할 수 없지만 딸에 따르면 2년 이상의 교육을 받은 것으로 추정된다.

진단

알츠하이머병

치료

Mrs Wong은 인지 및 자기 관리 기능을 유지하기 위해 18개월 동안 인지 자극 활동이 포함된 센터 기반 프로그램에 참여하도록 추천받았으며, 규칙적인 운동, 건강한 식단, 정신적 자극, 스트레스 관리, 활발한 사회생활 유지 등을 권유 받았다.

일차의료팀을 위한 제안

75세의 Mrs Wong은 비교적 젊은 나이에 치매가 발병했다. 그녀의 장애 패턴은 전형적인 알츠하이머병의 양상을 보였지만 시공간 감각(MMSE의 겹쳐진 오각형 그리기)은 장애가 없었고, 14/30의 MMSE 점수는 나이에 비해 낮았는데, 이는 아밀로이드 병리에 대한 인지 예비력(cognitive reserve)이 낮다는 것을 반영한 것일수 있다. 콜린에스테라아제 억제제 치료의 적응증이 됩니다.

치료와 개입을 복잡하게 만들 수 있는 동반 질환이나 신체적 건강 문제가 거의 없을 정도로 전반적으로 건강하다는 것은 Mrs Wong의 강점이다. 다만 Mrs Wong의 주요 약점은 단기 기억력 장애이다. 일상생활능력에서 높은 수준의 독립성을 고려할 때 절차적 기억력은 그대로 유지될 가능성이 높다. 따라서 작업을 단순화함으로써 도구적 일상생활능력의 수행 능력을 향상시킬 수 있다. 또한 Mrs Wong은 병전 관심사나 생활 방식에 따라 예정된 사회 활동이나 일상 생활은 유지하는 것이 도움이 될수 있다. 단기 기억력 저하로 인해 작업을 시작하는데 어려움이 있을 수 있지만, 가족들은 그녀의 우수한 주의력, 의사소통 및 언어 능력을 활용하여 즉각적이고 단계별 지침을 통해 과제를 처리하도록 도울 수 있다.

사례 017 시간 및 장소 지남력

82세 여성인 Mrs Yip은 아들이 자신의 기억력 문제에 대한 걱정을 한다고 내원하였다. 그녀는 단기기억력이 좋지 않고 단어를 찾는데 어려움이 있으며 이름을 기억하는 데 문제가 있다.

선별 평가 결과

인지기능	MMSE는 14/20점으로 교육 수준을 고려할 때 인지 장애가 있었다. 시간(0/5) 및 장소(2/5) 지남력, 지연 회상(0/3), 계산(1/5)에 장애가 있었으며 3단계 명령(2/3)에 약간의 문제가 있었다. 그러나 기억 등록(3/3), 언어(5/5), 시공간 감각(1/1)에서는 정상이었다. 시계 그리기 검사에서는 선과 숫자 간격에만 약간의 장애가 있는 것으로 나타났다.
일상생활능력	금전 관리와 같은 도구적 일상생활능력에는 이전 수준보다 현저한 기능 저하를 보였지만 일상생활능력의 장애는 발견되지 않았다.
임상평가 및 단계	GDS 4단계로 경증 치매를 보였다. 현재 및 최근 사건에 대한 기억력이 감소하고, 여행 및 금전 관리 능력이 저하되었으며, 빼셈 과제에서 집중력 장애를 보였다. 평가와 인터뷰 중에는 짜증을 내고 방어적인 태도를 보였다.

보호자로부터 얻은 병력

Mrs Yip의 아들의 보고에 따르면 망상적 사고는 보이지 않았지만 약 1년 전부터 어머니의 기억력에 문제가 생겼다고 한다. GPCOG 정보 제공자 인터뷰를 통해 약 2년 전과 비교하여 다음 영역에서 더 어려움을 보이거나(×) 보존된(○) 것으로 나타났다:

× 최근 사건 기억하기
× 최근 대화 회상하기
× 단어 찾기
× 금전 및 재정 관리
○ 독립적으로 약물 관리하기(보호자가 정확한 정보를 모름)
× 교통수단 이용하기

알츠하이머병 치매가 아닌 다른 치매를 의심할 만한 추가적인 임상 소견은 없었다. 심장박동기(pacemaker)를 이식받았다. 정확한 교육 수준은 확인할 수 없지만, 아들이 2년 이상의 교육을 받았다고 보고했다.

검사

CBC, ESR, 신장 및 간기능검사, 칼슘, 비타민 B_{12}, 엽산, 공복 혈당, 공복 지질, 단수 소변 및 세포 배양 검사, 단순 흉부 촬영 및 심전도 검사를 실시했다.

진단

경증 알츠하이머병

치료

Mrs Yip은 인지 능력과 삶의 질을 유지하기 위해 18개월 동안 인지 자극 활동을 하는 센터 기반 프로그램에 참여할 것을 추천받았다.

일차의료팀을 위한 제안

Mrs Yip는 80대 초반의 전형적인 증상들을 보였다. MMSE 점수는 예상보다 낮았지만, 장애의 양상은 전형적인 알츠하이머병의 양상을 보였다. 시간 지남력보다는 장소 지남력이 좋았고, 지연된 회상과 기억 등록, 언어, 시공간 감각에 장애가 있었다. 이러한 양상은 초기 알츠하이머병을 흔히 나타나는 패턴이다. 낮은 MMSE 점수를 설명할 수 있는 다른 원인이 없으므로, 이런한 증상은 아밀로이드 병리로 인한 인지 예비력(cognitive reserve) 저하와 관련이 있을 수 있다. 여기서 주목할 점은 인지 예비력과 병리적 과정 사이에 상호 작용이 일어나며, 아밀로이드 병리는 여러 병리 중 하나이며 알츠하이머병은 하나의 동종 질환(homogeneous disease)이 아니라는 점이다. Mrs Yip이 추적 관찰에서 인지 기능이 악화되면 의사는 콜린에스테라아제 억제제와 메만틴의 단독 또는 병용 투여를 고려할 수 있다. 선별 평가에서 언급했듯이 Mrs Yip이 쉽게 짜증을 냈다는 점을 고려할 때 메만틴이 필요할 것으로 보인다.

Mrs Yip이 평가 중에 짜증을 내고 방어적인 태도를 보였다는 사실은 인지 기능 저하와 기능 장애를 스스로 인식하고 부정하고 있을 가능성이 있다. 또는 병식이 완전히 없어서 이러한 평가와 면담이 필요없다고 느껴서 짜증을 냈을 수도 있다. 추가 개입 및 치료 전략을 세우기 위해 환자의 짜증과 방어적 태도에 대한 이유를 더 알아볼 필요가 있다. 이러한 불쾌한 감정 변화는 치매 환자가 낯선 사람(평가자를 포함하여)을 만났을 때 자신의 정보와 감정을 공유하는 것이 불편할 수 있을 때 어떻게 반응하는지를 설명하는 좋은 예이다. 예를 들어 정신행동증상 면담 설문지(NPI-Q)와 코넬 치매 우울증 척도 등 보호자 보고형 설문지를 사용하여 과민성과 방어적 태도가 평가 환경에 국한된 것인지 아니면 더 광범위한 영역에서 나타난 것인지를 구분할 수 있다면 환자에 대한 관리 계획을 세우는 데 유용한 단서가 제공될 것이다.

사례 018 시계를 그릴 수 없음

86세인 Mrs Mak는 며느리가 자신의 기억력 문제에 대한 걱정을 한다고 내원하였다. 집에 가는 길을 찾지 못하거나 돈이 어디로 갔는지 모르는 경우가 많다고 한다.

선별 평가 결과

인지기능	MMSE 14/30점는 교육 수준을 고려할 때 인지 장애가 있는 것으로 나타났다. 지연 회상(0/3), 계산(1/5), 3단계 명령(1/3), 시공간 감각(0/1), 시간 지남력(2/5), 장소 지남력(3/5)에서 장애가 있는 것으로 나타났다. 그러나 기억 등록(3/3)은 정상 소견을 보였다. 시계 그리기 검사에서는 시계 바늘을 그리지 못하여 실행기능, 개념 및 시공간 감각 장애를 보였으며, 시계 따라 그리기 검사에서도 장애가 있었다(그림 2.13).
일상생활능력	도구적 일상생활능력 수행 능력은 눈에 띄게 감소한 것으로 보였지만 공식적인 평가 결과는 제공되지 않았다.
임상평가 및 단계	GDS는 4단계로 경도 치매를 보였다. 현재 및 최근 사건에 대한 지식이 감소했고 여행 및 금전 관리 능력이 저하되었으며 개인 역사에 대한 기억력이 부족하고 복잡한 작업 수행 능력의 저하를 보였다. 면담을 통해 우울한 기분이 관찰되었지만 공식적인 평가는 실시되지 않았다.

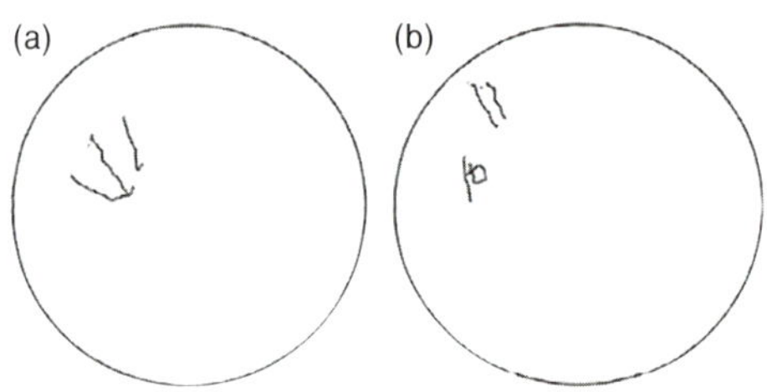

그림 2.13 Mrs Mak의 시계 그리기 검사 결과. **(a)** 시계 그리기(3시 방향). **(b)** 시계 따라그리기(10시 10분 방향)

보호자로부터 얻은 병력

Mrs Mak의 며느리의 보고에 의하면 망상 증상은 없었지만 약 6개월 전부터 기억력 문제가 발생하였다. GPCOG 정보 제공자 인터뷰를 통해 약 2년 전과 비교하여 다음 영역에서 더 어려움을 보이거나(×) 보존된(○) 것으로 나타났다:

× 최근 사건 기억하기
× 최근 대화 회상하기
○ 단어 찾기
○ 금전 및 재정 관리
○ 독립적으로 약물 관리하기(보호자가 정확한 정보를 모름)
× 교통수단 이용하기

알츠하이머병 치매가 아닌 다른 치매를 의심할 만한 추가적인 임상 소견은 없었다. Mrs Mak는 고혈압, 고지혈증, 심방세동, 통풍을 앓고 있었다. 그녀는 현재 알로퓨리놀, 콜히친, 디곡신, 암로디핀, 리바록사반, 심바스타틴, 도네페질 10 mg

을 매일 복용하고 있었다. 그녀는 교육을 받은 적이 없었다.

검사

ESR, 신장 및 간기능검사, 칼슘, 비타민 B_{12}를 검사했다. 모든 검사는 정상이었다. MRI 검사 결과 GCA(Global Cortical Atrophy) 척도 2점으로 중등도 위축을 보였으며 특히 후방 두정엽과 하부 전두엽, 내측 측두엽의 위축이 심하였다. 연령 관련 백질 변화(ARWMC, Age-Related White Matter Changes) 3/3으로 심각한 백질 변화를 보였으며 미세출혈 가능성이 발견되었다.

진단

초기 알츠하이머병

치료

도네페실 10 mg을 매일 복용하고 18개월 동안 센터에서 인지 자극 활동을 하는 프로그램이 처방되었다. 또한 규칙적인 운동, 건강한 식단, 정신적 자극을 받고 활발한 사회 생활을 유지하도록 권장했다.

일차의료팀을 위한 제안

Mrs Mak의 증상 발현 시기는 약간 고령이었고, MMSE 점수는 예상보다 낮았다. 그녀의 장애 패턴은 전형적인 초기 알츠하이머병의 양상이었다. 시계 그리기 검사와 시공간 감각(MMSE의 겹쳐진 오각형 그리기)에서 두드러진 장애를 보였는데, 이는 정식 교육을 받지 못한 것과 관련이 있을 수 있다. 복잡한 작업을 처리하지 못하고 그림을 그리지 못하는 것은 알츠하이머병에서 흔히 나타나는 실행 기능 장애를 반영하며, 이러한 양상은 정규 교육을 받지 못한 경우 더욱 두드러지게 나타난다. 시계 읽기 능력을 평가하는 것은 장애의 본질을 파악하는데 도움이 된다. 또한 동반 질환에 상당한 혈관 위험 요소들이 있으며, 이러한 혈관 위험 요소가 알츠하이머병에 더해 인지 장애를 더욱 악화시켰을 수 있다.

MMSE에 나타난 심각한 장애를 고려할 때, Mrs Mak의 인지 기능 저하는 며느리가 보고한 6개월보다 훨씬 일찍 나타났을 수 있다. 따라서 Mrs Mak에 대한 가족의 지원, 예를 들어 간병인과 함께 살고 있는지, 가족 구성원의 방문 빈도 등을 조사할 필요가 있다. 환자에 대한 관리 계획을 세우려면 기존 자원과 이용가능한 지원 네트워크를 파악하는 것이 필요하다. 알츠하이머병의 초기 단계에서 흔히 나타나는 단기 기억력 장애는 분명하지만, 개인사를 기억하지 못하는(장기기억을 활용하는) 것은 현재 단계에서 설명가능한 증상은 아니다. 임상 면담 중에 우울한 기분이 관찰되었으므로, Mrs Mak가 개인 병력을 기억하지 못하는 것이 아니라 대답하지 않으려 했을 가능성이 있다. 그러므로 일차의료팀은 그녀의 우울한 기분에 대해 보다 체계적인 평가를 실시하는 것이 좋다. 의료진 과의 좋은 치료적 관계(우호적인 라포)형성과 기분 증상에 관심을 갖는 것은 Mrs Mak의 증상에 우울증의 미치는 영향을 명확하는데 도움이 되면, 향후 치료 및 관리 계획에 영향을 미치게 된다.

사례 019 시계 그리기 검사에서 집착 오류(보속증, perseveration error, 인내 오류, 반복적 에러)

85세 여성인 Mrs Chan의 딸은 약 1년 동안 같은 질문을 반복하는 등 기억력 문제가 있어 어머니를 모시고 내원하였다.

선별 평가 결과

인지기능	MMSE 점수는 8/30으로 교육 수준을 고려할 때 인지 장애를 보였다. 시간 지남력(0/5), 지연 회상(0/3), 계산(0/5), 시공간 감각(0/1)에서 장애가 있고, 장소 지남력(1/5)과 3단계 명령(1/3) 수행에 장애가 있으며 등록(2/3)과 언어(4/5)에도 약간의 문제가 있다. 시계 그리기 검사에서는 시계 바늘을 그리는 데 약간의 장애가 있으며, 실행 기능(계획 및 조직화) 장애, 개념 결함, 보속증을 보였다(그림 2.14).
일상생활능력	적절한 옷을 입는 데는 도움이 필요했지만 다른 일상생활능력은 독립적인 수행이 가능했다(바텔 지수 점수 98/100). 약물 복용, 식사 준비, 집안일은 다른 사람의 도움이 필요했으며 의사소통, 세탁, 금전 관리, 식료품 쇼핑 역시 다른 도움이 필요하고 사회 활동에는 다른 사람의 감독이 필요했다(Lawton IADL 20/56).
우울 증상	GDS-15에서 0/15점으로 우울한 기분은 발견되지 않았다.
임상평가 및 단계	GDS는 5단계로 중등도 치매를 보였다. 손자의 이름 등 자신의 삶과 관련된 주요 사건을 기억하지 못했고, 20부터 2까지 거꾸로 세는 데 어려움을 겪었으며, 인지 장애로 인해 일상 동작 수행 능력에 장애가 있고 적절한 옷을 선택하는 데 도움이 필요했다.

(a) (b)

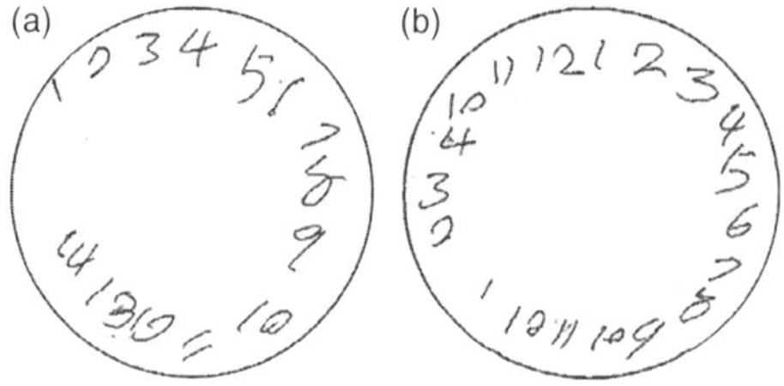

그림 2.14 Mrs Chan의 시계 그리기 검사 결과. **(a)** 시계 그리기(3시 방향). **(b)** 시계 따라그리기(10시 10분 방향)

보호자로부터 얻은 병력

Mrs Chan의 딸의 보고에 의하면 망상적 사고는 보이지 않았지만 약 1년 전부터 어머니의 기억력 문제가 있다고 보고했다. GPCOG 정보 제공자 인터뷰를 통해 약 2년 전과 비교하여 다음 영역에서 더 어려움을 보이거나(×) 보존된(○) 것으로 나타났다:

× 최근 사건 기억하기
× 최근 대화 회상하기
× 단어 찾기
○ 금전 및 재정 관리
× 독립적으로 약물 관리하기(보호자가 정확한 정보를 모름)
× 교통수단 이용하기

알츠하이머병 치매가 아닌 다른 치매를 의심할 만한 추가적인 임상 소견은 없었다. Mrs Chan은 고혈압, 당뇨병, 오른쪽 고관절 골절(수술 후 10년 전)의 병력이 있었지만 정신 질환이나 치매의 가족력은 보고되지 않았다. 그녀의 교육 수준에 대한 정확한 정보는 없었으며, 6개월 미만의 교육을 받은 것으로 추정되었다.

검사

뇌 CT를 검사하였다.

진단

중등도 알츠하이머병

치료

Mrs Chan은 인지 및 자기 관리 기능을 유지하기 위해 18개월 동안 인지 자극 활동이 포함된 센터 기반 프로그램에 참여할 것을 추천받았으며, 규칙적인 운동, 건강한 식단, 정신적 자극, 사회 활동 유지, 지역사회 접근성 평가를 받을 것을 권유 받았다. 그녀는 분실 방지 장치를 제공받았다.

일차의료팀을 위한 제안

Mrs Chan은 알츠하이머병의 일반적인 증상 발현 연령에 증상이 나타났다. 비록 85세의 나이였지만, 증상이 발현된 지 1년밖에 되지 않았지만 MMSE 점수는 매우 낮고 후기 치매에서 보이는 증상과 유사했으며 장애의 양상은 알츠하이머병에 합당하였다. 그녀의 일상생활능력은 대부분 보존되어 있었지만, 시계 그리기 검사에서는 일반적으로 나타나는 패턴(시계 그리기보다 시계 따라 그리기 수행이 더 나은 패턴)이 나타나지 않았다는 점은 주의 깊게 봐야 한다. 이 증례는 임상적으로 알츠하이머병으로 치료해야 하며, 의사는 중등도 알츠하이머병에 대해 콜린에스테라아제 억제제와 메만틴을 처방할 수 있다.

이 증례는 인지 장애와 일상생활능력 기능 수준이 일치하지 않을 수 있다는 가능성을 보여주는 좋은 예이다. 일부 치매 환자, 특히 병전 일상 활동에서 활동적이고 독립적이었던 치매 환자의 경우 심각한 인지 장애나 치매 말기에도 불구하고 일상생활능력 기능이 다른 기능보다 훨씬 느리게 저하되어 양호한 기능 수준을 잘 유지할 수 있다.

일차의료팀은 Mrs Chan이 비교적 늦게 도움을 요청한 것을 고려해서 사회적 지원 네트워크를 찾기 위해 노력해야 한다. 치매에 대한 인식 개선과 조기 진단 서비스가 잘 갖춰진 국가나 지역에서는 중등도 치매까지 악화된 단계에서 늦게 도움을 요청하는 것은 드문 일이므로 이러한 상황은 사회적 지원이 충분하지 않다는 것을 의미할 수 있다. 따라서 Mrs Chan과 같은 사례에서는 지원 네트워크를 강화하고 지역사회 자원을 동원하여 부족한 지원 시스템을 갖출 수 있게 하는 것이 치료 계획의 중요한 요소가 될 것이다.

사례 020 목욕 후 옷 입는 것을 잊음

91세 남성인 Mr Lai는 딸이 지난 2년 동안 약속을 잊어버리는 등 자신의 기억력 문제에 대한 걱정을 한다고 내원하였다.

선별 평가 결과

인지기능	MMSE는 14/30점으로 교육 수준을 고려할 때 인지 장애를 보였다. 지연 회상(0/3)과 시공간 감각(0/1), 시간(1/5)과 장소(2/5) 지남력, 계산(2/5), 3단계 명령(1/3)에 장애가 있었으나 기억 등록(3/3)과 시공간 감각에서는 정상 수행 능력을 보였다(그림 2.15).
일상생활능력	일상생활능력은 독립적 수행이 가능했다(바텔 지수 점수 100/100). 식사 준비(간병인에게 의존), 약물 복용, 사회 활동, 금전 관리, 의사소통, 집안일, 식료품 쇼핑은 도움이 필요했지만 빨래는 스스로 할 수 있었다(Lawton IADL 32/56).
임상평가 및 단계	GDS는 5단계로 중등도 치매를 보였다. 손자의 이름과 같은 삶의 주요 관련 측면을 기억하지 못했고, 40부터 4까지 거꾸로 세는 데 어려움을 겪었으며, 인지 장애로 인해 IADL과 ADL에 상당한 영향을 미쳤다(예: 샤워 후 옷을 입는 것을 가끔 잊어버리는 등). 경미한 과민 반응이 보고되었다.

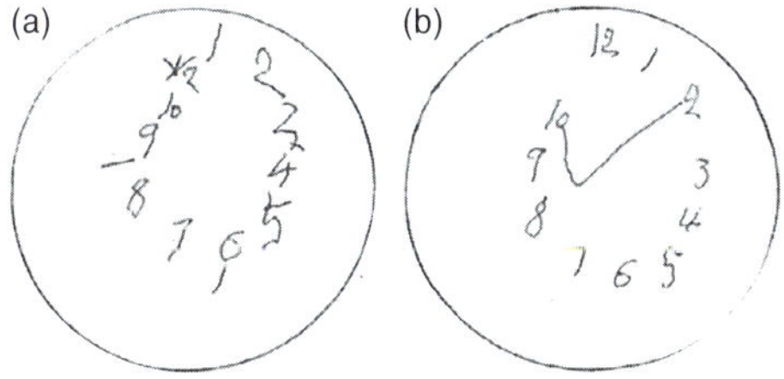

그림 2.15 Mr Lai의 시계 그리기 검사 결과. **(a)** 시계 그리기(3시 방향). **(b)** 시계 따라그리기(10시 10분 방향)

보호자로부터 얻은 병력

Mr Lai의 딸은 7-8년 전부터 악성했던 아버지의 기억력 문제가 지난 2년 동안 악화되고 있는 것 같고 망상적 사고를 보이기도 한다고 하였다. GPCOG 정보 제공자 인터뷰를 통해 약 2년 전과 비교하여 다음 영역에서 더 어려움을 보이거나(×) 보존된(○) 것으로 나타났다:

× 최근 사건 기억하기
× 최근 대화 회상하기
○ 단어 찾기
○ 금전 및 재정 관리
○ 독립적으로 약물 관리하기(보호자가 정확한 정보를 모름)
× 교통수단 이용하기

알츠하이머병 치매가 아닌 다른 치매를 의심할 만한 추가적인 임상 소견은 없었다. Mr Lai는 고콜레스테롤혈증과 허혈성 심장 질환으로 경피적 관상동맥중재술을 받았다. 그는 허혈성 심장 질환으로 노인의학 외래 클리닉에서 추적 관찰 중이지만, 정신 장애나 치매의 가족력은 보고되지 않았다. 정확한 교육 수준은 확인할 수 없지만 딸에 따르면 교육 기간이 6개월 미만인 것으로 추정되었다.

검사

칼슘, ESR, VDRL, 비타민 B_{12}, 엽산, 공복 혈당, 심전도 및 TSH를 검사했다. 결과는 Ca 2.01 mmol/L, TSH 1.19 μIU/mL, 비타민 B_{12} 184 pg/mL, Hb 11.7 g/dL, ESR 25 mm/hr로 나타났다. CT 뇌(일반) 스캔 결과 MTL atrophy R = 0.92, L = 0.81과 Scheltens score R = 2 L = 2으로 내측 측두엽 위축이 관찰되었고 나이 관련 백질 변화(Age-Related White Matter Changes, ARWMC) 3/3으로 심한 백질 변화를 보였으며 우측 전두엽 뇌경색이 확인되었다.

진단

혼합형 치매

치료

Mr Lai는 인지 기능을 유지하기 위해 18개월 동안 인지 자극 활동이 포함된 센터 기반 프로그램에 참여할 것을 권고 받았으며, 규칙적인 운동, 건강한 식단, 정신적 자극, 스트레스 관리, 활발한 사회생활 등을 권유 받았다.

일차의료팀을 위한 제안

Mr Lai는 비교적 고령의 나이에 병원을 방문했고 7-8년 전에 이미 증상이 나타났기 때문에 매우 낮은 MMSE 점수가 예상된다. 인지 기능 손상의 양상은 전형적인 알츠하이머병에 합당한 양상을 보였는데, 겹쳐진 오각형 그리기(MMSE에서 시공간 감각)의 수행은 정상이었으며 시계 그리기 검사 보다 시계 따라 그리기 검사에서 더 나은 수행을 보였다. 약물 치료에 있어서 연령에 따른 생리적 변화는 반드시 고려되어야 한다. 저용량 도네페질 2.5 mg을 시작하고, 증상의 악화 여부를 모니터링해야 한다. 공격성이 나타난다면 우울 증상이 동반되었는지 면밀히 살펴야 하며, 필요한 경우 우울 증상의 동반 여부에 대해서 자세한 평가가 필요할 수 있다. 공격성이 있는 치매 환자와 혼합형 치매 환자 모두에 메만틴이 유용할 수 있다. 일부 전문가들은 혼합형 치매(및 중등도에서 중증의 알츠하이머병)에 콜린에스테라제 억제제와 메만틴을 병용할 것을 권장한다(1, 2). 비약물적 방법으로 망상적 사고를 조절할 수 없는 경우 항정신병 약물을 고려할 수 있다.

Mr Lai의 인지 기능 저하는 주로 단기 기억에서 관찰되었지만, 시간 지남력, 최근 사건에 대한 기억, 가족에 대한 장기 기억에도 영향을 미칠 수 있다는 증거가 있다. 따라서 지남력 상실이 불안을 유발하고 짜증스러운 기분과 행동으로 발전하게 되었는지 살펴볼 필요가 있다. Mr Lai의 경우 일상생활능력이 잘 유지되고 있다는 것은 절차적 기억이 온전하다는 것을 시사하며, 옷을 입는 데 장애가 있는 것은 쉽게 주의가 산만해지고 현재 작업을 잊어버릴 수 있는 단기 기억력 저하와 주의력 저하를 반영하는 것일 수 있다. 집중력과 단기 기억력을 지원하는 전략을 통해 Mr Lai는 샤워 후 옷을 입는 것을 잊어버리는 문제를 개선할 수 있었다.

사례 021 적절한 옷 선택하기

83세 남성인 Mr Tam의 아내는 남편의 기억력 문제로 병원을 방문하였다. 그의 아

내는 남편이 길을 잃고, 최근 일을 잊어버리고, 반복적으로 질문하는 한다고 호소했다.

선별 평가 결과

인지기능	MMSE에서 12/30점을 받아 교육 수준을 고려할 때 인지 장애를 보였다. 시간 지남력(0/5)과 지연 회상(0/3), 계산(1/5), 3단계 명령(1/3), 장소 지남력(3/5), 기억 등록(2/3), 언어(4/5)에 약간의 문제가 있다. 그러나 시공간감각(1/1)은 정상이었다. 시계 그림 그리기 검사에서는 시계 바늘을 제대로 그리지 못하여 실행 기능 장애, 개념 결손(conceptual deficit), 시공간 감각의 장애를 보였다(그림 2.16).
일상생활능력	인지 장애로 인해 목욕할 때 감독이 필요했고, 하지 약화로 인해 실외 이동과 계단 오르기에는 도움이 필요했지만 다른 일상생활능력은 스스로 수행이 가능했다(바텔 지수 점수 91/100). 의사소통과 금전 관리에 도움이 필요했으며 인지 장애로 인해 다른 도구적 일상생활능력 역시 스스로 수행할 수 없었다(Lawton IADL 12/56).
우울 증상	GDS-15에서 3/15점으로 우울증 징후는 없었다.
임상평가 및 단계	GDS는 5단계로 중등도 치매를 보였다. 그는 다음과 같은 주요 관련 측면을 기억하지 못했다. 손자의 이름 등 현재 생활에 중요한 것을 기억하지 못했으며 스스로 적절한 옷을 고르는 데 어려움을 있었다.

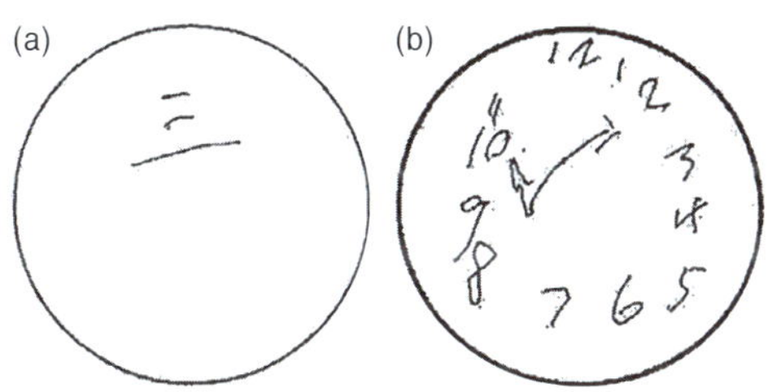

그림 2.16 Mr Tam의 시계 그리기 검사 결과. **(a)** 시계 그리기(3시 방향). **(b)** 시계 따라그리기(10시 10분 방향) *시계에 한자 '3'이 적혀 있다.

보호자로부터 얻은 병력

Mr Tam이 아내는 남편의 기억력 문제를 1년 넘게 걱정해 왔다고 보고했다. Mr Tam는 낯선 사람이 자신의 돈을 훔친다고 의심하는 등 망상적 사고도 가지고 있었나. GPCOG 정보 제공자 인터뷰를 통해 약 2년 전과 비교하여 다음 영역에서 더 어려움을 보이거나(×) 보존된(○) 것으로 나타났다:

× 최근 사건 기억하기
× 최근 대화 회상하기
× 단어 찾기
× 금전 및 재정 관리
× 독립적으로 약물 관리하기(보호자가 정확한 정보를 모름)

× 교통수단 이용하기

알츠하이머병 치매가 아닌 다른 치매를 의심할 만한 추가적인 임상 소견은 없었다. Mr Tam은 고혈압과 당뇨병이 있다. 정신 장애나 치매에 대한 가족력은 보고되지 않았다. 교육 수준은 확인되지 않았지만 2년 이상의 교육을 받았을 가능성이 높았다.

검사

CBC, 신장 및 간기능검사, VDRL, 비타민 B_{12}, 엽산, 공복 혈당, 공복 지질, TFT 및 뇌 CT를 검사하였다.

진단

중등도 알츠하이머병

치료

추가 조사가 진행 중이므로 약물은 처방되지 않았다. 인지 및 자기 관리 기능을 유지하기 위해 18개월 동안 인지 자극 활동이 포함된 센터 기반 프로그램에 참여할 것을 권유 받았다. 그의 정신행동증상을 관리하기 위한 비약물적 개입도 추천되었다.

일차의료팀을 위한 제안

Mr Tam은 전형적인 알츠하이머병 증상 발현 연령에 해당하며, 시계 그리기 검사에서 전형적인 장애 양상(시계 따라 그리기 검사에 비해 시계 그리기 검사에서 더 낮은 수행 능력)을 보였다. 아밀로이드 부하가 Mr Tam의 병태생리의 주요 요인일 가능성이 높다. 그러나 그의 MMSE 점수가 예상보다 낮았고, 초기 알츠하이머병에서는 기억 등록 장애가 드물다는 점에 유의해야 한다. 이미 적절한 옷을 고르는 데 어려움을 겪고 있다는 사실을 고려할 때 Mr Tam은 옷을 입는 데 도움이 필요할 것으로 예상되는 중등도 알츠하이머병 단계에 속한다고 볼 수 있다. 이 증례는 알츠하이머병이 중등도로 진행하는 전형적인 사례로, 콜린에스테라아제 억제제 치료를 시작해야 한다. 콜린에스테라아제 억제제와 비약물적 개입으로도 Mr Tam의 망상이 줄어들지 않는다면 의사는 쿠에타핀과 같은 항정신병 약물의 저용량 사용을 고려할 수 있다.

Mr Tam의 기능 장애는 중등도 알츠하이머병의 맥락에서 이해할 수 있으며, 전형적인 인지 장애는 주로 시간 지남력, 지시 따르기, 연속 계산과 같은 단기 기억과 관련된 것으로 나타났다. 시계 그리기 검사에서의 장애는 실행 기능의 손상과 추상적 사고, 개념적 사고, 판단력과 같은 고등 인지 기능의 손상을 반영한다. 이러한 고등 인지 기능 손상은 실행 기능과 관련된 적절한 옷을 선택하지 못하는 것을 설명하는 데 도움이 될 수 있다. 일상생활능력 및 도구적 일상생활능력의 추가 악화가 예상되므로 아내를 위한 지원이 마련되어야 하며, 가능하다면 다른 가족 구성원들을 파악하고 그들이 참여할 수 있도록 해야 한다. Mr Tam의 아내가 가진 강점과 필요로 하는 것을 평가하는 것은 향후 치료 계획을 수립하기 위해 다른 가족과 협력하는데 중요한 첫 단계가 될 것이다.

사례 022 시간 숫자가 뒤바뀌게 적혀진 시계 그리기

80세 여성인 Mrs Ko는 그녀의 딸에 의해서 환자의 기억력 감퇴가 제기되었다. Mrs Ko는 같은 질문을 반복적으로 하고 최근 일을 잊어버리는 것 같다고 했다.

선별 평가 결과

인지기능	MMSE 18/30점: 교육 수준에 맞게 보정된 인지 장애를 나타내는 결과였다. Mrs Ko는 지연 회상(0/3), 시간(1/5) 및 장소(1/5)의 지남력에 장애가 있었고, 3단계 명령(2/3)에 약간의 문제가 있었다. 그러나, 기억등록(3/3), 계산(5/5), 언어(5/5), 시공간 구성능력(1/1)에서는 정상이었다. 시계 그리기 검사에서는 숫자가 뒤바뀌고 시간을 표시하지 않는 등 비정상적인 시계 화면 그리기를 보여 실행 기능의 손상과 개념 결함을 시사하는 결과가 나왔다(그림 2.17).
일상생활능력	Mrs Ko는 ADL에서 독립적이었다(바텔 지수 100/100). 지역사회 접근과 재정 처리에 도움이 필요했으며, 약물 복용, 식사 준비, 외부 의사소통, 장보기에도 감독이 필요했다(Lawton IADL 척도 40/56).
우울 증상	GDS-15에서 2/15점, 우울증 징후는 없었다.
임상 평가 및 단계	GDS 4단계로 경증 단계로 보였다. Mrs Ko는 현재에 대한 지식과 최근의 사건, 여행 및 재정 처리 능력 저하, 복잡한 업무 수행 능력 저하 등이 있었지만, 적절한 옷을 선택할 수 있었다.

(a) (b)

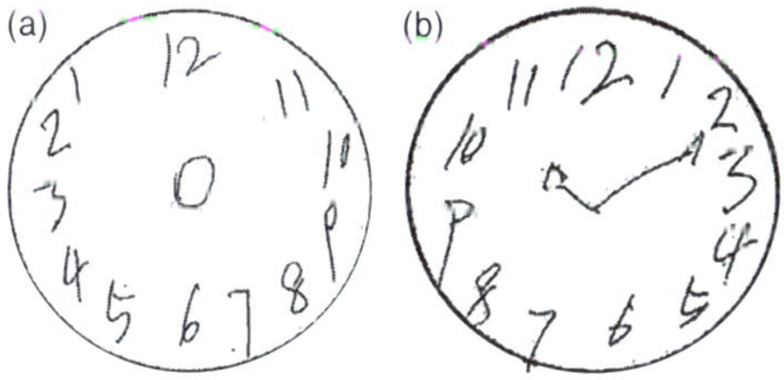

그림 2.17 Mrs Ko의 시계 그리기 검사 결과. **(a)** 시계 그리기(3시 방향). **(b)** 시계 따라그리기(10시 10분 방향)

보호자로부터 얻은 병력

Mrs Ko의 딸은 약 3년 전부터 어머니의 기억력 문제를 발견했다고 하였다. 낯선 사람이 자신의 돈을 훔쳐간다고 의심하는 망상적 사고도 보고하였다. 일차의료 인지 선별검사(GPCOG) 정보제공자 면담 결과, 약 2년 전과 비교하여 다음과 같은 영역에서 더 많은 어려움을 보이거나(X) 보존(○)된 것으로 나타났다:

× 최근 사건 기억하기
× 최근 대화 회상하기
× 단어 찾기
× 금전 및 재정 관리
× 독립적으로 약물 관리하기
○ 교통수단 이용하기

알츠하이머병 치매가 아닌 다른 치매를 의심할 만한 추가적인 임상 소견은 없었다. Mrs Ko는 동반된 만성 질환이 없었다. 정신질환이나 치매의 가족력은 보고되지 않았다. 딸에 따르면 2년 이상의 교육을 받은 것으로 추정된다는 점을 제외하면 교육년수는 확인할 수 없었다.

검사

CBP, ESR, VDRL, 칼슘, 비타민 B_{12}, 엽산 및 CXR을 시행했다.

진단

초기 알츠하이머병

치료

하루에 네 번 리바스티그민 1.5 mg을 경구 복용하도록 처방했다. 또한 인지 및 자기 관리 기능을 유지하기 위해 18개월 동안 인지자극 활동이 포함된 센터 기반 프로그램에 참여할 것을 권유하였으며, 규칙적인 운동, 건강한 식단, 정신적 자극, 활발한 사회생활 유지, 치매의 문제 행동 및 정신행동증상 치료를 위한 비약물적 개입도 조호자에게 권유하였다.

일차의료팀을 위한 제안

전형적인 연령대와 비교하여 Mrs Ko의 인지 장애 패턴은 알츠하이머병과 양립할 수 있는 양상을 보였는데, 시계 그리기 검사 결과는 양성이었지만, 시계 따라 그리기 부분에 비해 시계 그리기 부분에서 더 큰 어려움을 보였다(MMSE의 겹쳐진 오각형 그리기에서 볼 수 있는 시공간 구성능력은 온전한 수행 능력을 보였다). 저용량 콜린에스테라아제 억제제로 시작하여 경과를 관찰할 것을 권장한다. Mrs Ko가 부작용을 경험하지 않는다면 리바스티그민의 일일 용량을 늘릴 수도 있다.

Mrs Ko의 망상적 사고의 성격(내용)을 더 자세히 조사할 것을 권고한다. 망상이 기억력 저하(예: 소지품의 위치를 잊어버리거나 돈 관리에 혼란을 겪는 등)로 인한 것일 가능성이 있다면 환경적 단서, 알람, 개인 소지품의 더 나은 정리와 같은 돌봄 전략이 도움이 될 수 있다. 반면, 딸은 Mrs Ko가 GPCOG에서 교통수단을 이용하는 데 문제가 없다고 보고했지만, MMSE에서 나타난 지남력의 명백한 결함, 지역사회 접근 장애, IADL 및 중증도 단계 평가에서 나타난 이동 능력 저하를 고려할 때 딸이 위험을 과소평가할 가능성이 있고 환자는 길을 잃을 위험이 높다고 고려되어야 한다. Mrs Ko의 가족에게는 안전을 위해 스마트폰이나 기타 장치에 위치 추적기를 사용하도록 조언해야 한다.

사례 023 단추를 풀고 셔츠 입기

89세의 Mrs Chung은 딸이 환자의 기억력 문제를 제기한 경우이다. 기억력 저하(예: 반복되는 질문), 집안 위생 상태 악화(예: 설거지를 꼼꼼히 하지 않음), 개인 복장 문제(예: 셔츠 단추를 풀고 다니기) 등이 있었다.

선별 평가 결과

인지기능	MMSE에서 10/30점: 인지 장애를 나타내는 결과로, 기능 교육 수준에 맞게 보정된 결과였다. Mrs Chung은 시간(0/5)과 장소(0/5), 지연 회상(0/3), 계산(0/5), 시공간 구성능력(0/1)에 문제가 있었고 언어(4/5)에도 약간의 문제가 있었다. 그러나 등록에서는 정상(3/3) 및 3단계 명령(3/3). 시계 그리기 검사는 끝까지 해내지 못했다. 숫자를 쓰거나 읽는 방법을 몰랐고 시계를 보여주어도 시간을 정확하게 읽지 못했다. Mrs Chung은 혼자서 계단을 오르는 것이 안전하지 않았고, 실외에서의 보행도 중간 정도의 도움이 필요했으며, 수유, 침대/의자 이동, 옷 입기(옷 선택이 제한적이나 스스로 선택할 수 있음)에도 최소한의 도움이 필요했다(바텔 지수 78/100). 재정 관리와 식료품 쇼핑은 타인의 도움이 필요했고, 약물 복용, 집안일, 지역사회 이용에 도움이 필요했으며, 식사 준비, 외부 의사소통, 세탁(혼자서 손빨래는 가능)에도 감독이 필요했다(Lawton IADL 척도 26/56).
임상평가 및 단계	GDS 5단계에 가까운 4단계로 결과가 나왔고, 경증에서 중등도 치매를 나타냈다. 그녀는 현재 및 최근 사건 기억이 떨어졌고, 여행 및 재정 처리 능력 저하, 복잡한 작업을 수행하지 못함, 집 주소 및 전화번호 등 현재 생활과 관련된 주요 사항을 묻지 않고 기억하지 못함 등의 문제가 있었다.

보호자로부터 얻은 병력

Mrs Chung의 딸은 약 2년 전부터 어머니의 기억력 문제를 발견했다고 보고했다. 망상적 사고도 보고되었다. GPCOG 정보 제공자 면담을 통해 약 2년 전과 비교하여 다음 영역에서 더 많은 어려움을 보이거나(×) 보존된(○) 것으로 나타났다:

× 최근 사건 기억하기

× 최근 대화 회상하기

× 단어 찾기

× 금전 및 재정 관리

× 독립적으로 약물 관리하기

× 교통수단 이용하기

알츠하이머병 치매가 아닌 경우를 고려해야 할 몇 가지 추가적인 임상적 특징이 있었는데, 여기에는 복잡한 시각 환각(가벼운 움직임이 보임), 자기 관리의 실조(옷을 제대로 입지 못함), 기분 조절 불능(욕설 사용, 행동 변화), 과식(특히 단 음식), 조기 삼킴 문제(큰 정제를 삼키지 못함)가 포함되었다. 집안 위생(예: 설거지를 철저히 하지 않음) 및 개인 복장(예: 셔츠 단추를 풀고 입음)의 악화가 딸에 의해 보고되었다. Mrs Chung은 양측 백내장을 앓고 있으며 현재 고혈압으로 노인병 외래 진료소에서 통원치료를 받고 있었다. 정신질환이나 치매의 가족력은 없었다. 딸에 따르면 6개월 미만의 교육을 받은 것으로 추정된다는 점을 제외하면 정확한 교육 수준은 확인할 수 없었다.

검사

CBP, R/LFT, 칼슘, VDRL, 비타민 B_{12}, 엽산, 공복 혈당, 공복 지질, 심전도 검사를 처방받았다.

진단

중등도 알츠하이머병

치료

도네페질 5 mg을 매일 처방받았다. 또한 Mrs Chung은 인지 능력과 삶의 질 유지를 위해 18개월 동안 인지자극 활동을 하는 센터 기반 프로그램에 참여할 것을 권유받았다.

일차의료팀을 위한 제안

Mrs Chung은 비교적 나이가 더 들어서 알츠하이머병에 따른 전형적인 인지 장애 패턴를 보였고 MMSE 점수 또한 낮게 나왔다. 그러나 내원 당시 이미 일상 생활 수행 능력은 상당히 저하되어 있었고 신체 기능도 많이 손상되어 있었다. 그녀는 알츠하이머병의 전형적인 특징 외에도 전두엽의 일부 특징을 보였다. 이러한 증상은 알츠하이머병의 전두엽 변형을 시사할 수 있다. 일차의료진은 전두엽 증상이 알츠하이머병에서도 나타날 수 있다는 사실을 인지해야 한다. 치료는 전두엽 특징이 없는 알츠하이머병과 동일하게 진행된다. 일차의료의사는 행동 증상의 악화를 주의 깊게 관찰하고 필요한 경우 약물을 조정해야 하지만 콜린에스테라아제 억제제를 시도해 볼 수 있다. 전두엽 특징이 뚜렷한 경우 선택적 세로토닌 재흡수 억제제를 고려할 수 있다.

이 사례의 경우 노년기의 신체적 악화가 Mrs Chung의 일상생활능력 수행 능력에 더 큰 영향을 미쳤다. 또한 대부분의 인지기능에 영향을 받았지만 의사소통(언어)과 주의력에는 여전히 능숙하다는 점도 주목해야 한다. 이점은 Mrs Chung의 강점이며, 안정적인 기분과 인지력을 유지하기 위해 사회 활동에 지속적으로 참여하도록 권장하는 데 활용할 필요가 있다. 가사 및 자기 관리 작업의 질이 떨어진 것으로 보고되었지만, Mrs Chung은 여전히 일상생활에 참여할 동기 부여를 유지하고 있으므로 조호자는 수행의 질과 결과(예: 설거지를 깨끗하게 했는지 여부)에 집중하기보다는 참여와 기능 사용 과정에 더 집중하여야 한다고 교육해 주어야 한다.

사례 024 숫자를 위한 라인

83세 여성인 Mrs Ho는 딸이 어머니의 기억력에 문제가 있다고 우려를 제기한 경우이다. 딸은 환자의 반복적인 대화 내용과 귀중품을 잘못 놓는 것에 대해 잔소리를 했고, 환자는 1년 동안 인지기능이 저하된 것으로 나타났다.

선별 평가 결과

인지기능	MMSE 점수 13/30: 교육 수준에 맞게 보정된 인지 장애를 나타내는 결과였다. Mrs Ho는 지연 회상(0/3), 계산(0/5), 시공간 구성능력(0/1)를 수행하지 못했다. 시간에 대한 지남력(1/5)에 장애가 있었고, 장소 지남력(3/5), 언어(4/5), 3단계 명령(2/3)에도 약간의 문제가 있었다. 그러나 기억등록(3/3)에서는 정상이었다. 시계 그리기 검사에서는 시계 바늘을 그린 흔적이 거의 없었으며, 정규 교육을 받은 적이 없고 숫자를 쓸 수 없었지만 12개의 숫자를 나타내기 위해 바퀴살을 그리려고 시도했다(그림 2.18).

일상생활능력	Mrs Ho는 보행과 계단 오르기에는 최소한의 도움이 필요했고, 다른 ADL에서는 독립적이었으며(바텔 지수 95/100), 집안일에 도움이 필요했고(환경 위생이 저하됨), 약 복용(알림 필요), 식사 준비(간단한 식사만 가능), 지역사회 접근, 재정 처리(딸과 은행에 갈 것), 장보기(간단한 물건 구입 가능)에 감독이 필요했다(Lawton IADL 척도 42/56).
우울 증상	GDS-15에서 1/15점, 우울증 징후가 없는 것으로 나타났다.
임상평가 및 단계	결과는 경증 치매를 나타내는 GDS 4단계로 나타났다. 현재와 최근의 사건에 대한 기억이 감소되어있었고, 연속 빼셈 과제에서 집중력 결핍, 여행 및 재정 처리 능력 저하가 있었다.

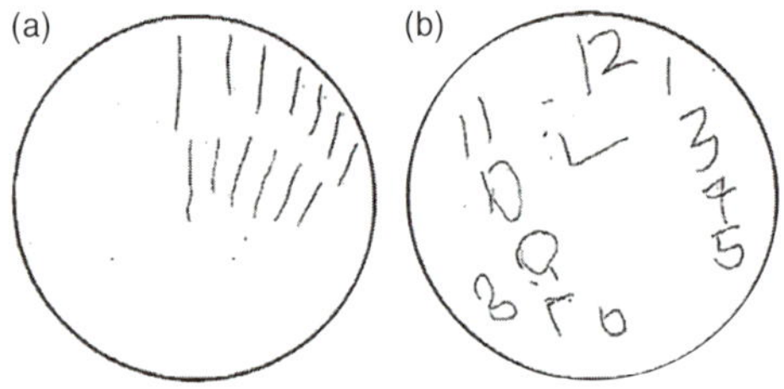

그림 2.18 Mrs Ho의 시계 그리기 검사 결과. **(a)** 시계 그리기(3시 방향). **(b)** 시계 따라 그리기(10시 10분 방향)

보호자로부터 얻은 병력

Mrs Ho의 딸이 어머니의 기억력 문제를 발견하고 약 1년 동안 걱정했다고 보고했다. 망상적인 보고되었다. GPCOG 정보 제공자 면담을 통해 약 2년 전에 비해 다음 영역에서 더 많은 어려움을 보이거나(×) 보존된(○) 것으로 나타났다.

× 최근 사건 기억하기
× 최근 대화 회상하기
○ 단어 찾기
× 금전 및 재정 관리
× 독립적으로 약물 관리하기
× 교통수단 이용하기

알츠하이머병 치매가 아닌 경우 고려해야 할 추가적인 임상적 특징은 없었다. Mrs Ho는 고혈압, 고콜레스테롤혈증, 양측 백내장(수술)을 앓고 있었다. 정신질환이나 치매의 가족력은 보고되지 않았다. 정확한 교육 수준은 알려지지 않았지만 딸은 그녀가 정규 교육을 받은 적이 없다고 보고했다. Mrs Ho는 혼자 거주하였다.

검사

CBP, ESR, R/LFT, 칼슘, 비타민 B_{12}, 엽산, 공복혈당, 공복 지질, MSU × R/M 및 배양 검사, 심전도 및 T4 검사 및 CT 뇌 스캔이 처방되었다.

진단

경증 알츠하이머병

치료

추가 검사가 진행 중이었기 때문에 약물은 처방되지 않았다. Mrs Ho는 인지 능력과 삶의 질 유지를 위해 18개월 동안 센터 기반의 인지자극 활동에 참여하도록 권고를 받았다.

일차의료팀을 위한 제인

초기 알츠하이머병의 전형적인 사례이다. Mrs Ho는 MMSE 점수가 낮았지만, 정규 교육을 받지 않은 점을 고려할 때 바텔 지수 및 Lawton IADL 점수, 시계 그리기 검사 결과에서 알 수 있듯이 전형적인 증상 발병 연령에 나타나는 알츠하이머병과 일치하는 경과 패턴을 보였다. 따라서 MMSE 점수가 낮다는 것은 아밀로이드 부하에 대한 뇌의 역전이 낮다는 것을 의미할 수 있다. 저용량 콜린에스테라아제 억제제를 시도해 볼 수 있다.

Mrs Ho의 경우, 인지 선별 검사 결과에서 악화가 뚜렷하게 나타났지만 일상생활 활동의 전반적인 기능은 양호했다. 이러한 패턴은 인지 능력의 일부를 설명할 수 있는 정규 교육 부족 외에도 자기 관리에 대한 독립성이 높은 그녀의 발병 이전의 생활 방식과 관련이 있을 수 있다. 신체 건강이 비교적 양호하고 일상 활동에 대한 인지 요구 사항이 낮기 때문에 인지 장애에도 불구하고 Mrs Ho의 ADL 및 IADL 기능은 대체로 만족스러운 수준이었다. 이 단계에서는 최소한의 지원 또는 감독 지원만 필요하며, 딸이 이를 도와주고 있었다.

그러나 질병이 진행됨에 따라 혼자 생활하는 Mrs Ho의 ADL 및 IADL 작업에는 위험이 증가하며, 지남력이 결여되어 길을 잃을 위험도 있다. Mrs Ho의 딸과 협력하여 안전을 보장할 수 있는 방법을 모색하고, Mrs Ho가 자가 관리에 지속적으로 참여할 수 있도록 해야 하며, Mrs Ho의 강점을 보존하고 지속시켜 나가도록 도움을 주어야 한다. 귀중품 분실에 대한 조언과 같이 타인의 도움을 필요로 하게 되는 사항을 예상하여 주요 개입 목표를 환자 및 그녀 딸과 논의해야 한다.

사례 025 어느 단계?

88세 여성인 Ms Wong는 약 12개월 전부터 약속 날짜를 잊어버리고, 개인 물품을 잃어버리고, 돈과 약품 관리에 어려움을 겪는 등 기억력에 문제가 있어 딸의 우려로 내원하였다. Ms Wong은 이웃이 자신의 금고 열쇠를 훔쳐갔다고 의심하는 일도 생겼다. Ms Wong은 자신의 기억력 감퇴에 대해 자각하고 있었다.

선별 평가 결과

인지기능	MMSE에서 14/30점: 교육 수준에 맞게 보정한 결과 인지 장애가 있는 것으로 나타났다. 계산(1/5), 시간(1/5) 및 장소(1/5) 지남력, 지연된 회상(1/3), 시공간 구성능력(0/1) 수행에 장애가 있었다. 3단계 명령(2/3)과 언어(4/5) 수행 능력은 약간 손상되었다. 그러나 등록(3/3)에서는 온전했다. 시계 그리기 검사는 시계 화면에 숫자를 올바르게 배열하고 시간을 표시하는 데는 장애가 있었지만, 시계 따라그리기 과제에서 수행력이 향상되어 숫자 집합을 올바른 순서로 쓸 수 있음을 보여주었다(그림 2.19).
일상생활능력	하지 약화가 보행 능력에 영향을 미친 것을 제외하고는 대부분의 ADL(바텔 지수 92/100)에서 독립적이었다. IADL은 부분적으로만 독립적이었다. 식사 준비, 외부 의사소통, 재정 처리, 장보기에는 도움이 필요했다(Lawton IADL 척도 46/56).
우울 증상	GDS-15에서 1/15점, 뚜렷한 우울한 기분은 발견되지 않았다.
임상평가 및 단계	Questionable dementia (QD)로 CDR 0.5인 경우이다. 기억력과 지남력에 경미한 장애가 있었다.

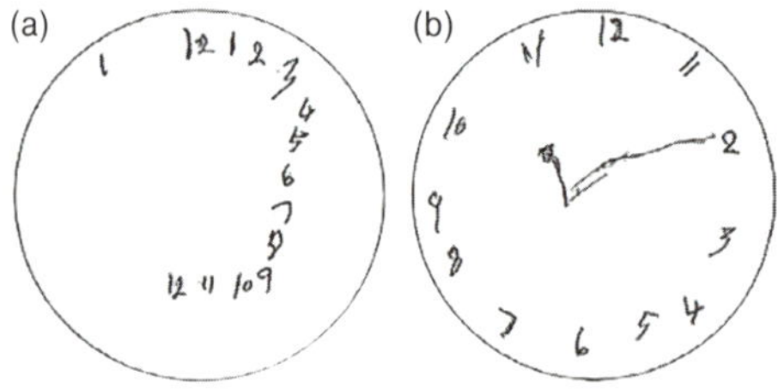

그림 2.19 Ms Wong의 시계 그리기 검사 결과. **(a)** 시계 그리기(3시). **(b)** 시계 따라 그리기(10시 10분 방향)

보호자로부터 얻은 병력

Ms Wong의 딸은 어머니가 약 1년전부터 우려되는 기억력 문제를 보였고, 망상적 사고 또한 보고되었다. GPCOG 정보 제공자 면담을 통해 약 2년 전에 비해

다음 영역에서 더 많은 어려움을 보이거나(×) 보존된(○) 것으로 나타났다:

× 최근 사건 기억하기

× 최근 대화 회상하기

○ 단어 찾기

× 금전 및 재정 관리

× 독립적으로 약물 관리하기

× 교통수단 이용하기

알츠하이머병 치매가 아닌 다른 치매를 의심할 만한 추가적인 임상 소견은 없었다. Ms Wong은 고혈압과 이상지질혈증이 있었다. 정신과적 장애나 치매의 가족력은 보고되지 않았다. 학력은 교육을 받은 적이 없는 것으로 확인되었다.

신체 진찰

진반적으로 진찰한 결과에서 특이 소견이나 위생 문제는 발견되지 않았다. Mrs Ho의 혈압 수치는 134/70 mmHg로 확인되었다. 심혈관이나 중추신경계 소견은 없었다.

진단

경증에서 중등도의 알츠하이머병. 기분 증상 동반하지 않음

치료

리바스티그민 패치 4.6 mg을 매일 처방하였다. 또한 일주일에 이틀 정도는 주간보호센터 서비스에 참가하여 구조화된 맞춤형 인지중재 프로그램과 인지자극 활동을 통해 악화를 지연시킬 것을 권유하였다.

일차의료팀을 위한 제안

Ms Wong은 증상이 나타난 지 12개월이 지난 약간 더 늦은 나이에 방문했다. 그녀의 손상 패턴은 전형적인 것이었다(예: 시계 그리기 검사의 따라그리기하기 부분은 향상되었으나, 그림 그리기 부분에서는 성능이 저하됨). 증상 발현 후 현재 장애 수준까지 걸린 시간이 짧다는 것은 더 심각한 수준의 아밀로이드 부하를 시사할 수 있다. 인지 능력이 저하되는 경우 의사는 콜린에스테라아제 억제제의 용량을 늘리거나 메만틴을 추가하는 것을 고려할 수 있다. 임상 중증도 단계와 옷을 입는 데 도움이 필요한지 여부(예: 옷 입기 실행증)에 따라 경증 또는 경증에서 중등도의 알츠하이머병으로 분류할 수 있다.

이 사례에서 주목해야 할 점은 임상 평가 척도가 조호자의 주관적 관점에 크게 좌우되는 경우가 많다는 것이다. 예를 들어 CDR의 경우 평가의 절반이 조호자의 주관적인 보고에 기반했다. 이런 경우 조호자의 주관적 보고와 객관적 평가 결과 사이에 불일치가 있을 수 있다고 고려하고 주의를 기울여야 한다. Ms Wong의 인지 및 기능 평가는 중등도 치매 단계와 일치하는 것으로 나타났다. 이는 조호자의 보고에 따르면 12개월 동안 크게 악화된 것과는 일치하지 않으며, CDR 0.5는 딸의 소견에 근거한 것이다. 초기 징후와 증상에 대한 인지 수준이 낮거나 환자와 딸 사이의 교류가 빈번하지 않아 증상 파악이 지연되었을 수 있지만, Ms Wong의 증상이 12개월 이상 발생했을 가능성이 있다. 따라서 조호자의 치매에 대한 인식과 이해도를 가늠하고, 필요에 따라 치매가족교육을 제공하며, Ms Wong의 가족 내에서 가능한 자원 및 지원 수준을 평가하는 것이 좋다.

사례 026 CDR 점수 1점

76세의 여성인 Ms Ng는 약 2년 전부터 남편에 의해 제기된 기억력 장애를 가지고 있었다. 남편은 환자가 다른 사람과의 대화, 약속, 과거 사건을 잊어버리는 등의 건망증에 대해 Ms Ng에게 잔소리를 많이 했다. Ms Ng도 자신의 기억력 감퇴를 인지하고 있었다.

선별 평가 결과

인지기능	MMSE에서 17/30점: 인지 장애를 나타내는 결과로, 교육 수준에 맞게 보정되었다. Ms Ng는 시간 지남력(0/5), 시공간 구성능력(0/1), 계산(1/5), 지연 회상(2/3)과 언어(3/5)에서 약간의 장애가 있었으나, 기억등록(3/3), 장소 지남력(5/5), 3단계 명령(3/3)은 정상으로 나타났다. 시계 그리기 검사에서는 실행 기능(추상적 사고)에 장애가 있는 것으로 나타났지만, 시계 따라그리기 작업에서는 시계를 읽을 수 있었다(그림 2.20).
일상생활능력	Ms Ng는 식사를 할 때 알람이 필요하였는데 일상생활에서 부분적으로 의존적인(바텔 지수 98/100) 상태였다. 약물 복용 시 도움이 필요하고, 쇼핑은 가능하지만 가끔 물건을 잊어버리는 경우가 있다(Lawton IADL 척도 49/56).
우울 증상	GDS-15에서 1/15점, 명백한 우울한 기분은 발견되지 않았다.
임상평가 및 단계	CDR에서 1/3 점수로 경증 치매를 보였다. 기억력, 지남력, 판단력, 그리고 문제해결 및 자기 관리에서 경미한 장애를 보였다. 또 의사소통과 가정 및 취미 활동에서도 의심스러운 수준의 장애를 보였다.

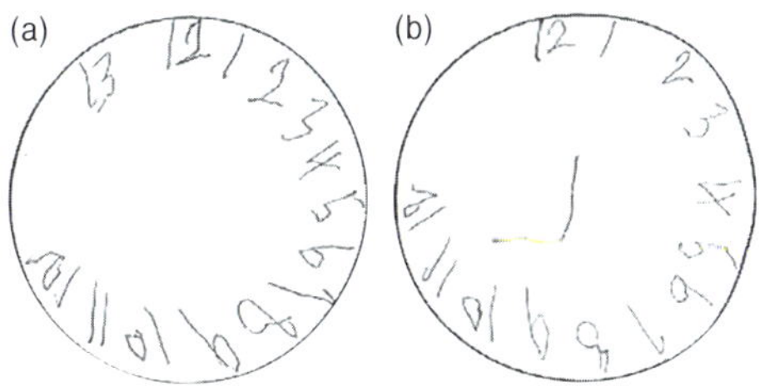

그림 2.20 Ms Ng의 시계 그리기 검사 결과. (a) 시계 그리기(3시 방향). (b) 시계 따라 그리기(10시 10분 방향)

보호자로부터 얻은 병력

Ms Ng의 남편은 망상적 사고는 보고하지 않았으나, 약 2년 전부터 아내의 기억력 문제를 발견했다고 보고했다. GPCOG 정보 제공자 면담을 통해 약 2년 전에 비해 다음 영역에서 더 많은 어려움을 보이거나(×) 보존된(○) 것으로 나타났다.

× 최근 사건 기억하기
× 최근 대화 회상하기
○ 단어 찾기
× 금전 및 재정 관리
× 독립적으로 약물 관리하기
○ 교통수단 이용하기

알츠하이머병 치매가 아닌 다른 치매를 의심할 만한 추가적인 임상 소견은 없었다. Ms Ng는 당뇨병과 고혈압이 있었고, 정신질환이나 치매에 대한 가족력은 보고되지 않았다. 그녀는 초등 교육을 받았다. 매일 이웃과 카드 게임을 하며 지냈다.

신체 진찰

전반적으로 신찰한 결과에서 특이 소견이나 위생 문제는 발견되지 않았다. Ms Ng의 혈압은 117/69 mmHg로 정상 혈압이었다. 다른 심혈관계 또는 중추신경계 소견은 없었다.

진단

알츠하이머병

치료

Ms Ng는 리바스티그민 패치 4.6 mg을 매일 처방받았다. 일주일에 이틀 동안 전문 주간보호센터 서비스에 참여하도록 권유받았으며, 악화를 지연시킬 목적으로 구조화된 맞춤형 인지중재프로그램과 인지자극 활동을 권유받았다.

일차의료팀을 위한 제안

Ms Ng는 알츠하이머병의 증상 발현 시기가 약간 더 이른 나이에 나타났고, MMSE 점수도 나이에 비해 예상보다 낮았다. 그럼에도 불구하고 장애 패턴(예: 시계 그리기 검사에서 시계 모방보다 시계 그리기 수행이 더 나쁨)은 알츠하이머병의 전형적인 증상이었다. MMSE 점수가 낮고 증상이 나타난 연령이 약간 더 일찍 생긴 것은 아밀로이드가 더 심하게 축적되었음을 시사할 수 있다. 의사는 인지기능이 악화되는 경우 리바스티그민의 용량을 늘릴 것을 고려할 수 있다. 알츠하이머병의 일반적인 인지기능 저하 패턴(예: 실행 기능)과 단기 기억력이 초기에 영향을 받는 경우가 많다는 점을 고려할 때, Ms Ng의 전반적인 기능 수준은 만족스러웠다. 환자의 강점으로는 인지기능 저하에 대한 통찰력을 들 수 있는데, 이는 다양한 인지자극 활동에 참여를 독려하고 치료 및 개입을 준수하도록 하는 동기 부여 요인으로 이용될 수 있다. 매일 이웃들과 카드 게임을 한다는 사실 또한 강점으로, 활발한 사회생활과 잠재적인 지원 네트워크를 유지하고 강화해야 한다는 것을 시사한다. 일주일에 이틀 주간보호센터에 가는 새로운 일과를 시작하면서 이웃과의 기존 사회적 관계가 단절되지 않도록 주의를 기울여야 한다. 또한 일차의료팀은 불안, 우울증, 적응 문제 등 건강 악화에 대한 자각과 관련된 부정적인 심리적 영향에 적절히 반응해야 한다. 개입 결과에 대한 Ms Ng와 가족의 현실적인 기대치를 관리하는 동시에 희망과 통제감을 키우는 것은 Ms Ng의 치료에 중요한 요소가 될 것이다.

사례 027 추첨 거부

84세 여성인 Ms Kong은 손녀가 환자의 기억력 문제에 대해 우려를 제기한 경우이다. 기억력 감퇴는 약 2년 전부터 시작되었는데, 다른 사람과 나눈 대화를 잊어버리고 개인 소지품을 자주 찾아야 할 정도로 건망증을 보이기 시작했다.

선별 평가 결과

인지기능	MMSE 13/30점: 교육 수준을 보정한 결과 인지 장애가 있는 것으로 나타났다. Ms Kong는 시간 지남력(0/5), 계산(1/5), 시공간 구성능력(0/1), 지연 회상(0/3)에서 심각한 장애를 보였고, 장소 지남력(3/5)에 약간의 장애가 있었으며 3단계 명령(2/3)과 언어(4/5)에 약간의 어려움을 겪었다. 그러나 등록(3/3)에서는 정상이었다. 시계 그리기 검사는 완성하지 못하였다. 시작 후 얼마되지 않아 시계를 그리거나 따라서 그리는 것을 거부했다(그림 2.21).
일상생활능력	환자는 일상생활에 도움을 받았다(바텔 지수 83/100). 옷을 입는 데 어려움을 겪었고 깨끗한 옷과 더러운 옷을 뒤섞어 입곤 했다. 또한 발 통증으로 인해 계단을 이용하는 데 약간의 어려움이 있었다. 낮과 밤 모두 대체로 건조했지만 방광과 배변 조절을 위해 가끔씩 사고가 발생했다. 약 복용에 대한 감독과 세탁, 집안일, 식료품 쇼핑, 전화 사용에 대한 도움이 필요했다. 또한 요리도 할 수 없었다(Lawton IADL 척도 28/56).
우울 증상	GDS-15에서 2/15점, 우울한 기분은 발견되지 않았다.
임상평가 및 단계	CDR 2점을 받아 중등도 치매로 추정되었다. 지남력, 가정과 취미, 자기관리에서 중등도의 장애를 보였고, 기억력, 판단력, 문제 해결 능력, 사회생활에 경미한 장애가 있는 경우이다.

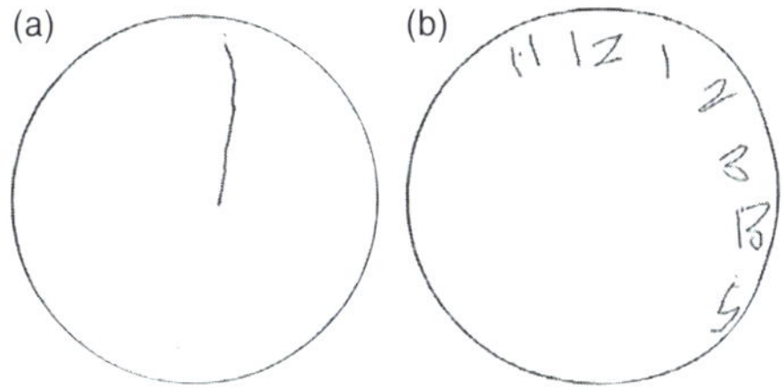

그림 2.21 Ms Kong의 시계 그리기 검사 결과. **(a)** 시계 그리기(3시 방향). **(b)** 시계 따라 그리기(10시 10분 방향)

보호자로부터 얻은 병력

Ms Kong의 손녀는 망상적 사고는 보고하지 않았지만, 약 2년 전부터 할머니의 기억력 문제를 발견했다고 보고했다. GPCOG 정보 제공자 면담을 통해 약 2년 전과 비교하여 다음 영역에서 더 많은 어려움을 보이거나(×) 보존된(○) 것으로 나타났다:

× 최근 사건 기억하기

× 최근 대화 회상하기

× 단어 찾기

× 금전 및 재정 관리

× 독립적으로 약물 관리하기
× 교통수단 이용하기

알츠하이머병 치매가 아닌 경우 고려해야 할 추가적인 임상적 특징은 없었다. Ms Kong은 고혈압이 있었고, 통풍이 있고 가끔씩 발에 통증이 있지만 도움 없이 걸을 수 있었다. 정신질환이나 치매에 대한 가족력은 보고되지 않았다. 교육을 받은 적은 없었다.

신체 진찰

전반적으로 진찰한 결과에서 특이 소견이나 위생 문제는 발견되지 않았다. 특별한 문제가 발견되지 않았다. Ms Kong의 혈압 수치는 130/76 mmHg였다. 다른 심혈관계 또는 중추신경계 특이 소견은 없었다.

진단

알츠하이머병

치료

리바스티그민 패치 4.6 mg을 매일 처방받았다. 또한 Ms Kong은 일주일에 이틀 동안 주간보호센터 서비스에 참여하도록 권유 받았으며, 구조화된 맞춤형 인지중재 프로그램과 인지자극 활동을 통해 악화를 지연시킬 수 있는 활동을 제공받았다.

일차의료팀을 위한 제안

이 사례는 콜린에스테라아제 억제제가 필요한 전형적인 초기 알츠하이머병의 경우이다. Ms Kong은 알츠하이머병의 전형적인 증상 발현 연령에 증상이 나타났으며, 증상의 발현 시기는 약 2년 전으로 거슬러 올라간다. 경과 패턴은 알츠하이머병과 일치했지만 MMSE 점수는 예상보다 낮았고, 시계 그리기 검사에서도 따라 그리기 보다 그리기 부분에 더 좋지 않은 결과를 보였다. 바텔 지수 점수는 알츠하이머병 단계에 비해 예상보다 낮았으며 신체적 허약함 때문일 수 있다. 일차의료의사는 알츠하이머병의 증상에서 신체적 허약과 인지 문제 사이의 상호 작용에 주의를 기울여야 한다.

Ms Kong의 기능 수준은 일반적으로 알츠하이머병 환자의 일반적인 기능적 패턴을 따르지만, 자기관리 장애는 중증도 단계에 비해 예상보다 더 심한 것으로 나타났다. 일차의료의사는 동기 부여 요인, 신체적 허약, 병전 일상 습관 및 역할에 관심과 주의를 기울여 특정 장애의 근본적인 원인을 더 조사해야 한다. CDR 결과는 조호자의 주관적인 보고에 크게 근거한 중등도 단계를 제시한 것이다. Ms Kong이 다른 사람의 돌봄에 익숙해져서 실제 잠재적인 기능보다 더 낮은 수준의 수행 장애를 보일 수 있는 가능성도 고려하여야 한다. 또한 치매의 후반기 단계에서 혼란을 예방하거나 줄이는 데 도움이 될 수 있는 규칙적인 생활을 고려할 수 있다.

사례 028 학교에 가 본 적 없다

85세 여성인 Ms Cheung는 지난 2년 동안 길을 찾지 못해 길을 잃은 적이 있고 딸과 손자를 알아보지 못한다는 며느리의 말을 듣고 자신의 기억력에 대한 우려를 나타냈다. Ms Cheung는 자신의 기억력 감퇴를 인지하고 있었다.

선별 평가 결과

인지기능	MMSE 점수 14/30: 교육 수준을 보정한 결과 인지 장애를 시사하였다. Ms Cheung는 시간(2/5)과 장소(3/5), 3단계 명령(1/3), 계산(0/5), 지연 회상(0/3), 시공간 구성능력(0/1)에서 장애가 있는 것으로 나타났다. 그러나 등록(3/3)과 언어(5/5)에서는 정상이었다. 시계 그리기 검사는 문맹으로 인해 그리기를 거부하여 중단되었다. 시계를 읽는 데 약간의 어려움이 있었는데, 첫 번째 시도에서 10시 10분을 11시 15분으로 읽었고 두 번째 시도에서는 2시라고 답을 바꿨다.
일상생활능력	Ms Cheung는 일상생활능력에서 부분적으로 의존적인 상태였다(바텔 지수 87/100). 환자는 상지와 하지 모두 허약함을 보인다. 또한 날씨에 맞게 적절한 옷을 선택할 수 없었다. Ms Cheung는 식사 준비, 세탁, 집안일, 재정 처리 등 일상생활동작에서 도움을 받았으며(Lawton IADL 척도 30/56), 지역사회 활동 접근(길을 잃은 적이 있음)과 식료품 쇼핑을 위해 동행자가 필요했다.
우울 증상	GDS-15에서 7/15점, 뚜렷한 우울한 기분이 관찰되었다.
임상평가 및 단계	CDR에서 1점, 경증 치매를 나타낸다. 기억력, 지남력, 판단력, 그리고 문제 해결, 지역사회 업무, 가정 및 취미, 자기관리 등에서 경미한 수준의 장애를 보였다

보호자로부터 얻은 병력

Ms Cheung의 며느리는 망상적 사고는 보고하지 않았으며, 약 2년 전부터 어머니의 기억력 문제를 발견했다고 보고했다. GPCOG 정보 제공자 면담을 통해 약 2년 전과 비교하여 다음 영역에서 더 많은 어려움을 보이거나(×) 보존된(○) 것으로 나타났다.

× 최근 사건 기억하기

× 최근 대화 회상하기
× 단어 찾기
× 금전 및 재정 관리
× 독립적으로 약물 관리하기
× 교통수단 이용하기

알츠하이머병 치매가 아닌 경우 고려해야 할 추가적인 임상적 특징은 없었다. Ms Cheung는 가족에 의해 우울 증상이 있다고 보고되었다. 현재 칼슘 보충제를 복용 중이다. 정신과 질환이나 치매의 가족력은 보고되지 않았다. 교육을 받은 적이 없었다. 환자는 스스로를 돌볼 수 없는 상태였지만 혼자 살고 있었다.

신체 진찰

전반적으로 진찰한 결과에서 특이 소견은 발견되지 않았다. Ms Cheung의 혈압은 142/78 mmHg였다. 다른 심혈관계 또는 중추신경계 특이 소견은 없었다.

검사

CBP, ESR, R/LFT, 칼슘, VDRL, 비타민 B_{12}, 공복혈당, MSU × R/M, 배양 검사를 시행하였다.

진단

우울감을 동반한 중등도 알츠하이머병

치료

Ms Cheung는 일주일에 이틀 동안 주간보호센터 서비스에 참여하도록 추천을 받았고, 악화를 지연하고자 체계적이고 맞춤화된 인지중재 프로그램과 인지자극 활동도 권유 받았다.

일차의료팀을 위한 제안

Ms Cheung의 사례는 중등도 알츠하이머병과 맞지 않은 부분이 있었다. 알츠하이머병의 전형적인 증상 발현 연령에 증상이 나타났으며, 후향적 보고에 의해 2년 전부터 증상 발현이 보고된 경우이다. 환자의 MMSE 결과는 일반적인 장애 패턴을 보여주었다. 하지만 신체 기능이 상당히 손상되어 스스로를 돌볼 수 없는 상태였다. 명백하게 우울한 기분이 있는 것으로 관찰되어 현재 우울증 치료를 받아야 한다. Ms Cheung는 치매와 우울증이 의심되는 상태이다.

이런 사례는 노년층에서는 드물지 않은 복합적 사례이다. 이 경우 우울증과 알츠하이머병의 잠재적인 상호 작용과 각각의 발병 시기에 주목해야 한다. Ms Cheung의 경우, 우울증과 알츠하이머병의 증상이 각각 2년 이내에 발생했다면 두 질환이 신경 기질을 공유하며 동일한 질병 과정의 일부분일 수 있다. 의사는 콜린에스테라아제 억제제와 항우울제를 동시에 처방할 수 있다. 또는 의사는 인지 증상의 변화를 주시하면서 우울증을 먼저 치료하고 인지기능에 개선이 없는 경우 콜린에스테라제 억제제를 추가로 처방하는 것을 고려할 수 있다. 또한 일차의료의사는 Ms Cheung의 사지 쇠약 증상을 모니터링하고 혈액 검사에서 이상 징후가 있는지 확인해야 한다.

Ms Cheung의 ADL은 예상보다 더 나빴는데, 이는 우울한 기분과 낮은 의욕 때문일 수 있다. 또한 인지 장애가 아닌 다른 신체적 불편함이나 허약함의 결과일 수도 있다. Ms Cheung는 혼자 생활하기에 부적합하고 지역사회에서 생활을 유지하기 위해 사회적 지원이 분명히 필요하지만, 조호자나 가사 도우미를 집에 두는 것을 받아들이지 못할 수도 있다. 이 경우 지역사회에 있는 다른 적합한 장기 요양 서비스 및 시설을 알아보아야 한다. 일차의료팀은 인지, 기분, 신체적 요인 간의 상호 작용을 고려한 상세한 평가 후 Ms Cheung와 가족 조호자의 필요를 균형 있게 고려한 조언을 제공하면서 가족과 함께 옵션에 대해 논의해야 한다.

사례 029 인지문제 보고와 임상 평가 결과 비교

89세 여성인 Ms Yau는 지난 6개월 동안 기억력 문제에 대해 아들이 제기한 우려를 전달했다. 건망증이 심하고 단기 기억력이 좋지 않으며 손자를 알아보지 못한다는 것이었다. Ms Yau는 자신의 기억력 감퇴를 인지하고 있었다.

선별 평가 결과

인지기능	MMSE에서 11/30점: 교육 수준을 보전한 결과 인지 장애가 있는 것으로 나타났다. 시간 지남력(0/5), 지연 회상(0/3), 시공간 구성능력(0/1), 계산(1/5)에서 장애를 보였고, 잔액 회상에 어려움을 보였으며, 장소 지남력(2/5)에 약간의 문제를 보였고 인이(4/5)에도 약간의 어려움이 있었다. 시계 그리기 검사는 완성하지 못하였다. 자신은 문맹이라고 하면서 그리기를 거부했다. 비록 반응 속도는 느렸지만 시계는 읽을 수 있었다.
일상생활능력	무릎 통증으로 인해 수행 과제를 완료하는 데 시간이 더 소요되었지만 대부분의 ADL (바텔 지수 92/100)에서 독립적이었다. 가끔 약을 복용하도록 상기시켜야 할 때가 있었고 전화번호를 기억하지 못했지만 노인 돌봄 센터에 가는 등 지역사회 내에서 이동은 가능했다(Lawton IADL 척도 48/56).

우울 증상	GDS-15에서 1/15점, 명백한 우울한 기분은 발견되지 않았다.
임상평가 및 단계	CDR에서 1점, 경증 치매를 보였다. 기억력과 방향 감각에 중간 정도의 장애가 있고, 판단력 및 문제 해결 능력, 가정 및 취미 생활에 경미한 장애가 있다.

보호자로부터 얻은 병력

Ms Yau의 아들은 망상적 사고는 보고하지 않았지만 약 반년 동안 어머니의 기억력 문제가 있었다고 보고했다. GPCOG 정보 제공자 면담을 통해 약 2년 전에 비해 다음 영역에서 더 많은 어려움을 보이거나(×) 보존된(○) 것으로 나타났다:

× 최근 사건 기억하기
× 최근 대화 회상하기
○ 단어 찾기
× 금전 및 재정 관리
× 독립적으로 약물 관리하기
○ 교통수단 이용하기

알츠하이머병 치매가 아닌 경우 고려해야 할 추가적인 임상적 특징은 없었다. Ms Yau는 당뇨병, 고혈압, 통풍을 앓고 있다. 정신질환이나 치매에 대한 가족력은 보고되지 않았다. 교육을 받은 적이 없었다. 혼자 살고 있었으며 지팡이를 짚고 독립적으로 걸을 수 있었다.

신체 진찰

전반적으로 진찰한 결과에서 특이 소견이나 위생 문제는 발견되지 않았다. 위생 문제가 발견되지 않았다. Ms Yau의 혈압은 160/70 mmHg였다. 다른 심혈관계 또는 중추신경계 소견은 없었다.

진단

경증에서 중등도의 알츠하이머병

치료

Ms Yau는 2년간 매주 이틀씩 주간보호센터 서비스에 참여하도록 추천받았고, 악화를 지연시키기 위해서는 체계적이고 맞춤화된 인지중재 프로그램과 인지자극 활동을 권유받았다.

일차의료팀을 위한 제안

이 사례에서 주목할 만한 점은 조호자가 도움을 요청하기까지 비교적 짧은 시간(약 6개월)에 증상이 나타났다는 점인데, 이는 인지 및 기능 저하가 서서히 발생된다는 특성을 고려할 때 알츠하이머병에서는 이례적인 경우이다. 콜린에스테라아제 억제제를 사용하여 경증에서 중등도 알츠하이머병으로 치료하는 동안 다른 동반질환을 찾고 순수한 알츠하이머병인지 조사하기 위해 MRI와 같은 신경 영상 촬영이 필요하다. 특히 인지기능 저하나 치매의 징후 및 증상이 높은 수준의 독립적인 일상생활능력(ADL) 또는 일상생활능력(IADL)에 가려져 가족과 조호자가 인지하지 못하는 경우가 흔한데, Ms Yau의 경우 높은 일상생활 기능 상태는 인지 장애의 영향을 상대적으로 받지 않는 것으로 보인다. 환자의 낮은 교육 수준은 조호자가 기대하는 인지 능력치를 낮췄을 수도 있다. 따라서 Ms Yau의 인지 증상이 6개월보다 훨씬 일찍 발병했을 가능성도 있지만, 증상 은폐와 낮은 가족의 기대치나 인식 수준으로 인해 병원 방문을 지연시켰을 수 있다.

인지 장애에도 불구하고 자기 관리 능력이 뛰어난 경우는 특히 오랫동안 독립적인 생활 방식을 유지하고 익숙한 환경과 지역사회에 거주하며 습관과 일상이 잘 정립되어 있는 사람들에게서 흔히 볼 수 있다. 이러한 요인이 변하지 않는다면 Ms Yau는 오랫동안 자신을 잘 돌볼 수 있을 것이며, 이는 강점이자 좋은 예후 요인이다. 그럼에도 불구하고 일차의료의사는 잠재적인 안전 문제에 주의를 기울여야 한다. 현재 Ms Yau는 교통수단을 이용하는 데 문제가 없고 익숙한 장소로 외출할 수 있지만, 향후 길을 잃을 위험이 있다. 따라서 외출 시 보호자와 동행하거나 위치 추적 장치를 설치하여 이러한 위험을 최소화해야 한다.

사례 030 독립적인 일상생활 저하의 이유

80세 남성인 Mr Hung는 최근 자신이 거주하는 주택 단지의 사회복지사로부터 기억력 저하 문제가 제기된 경우이다. 단기 기억력이 떨어지고 건망증이 있으며 최근 들어 점점 더 혼란스러워지고 있다고 하였다. Mr Hung는 자신의 기억력 문제를 알고 있었다.

선별 평가 결과

인지기능	MMSE 점수 19/30: 인지 장애를 나타내는 결과이며 교육 수준에 맞게 보정이 되었다. Mr Hung는 3단계 명령(1/3), 계산(1/5), 지연 회상(1/3), 시공간 구성능력(0/1)에 장애가 있었고, 시간 방향(3/5)에 약간의 문제가 있었으나 장소 방향(5/5), 등록(3/3), 언어(5/5)는 정상이었다. 시계 그리기 검사는 완료하지 못했다. 손 떨림으로 인해 그림을 그릴 수 없었고 시도 도중에 포기했다. 그는 시계를 읽을 수 있었으며, 자신의 실수를 알려주면 인식할 수 있었다(그림 2.22).
일상생활능력	천식과 하지 약화로 인해 작업을 완료하는 데 시간이 더 걸릴 수 있지만 대부분의 ADL에서 독립적이었다(바텔 지수 92/100). 목욕하는 속도가 느려서 아내의 도움이 필요했고, 아내는 그가 감기에 걸릴까 봐 걱정했다. 가끔 약을 복용하도록 상기시켜야 한다는 점을 제외하면 대부분의 IADL에서 독립적이었다(Lawton IADL 척도 55/56).
우울 증상	GDS-15에서 0/15점, 우울한 기분은 발견되지 않았다.
임상평가 및 단계	Mr Hung가 조호자/정보 제공자 동반하지 않아서 임상 중등도 단계 및 임상 등급 판정을 완료할 수 없었다.

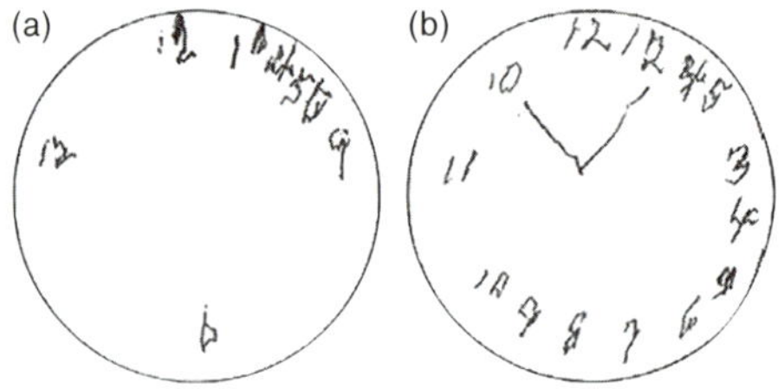

그림 2.22 Mr Hung의 시계 그리기 검사 결과. **(a)** 시계 그리기(3시 방향). **(b)** 시계 따라 그리기(10시 10분 방향)

보호자로부터 얻은 병력

Mr Hung의 아내는 남편의 기억력 문제를 알아차리지 못했다고 보고했다. 망상적 사고는 보고하지 않았다. GPCOG 정보 제공자 면담을 통해 약 2년 전과 비교했을 때 다음 영역에서 더 많은 어려움을 보이거나(X) 보존(○)된 것으로 나타났다:

- ○ 최근 사건 기억하기
- ○ 최근 대화 회상하기
- ○ 단어 찾기
- ○ 금전 및 재정 관리
- ○ 독립적인 약물 관리
- ○ 교통수단 이용하기

알츠하이머병 치매가 아닌 경우 고려해야 할 추가적인 임상적 특징은 없었다. Mr Hung는 천식과 양성 전립선 비대증이 있다. 그는 현재 매일 프라조신(prazosin) 1 mg, 살부타몰(albutamol) 1일 3회 2퍼프, 베클로메타손 디프로피오네이트(beclometasone dipropionate) 1일 2회 2퍼프, 이프라트로피움 브로마이드(ipratropium bromide) 1일 3회 2퍼프를 복용하고 있다. 정신질환이나 치매의 가족력은 보고되지 않았다. 그는 약 6년간의 교육을 받았다. 지팡이를 사용하여 혼자서 걸을 수 있었다. 근처 슈퍼마켓 밖에 앉아 친구들과 이야기를 나누는 것 외에는 사회 활동이 없었다.

신체 진찰

전반적으로 진찰한 결과에서 특이 소견이나 위생 문제는 발견되지 않았다. 다른 심혈관계 또는 중추신경계 특이 소견은 없었다.

검사

Mr Hung가 채혈이나 CT 뇌 영상촬영을 거부했기 때문에 검사는 진행되지 않았다.

진단

초기 알츠하이머병

치료

리바스티그민 패치 4.6 mg을 매일 처방받았다. 또한 Mr Hung는 2년간 매주 이틀씩 주간보호센터 서비스에 참여하도록 추천받았으며, 악화를 지연시키기 위해서는 체계적이고 맞춤화된 인지중재 프로그램과 인시사극 활동을 권유받았다

일차의료팀을 위한 제안

경증 알츠하이머병의 전형적인 사례이다. Mr Hung는 알츠하이머병의 일반적인 증상 발현 연령에 증상이 나타났으며, 장애 패턴도 전형적이었다. 손 떨림으로 시계 그리기 검사를 완료하지는 못했지만 실행 기능과 추상적 사고에 장애가 있다는 증거가 있었고, 평가 결과도 초기 알츠하이머병의 일반적인 프로파일과 대체로 일치했다. 이 사례에서 주목할 수 있는 점은 Mr Hung가 만성 폐쇄성 폐질환을 앓고 있다는 점이며, 이 사례는 만성 질환이 인지 장애를 어떻게 악화시키고 복잡하게 만들 수 있는지를 보여준다. 따라서 같은 맥락에서 개입 및 치료 계획은 Mr

Hung의 인지기능에 대한 개입만큼이나 중요할 수 있는 안정적인 신체 상태를 유지하는 데 초점을 맞춰야 한다.

이 사례는 지역사회에서 인지 장애를 발견하는 데 있어 사회복지사나 기타 자원의 역할이 잠재적으로 중요하다는 것을 보여준다. Mr Hung의 경우, 그의 아내는 치매에 대한 이해와 인식이 낮아 초기 치매의 징후와 증상을 인지하지 못했을 수 있다. CDR나 GPCOG에만 의존했다면 일차의료팀은 인지 장애를 더 늦은 단계에서 발견했을 수도 있다. 공공보건사업을 통한 치매 이해와 인식에 대한 교육이 조기 발견을 촉진시키고 도움을 줄 수 있으며, 가족이나 조호자 이외의 잠재적 '문지기(gatekeeper)'(이 경우 사회복지사)를 대상으로 하는 교육도 중요한 전략이 될 수 있으며 치매에 대한 친화적인 환경 조성이 된 지역사회에서는 치매 진단이나 개입이 필요한 사례에 대해서 발견할 수 있는 시스템의 일부로 활동할 수 있다. 이러한 필요성은 혼자 살거나 고령부부와 같은 고령의 배우자만 있는 가구(돌봄과 지원이 필요할 수 있음)에게 더 요구된다.

2.3 검사 대상 표시

사례 031 자기 관리의 무감각증

82세의 Mrs Ko는 며느리가 환자의 기억력 문제를 보고한 경우이다. 조금 전에 먹은 것을 잊어버리고 물건을 반복해서 찾는 등 단기 기억력이 좋지 않다는 것이었다.

선별 평가 결과

인지기능	MMSE 11/30점: 인지 장애를 나타내는 결과이며, 교육 수준에 맞게 보정되었다. Mrs Ko는 시간(1/5) 및 장소(1/5) 지남력, 지연 회상(0/3), 계산(0/5), 시공간 구성능력(0/1)에 장애가 있었으며 언어(4/5)와 3단계 명령(2/3)에 약간의 문제가 있었다. 그러나 등록(3/3)에서는 정상이었다. 시계 그리기 검사에서는 심각한 장애를 보였는데, 숫자 1-3까지만 독립적으로 쓸 수 있었으며 따라그리기 부분에서는 약간 낫게 그렸다(그림 2.23).
일상생활능력	목욕과 옷 입기에는 약간의 도움이 필요했고(예: 목욕을 위해 온수기를 켜는 방법을 잊어버리거나, 제한된 수의 선택지가 주어지면 선택할 수 있었지만 적절한 옷을 고르는 것을 잊을 수 있음), 신체 조건으로 인해 보행과 계단 오르기에도 약간의 도움이 필요했다. 다른 ADL 작업에서는 독립적이었다(바텔 지수 90/100). 약물 복용, 재정 관리, 쇼핑은 의존적이었고 식사 준비, 세탁, 집안일(간단한 집안일), 외부 사회생활 활동에는 도움이 필요했으며 외부 의사소통(전화만 받을 수 있음)에는 감독이 필요했다(Lawton IADL 점수 20/56).

우울 증상	GDS-15에서 0/15점, 명백한 우울한 기분은 발견되지 않았다.
임상평가 및 단계	결과에 따르면 GDS 5단계로, 중등도 치매 등급을 나타낸다. 면담 중 다음 사항을 기억하지 못했다. 현재 일상생활의 주요 사항(예: 집 주소 또는 함께 사는 사람)을 잊어버리고 시간이나 장소에 대한 방향 감각을 자주 잃는 모습을 보였다.

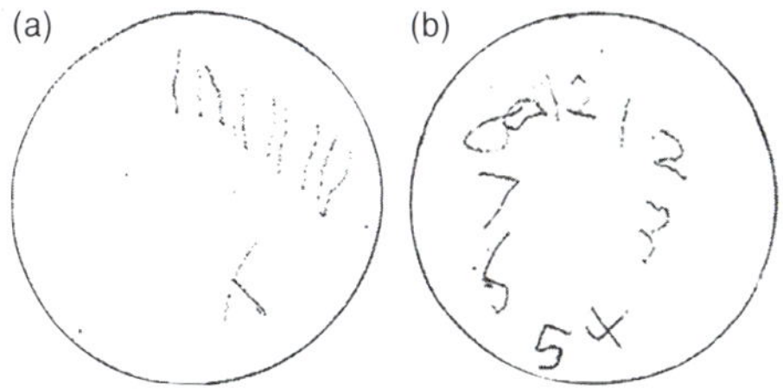

그림 2.23 Mrs Ko의 시계 그리기 검사 결과. **(a)** 시계 그리기(3시 방향). **(b)** 시계 따라 그리기(10시 10분 방향)

보호자로부터 얻은 병력

Mrs Ko의 며느리는 망상 증상은 없었지만 약 3년 전부터 Mrs Ko에게 기억력 문제를 발견했다고 보고했다. GPCOG 정보 제공자 면담을 통해 약 2년 전과 비교하여 다음 영역에서 더 많은 어려움을 보이거나(X), 보존된(○) 것으로 나타났다:

× 최근 사건 기억하기
× 최근 대화 회상하기
○ 단어 찾기
× 금전 및 재정 관리
× 독립적으로 약물 관리하기
× 교통수단 이용하기

알츠하이머병 치매가 아닌 경우를 고려해야 할 임상적 특징일 수 있는 자기 관리 부전증이 있었다. 고혈압이 있었고, 정신질환이나 치매의 가족력은 보고되지 않았다. 정확한 교육 수준은 확인되지 않았지만 6개월 미만의 교육을 받은 것으로 추정되었다.

검사

CT 뇌 및 MRI 스캔 결과 내측 측두엽의 위축성 변화를 동반한 뇌 위축이 발견되었다.

진단

알츠하이머병

치료

도네페질 5 mg을 매일 처방받았다. Mrs Ko는 인지기능 및 삶의 질 유지를 위한 인지자극 활동이 포함된 18개월의 센터 기반 프로그램에 참여할 것을 추천받았고, Mrs Ko의 지속적인 일상 활동 참여와 참여를 지원하기 위해 활동 조정에 대한 조언과 함께 치매가족교육도 제공되었다.

일차의료팀을 위한 제안

Mrs Ko는 일반적인 알츠하이머병 증상 발현 연령에 전형적인 장애 패턴을 보였는데, 실행 기능 등 고등 인지기능과 단기 기억력은 손상되었지만 주의력과 언어 능력은 온전했으며 지시를 잘 따랐다. 환자의 ADL 수행 능력은 IADL보다 좋았다. 이러한 증상은 일반적인 알츠하이머병의 프로파일과 일치하며, 낮은 바텔지수 점수로 인해 중등도 단계에 해당한다. Mrs Ko의 MMSE 점수는 낮은 편이었으며 도움을 요청하는 데 평소보다 약간 더 오래 지연되었다(동일한 조기 개입 서비스의 중앙값이 1년인 것에 비해 3년). 조호자에 대한 낮은 인식 수준이나 왕래가 빈번하지 않은 상황 등 개입에 대한 지연의 원인을 조사하여 치료 계획에 포함하고 해결해야 한다(예: 치매가족 교육 및 가족지원과 사회적 지원).

Mrs Ko는 최소한의 도움만으로 일상생활 동작을 유지할 수 있었으며, 이는 강점으로 간주되어야 한다. 이 단계에서는 조호자가 Mrs Ko를 일상 생활 활동에 참여시킬 수 있는 적절한 기술을 갖추는 것이 우선시되어야 하며, 이는 혼란의 위험과 치매의 문제 행동 및 정신행동 증상(예: 목욕 거부 등 간병 거부 및 ADL 작업 거부)의 발생을 줄이는 데 도움이 될 수 있다.

중등도 알츠하이머병에서 자기관리 관련한 실행증(Apraxia in self-care)은 흔하다. Mrs Ko의 경우 측두엽 변성과 관련이 있을 수 있지만, ADL이 심하게 손상되지 않았다는 점을 고려하면 그럴 가능성은 낮다. 그럼에도 불구하고 치료 계획을 세우기 위해 추가 검사와 설명이 필요할 수 있다.

사례 032 빈혈이 동반된 경우

88세 여성인 Mrs Lau는 딸이 지난 3년간 환자의 기억력 문제가 지속되었다고 걱정한 사례이다. 딸은 Mrs Lau의 반복되는 질문에 대해 걱정을 토로했다.

선별 평가 결과

인지기능	교육 수준을 보정한 후 MMSE에서 18/30점을 받아 인지 장애를 시사했다. Mrs Lau는 계산(0/5)과 지연 회상(1/3)에 장애가 있었고, 시간(3/5)과 장소(4/5), 언어(4/5), 3단계 명령(2/3)에 약간의 문제가 있었다. 그러나 등록(3/3)과 시공간 구성능력(1/1)에서는 정상이었다. 시계 그리기 검사에서 장애가 관찰되었으며, 따라그리기 부분은 정상이었다(그림 2.24).
일상생활능력	Mrs Lau는 ADL에서 독립적이었다(바텔 지수 100/100). 지역사회 대중교통 이용, 재정 처리, 식자재 쇼핑에 대한 감독이 필요했고, 약물 복용에 있어서는 일부 도움이 필요하였으며, 다른 IADL에서는 독립적이었다(Lawton IADL 척도: 49/56).
임상평가 및 단계	검사 결과는 경증 치매를 나타내는 GDS 4단계로 나타났다. 현재 및 최근 사건에 대한 지식이 감소하고, 연속 빼셈 과제에서 집중력 저하, 여행 및 재정 처리 능력 저하, 복잡한 작업 수행 능력 저하가 나타났다.

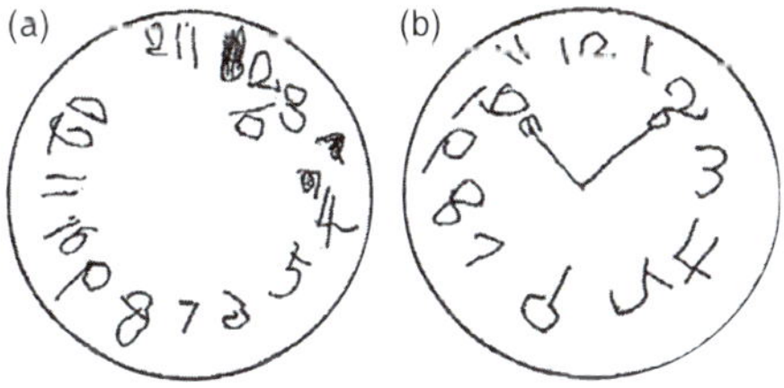

그림 2.24 Mrs Lau의 시계 그리기 검사 결과. (a) 시계 그리기(3시 방향). (b) 시계 따라그리기(10시 10분 방향)

보호자로부터 얻은 병력

Mrs Lau의 딸은 3-4년 동안 걱정스러울 정도의 기억력 문제가 있었다고 보고했지만 망상적 사고는 보고하지 않았다. 치매로 인한 문제 행동 및 정신행동증상은 발견되지 않았다. GPCOG 정보 제공자 면담을 통해 약 2년 전에 비해 다음 영역에서 더 많은 어려움을 보이거나(×) 보존된(○) 것으로 나타났다:

× 최근 사건 기억하기

× 최근 대화 회상하기

○ 단어 찾기

× 금전 및 재정 관리

× 독립적으로 약물 관리하기

× 교통수단 이용하기

알츠하이머병 치매가 아닌 경우 고려해야 할 추가적인 임상적 특징은 없었다. Mrs Lau는 거시적혈구 빈혈과 좌측 경동맥 결손이 있었고 빈혈 때문에 병원 내 노인의학 외래 클리닉에서 후속 상담을 받고 있었다. 정신 질환이나 치매의 가족력은 보고되지 않았다. 교육은 받은 적이 없으며 사회적 지지 체계는 빈약했다.

검사

CBP, ESR, R/LFT, 칼슘, 비타민 B_{12}, 엽산이 처방되었다. 글로불린 40, B_{12} 178, TSH 0.58을 제외한 모든 검사는 정상이었다. MRI 결과 MTLA R = 7.8, L = 8.7, Scheltens 점수 R = L = 2, 연령 관련 백질 변화 3/3, GCA 척도 2로 나타났다.

진단

소혈관 질환을 동반한 초기 알츠하이머병

치료

도네페질 5 mg과 메코발라민 500 µg을 매일 복용하도록 처방했다. 또한 인지기능과 삶의 질을 유지하기 위해 18개월 동안 인지자극 활동이 포함된 센터 기반 프로그램에 참여할 것을 권유받았으며 규칙적인 운동, 건강한 식단, 정신적 자극, 스트레스 관리, 활발한 사회생활을 하도록 권장받았다.

일차의료팀을 위한 제안

이는 초기 알츠하이머병의 전형적인 장애 패턴을 보이는 사례이다. Mrs Lau는 MMSE (겹쳐진 오각형)에서 시공간 구성능력은 온전했지만 시계 그리기 검사는 양성으로 나타나 실행 기능 및 기타 고등 인지기능이 손상된 치매 초기 단계임을 시사했다. 단기 기억력에는 장애가 나타나기 시작했지만 전반적인 기능은 여전히 만족스러웠다. 의사는 백질 질환이 알츠하이머병의 위험 요인으로 알려져 있다는 점에 유의해야 한다(3). Mrs Lau의 경우 빈혈이라는 심각한 동반질환이 있었으며, CBC는 정상이었지만 빈혈로 인해 노인 클리닉에서 추적 관찰 중이라는 점을 고려할 때 백질 병리가 인지 장애에 기여하는지에 대한 불확실하며 이는 명확히 밝혀져야 한다.

3-4년 전에 증상이 처음 발견되었다는 점을 고려해 볼 때, Mrs Lau의 경우 도움을 요청한 시기가 보통의 경우보다 늦었다(동일한 조기 개입 서비스에서 평균 1년이 걸린 것과 비교하면). Mrs Lau이 서서히 진행되는 악화 경과를 스스로 관리할 수 있는 기술을 갖추기 가장 좋은 시기는 증상이 시작하는 단계인데, 그런 단계를 놓쳤지만, 그럼에도 불구하고 그녀는 여전히 ADL과 IADL에서 상당히 독립적이었다. 일차의료의사는 남은 기억력과 인지기능 능력을 활용하고 음성 알림 기능이

있는 알람 시계를 사용하여 하루 일정을 관리하고 물건을 쉽게 찾을 수 있도록 소지품을 정리하는 등 독립성을 유지하는 데 알람, 단서 및 적응 보조 도구를 사용하도록 추천할 수 있다. 또한 이 시기는 Mrs Lau 및 가족과 향후 치료 계획을 논의하기에 좋은 시기이며, 치료 팀은 Mrs Lau의 기분과 진단 후 발생할 수 있는 우울이나 불안 증상에도 관심과 주의를 기울여야 한다.

사례 033 소혈관 질환의 병력

70세 여성인 Mrs Hung는 남편에 의해 보고된 경우로 환자의 기억력 문제를 남편이 걱정했다. 환자는 식료품이나 대화 내용을 잊어버리고 약을 다루는 데 문제가 있다고 했다.

선별 평가 결과

인지기능	교육 수준을 보정한 후 MMSE에서 21/30점을 받아 인지 장애가 있음을 시사했다. Mrs Hung는 지연 회상(0/3)과 시공간 구성능력(0/1)에 장애가 있었고, 시간(3/5)과 장소(4/5), 계산(4/5), 3단계 명령(2/3)에 약간의 문제가 있었다. 그러나 등록(3/3)과 언어(5/5)는 정상이었다. 시계 그리기 검사에서 정확한 숫자로 시간을 잘못 배치하거나 표시했다.
일상생활능력	Mrs Hung는 ADL에서 독립적이었다(바텔 지수 100/100). 약 복용(남편이 준비)과 집안일(남편이 함)에 도움이 필요했고, 지역사회내 이동에 감독이 필요했으며, 재정 처리(남편이 관리하고 아들이 용돈을 줌)에 있어서는 부분적으로 의존적이었으며, 다른 IADL (Lawton IADL 척도 45/56)에서는 독립적이었다.
우울 증상	GDS-15에서 0/15점, 명백한 우울한 기분은 발견되지 않았다.
임상평가 및 단계	결과는 경증 치매를 나타내는 GDS 4단계로 나타났다. 연속 빼셈에서 집중력 장애가 발견되었다.

보호자로부터 얻은 병력

Mrs Hung의 남편은 약 3년 전부터 아내의 기억력 문제가 있었다고 보고했다. 망상적 사고는 보고되지 않았다. GPCOG 정보 제공자 면담을 통해 약 2년 전에 비해 다음 영역에서 더 많은 어려움을 보이거나(×) 보존된(○) 것으로 나타났다:

× 최근 사건 기억하기
× 최근 대화 회상하기
○ 단어 찾기
○ 금전 및 재정 관리

× 독립적으로 약물 관리하기

○ 교통수단 이용하기

알츠하이머병 치매가 아닌 경우 고려해야 할 추가적인 임상적 특징은 없었다. Mrs Hung는 통풍과 고콜레스테롤혈증이 있다. 작년에 시행한 MRI 검사에서 소혈관 질환과 경미한 피질 위축이 발견되었으며, MTA 점수는 2점이었다. 정신질환이나 치매의 가족력은 보고되지 않았다. 교육 수준은 불분명했지만 2년 이상의 교육을 받은 것으로 알려져 있었다.

검사

CBP, R/LFT, 칼슘, VDRL, 비타민 B_{12}, 엽산, ECG, TSH를 처방했다.

진단

초기 알츠하이머병

치료

Mrs Hung는 인지기능과 삶의 질을 유지하기 위해 18개월 동안 인지자극 활동이 포함된 센터 기반 프로그램에 참여하도록 추천을 받았다. 또한 규칙적인 운동, 건강한 식단, 정신적 자극, 스트레스 관리, 활발한 사회생활을 유지하도록 권장받았다.

일차의료팀을 위한 제안

Mrs Hung는 알츠하이머병 증상이 나타나기에는 비교적 젊은 나이였다. 그녀의 장애 패턴은 전형적인 알츠하이머병의 증상이었지만, 일차의료의사는 후속 추적 관찰에서 다른 유형의 치매를 암시할 수 있는 증상도 있는지 주의 깊게 살펴보아야 한다. 70대 전후의 나이에 알츠하이머병이 나타나면 아밀로이드가 많이 쌓여 있게 되어 본인의 인지 예비능으로는 가려지지 않기 때문이다. 한편, Mrs Hung의 약물 치료는 도네페질 2.5 mg과 같은 저용량의 콜린에스테라아제 억제제로 시작하여 일차의료의사가 경과를 모니터링했다.

Mrs Hung는 단기 기억력의 명백한 장애를 제외하고는 다양한 인지기능에서 비교적 만족스러운 수행능력을 보였다. 일차의료진은 Mrs Hung이 일상 생활 활동에서 '서투르게' 행동할 때 너무 일찍 모든 ADL 과제에 대한 직접적인 도움을 주는 대신, 언어적 알람이나 안내를 제공하는 방법 등과 같이 조호자가 환자의 ADL 유지에 필요한 적절한 돌봄 기술을 갖출 수 있도록 도와주어야 한다. Mrs Hung의

IADL 수행 능력은 나이와 질병 단계에 비해 예상보다 낮았는데, 한 가지 추측 가능한 원인은 오랫동안 남편의 보호와 간병을 받아 다른 사람에게 의존하는 습관이 생겼을 수 있으며, 이러한 경우 간병이 활동 참여에 장애가 되어 실제 능력이나 잠재력보다 낮은 수행 수준 또는 '심각한 장애'로 이어질 수 있기 때문이다. 일차의료팀은 남편에게 Mrs Hung의 IADL 수행에 대한 관심과 참여를 높이고 환자의 권한을 부여하는 방법을 교육해야 한다. 또한 조호자의 스트레스와 남편의 기분을 평가하고 향후 비롯될 간병 역할과 업무 요구의 가중에 대비해야 한다. 결국 남편이 모든 간병을 혼자서 감당하는 것이 부담스러워질 수 있다는 가능성도 있다고 언급해야 한다. 이 단계는 가족 전반에 대한 검토를 시작하고 지원 서비스 및 향후 돌봄에 대한 계획을 세우는 중요한 단계이다.

사례 034 소혈관 허혈의 CT 증거

84세 여성인 Mrs Lai은 아들이 환자의 기억력 문제를 걱정해서 방문한 경우이다. 환자는 장보기를 할 때 식료품을 잊어버리고, 물건을 잘못 놓고 아들이 가져갔다고 비난하고, 길을 찾는 능력이 떨어지고, 식사 준비에 의욕이 떨어진다고 했다. 작년에 실시한 인지 평가에서 MMSE 점수가 14/30으로 나타나 초기 치매 가능성을 시사하는 결과가 나왔다.

선별 평가 결과

인지기능	MMSE 13/30점: 교육 수준에 맞게 보정된 인지 장애를 나타내는 결과였다. Mrs Lai는 기억력(0/3, 단서가 있어도 기억할 수 없음), 계산(0/5), 시공간 구성능력(0/1), 장소 지남력(1/5), 3단계 명령(1/3)에 장애가 있었고, 시간 지남력(3/5)에 약간 장애가 있는 것으로 나타났다. 그러나 등록(3/3)과 언어(5/5)는 정상이었다. 시계 그리기 검사에서는 부정확한 시간 표시로 비정상적인 시계 화면 그리기를 보여 집행 기능 결함을 시사했으며, 시계 따라 그리기 과제에서는 개선된 모습을 보였다(그림 2.25).
일상생활능력	Mrs Lai는 ADL에서 독립적이었다(바델 지수 100/100). IADL의 경우 약물 복용, 지역사회 이동이나 접촉, 재정 관리에서 감독이 필요했으며 식사 준비(간단한 저녁 식사 가능, 점심은 주로 외식), 집안일, 장보기(가끔 같은 물건을 반복해서 구입)에서 독립적인 수행은 일부 변경이 되었다(Lawton IADL 척도: 46/56).
임상평가 및 단계	검사 결과, 초기 치매를 시사하는 나타내는 GDS 4단계에 해당하는 것으로 나타났다. 현재 및 최근 사건에 대한 기억이 감퇴하고, 개인사를 기억하는 데 약간의 문제를 보였으며, 연속적인 뺄셈을 할 때 집중력이 떨어지고, 여행과 재정 처리 능력도 저하된 것으로 나타났다. 환자는 이러한 문제가 있다는 사실을 부인했다.

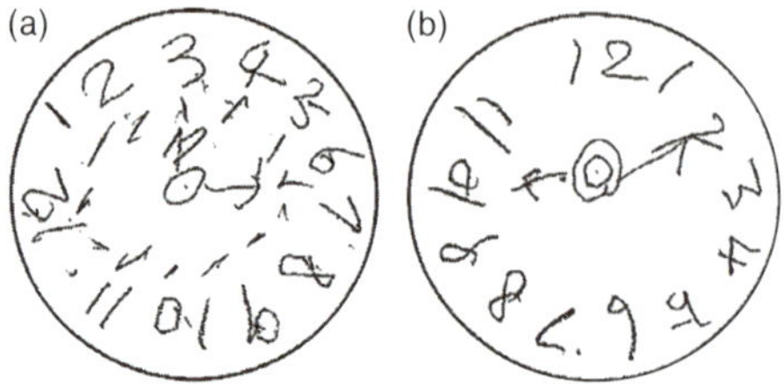

그림 2.25 Mrs Lai의 시계 그리기 검사 결과. **(a)** 시계 그리기(3시 방향). **(b)** 시계 따라그리기(10시 10분 방향)

보호자로부터 얻은 병력

Mrs Lai의 아들은 약 1-2년 전부터 어머니의 기억력에 문제가 있었다고 보고했다. 망상적 사고도 보고되었다. 2년 전과 비교하여 GPCOG 정보 제공자 면담을 통해 약 2년 전에 비해 다음 영역에서 더 많은 어려움을 보이거나(×) 보존된(○) 것으로 나타났다:

× 최근 사건 기억하기
× 최근 대화 회상하기
× 단어 찾기
× 금전 및 재정 관리
× 독립적으로 약물 관리하기
× 교통수단 이용하기

알츠하이머병 치매가 아닌 다른 치매를 의심할 만한 추가적인 임상 소견은 없었다. Mrs Lai는 고혈압, 양측 백내장(오른쪽 눈 수술), 자궁적출술, 요추 퇴행성 및 무릎 관절염을 앓고 있었다. 정신질환이나 치매의 가족력은 보고되지 않았다. 그녀의 교육 수준에 대한 명확한 정보는 없지만 2년 이상의 교육을 받은 것으로 추정되었다. Mrs Lai은 혼자 살고 있었다.

검사

CBP, ESR, R/LFT, 칼슘, VDRL, 비타민 B_{12}, 엽산, 공복혈당, 공복 지질, CXR, 심전도 검사를 시행했다. CT 뇌(일반) 스캔 결과 뇌 위축, 소혈관 허혈의 변화, GCA 점수 2점, MTA 점수 1점으로 나타났다.

진단

초기 알츠하이머병

치료

아스피린 80 mg, 파모티딘 20 mg, 도네페질 5 mg을 매일 처방받았다. 환자는 인지기능과 삶의 질을 유지하기 위해 18개월 동안 인지자극 활동이 포함된 센터 기반 프로그램에 참여할 것을 권유받았다.

일차의료팀을 위한 제안

이는 초기 알츠하이머병의 전형적인 증상을 보이는 사례이다. 일차의료의사는 CT 스캔에서 소혈관 질환이 발견되었지만 이것이 혼합형 치매와 자동적으로 동일시되는 것은 아니라는 점에 유의해야 한다. 이 환자의 일반적인 발병 연령을 고려할 때 MMSE 점수가 예상보다 낮았는데, 이는 소혈관 질환이 알츠하이머병을 가속화하거나 악화시켰기 때문일 수 있다. 이후 추적 관찰에서 인지기능이 저하되는 경우 콜린에스테라아제 억제제를 처방할 수 있다. 1년 전에 실시한 평가의 세부 결과와 권장 사항을 추가로 자세히 조사하고 현재 반복되는 평가의 동기를 탐색할 수 있다. 동기 부여는 주요 관심 분야와 그에 따른 관리 및 치료 계획에서 우선순위를 제시할 것이다.

인지 능력이 좋지 않았던 Mrs Lai의 지역사회 생활 능력은 예상보다 훨씬 높은 것으로 나타났다. 현재 그녀의 기능 수준이 만족스러운 수준으로 유지될 수 있다는 점이 강점이다. 그녀의 병전 생활 방식이 현재의 높은 일상 기능에 기여하는 요인일 수 있다. 그러나 Mrs Lai이 인지 장애를 가지고 혼자 생활하고 있으며 앞으로 더 악화될 수 있다는 점을 고려할 때 Mrs Lai이 기존의 ADL 및 IADL 작업을 계속 수행할 수 있도록 지원하는 동시에 안전 예방 조치가 중요하다. 위치 추적 장치, 음성 신호, 알람(예: 불/수도꼭지 끄기) 등의 보조 도구 또는 장치를 사용해야 한다. 조호자는 전화로 미리 알람을 제공하고 같은 물건을 반복적으로 구매하는 행동을 관리하기 위해 주변 상점 주인의 도움을 요청할 수도 있다.

사례 035 동반된 우울증

73세 여성인 Mrs So는 딸에 의해서 기억력 문제가 제기된 경우이다. 딸은 Mrs So의 기억력 저하(예: 돈을 자주 잃어버리는 등)와 다른 인지기능의 저하를 호소했고, 치매로 인한 문제 행동 및 정신행동증상을 이야기하였다. 환자는 자녀가 자신의 돈을 훔쳐간다고 의심하였다. Mrs So는 우울증 증세도 보였다.

선별 평가 결과

인지기능	MMSE에서 17/30점: 교육 수준에 맞게 보정한 결과 인지 장애가 있는 것으로 나타났다. Mrs So는 지연 회상(0/3), 시공간 구성능력(0/1), 계산(1/5), 3단계 명령(1/3) 수행에 장애가 있었고, 시간 방향(3/5)과 언어(4/5)에서 약간의 장애가 있었다. 그러나 제자리 찾기(5/5)와 등록(3/3)은 정상이었다. 시계 그리기 검사 결과는 긍정적이었으며, 그리기 과제에 비해 따라 그리기 과제에서 약간의 더 잘 수행하였다(그림 2.26).
일상생활능력	Mrs So는 대소변을 가리는 데 중간 정도의 도움과 계단 오르는 데 약간의 도움이 필요했지만 다른 ADL은 독립적이었다(바텔 지수 93/100). 약물 복용, 식사 준비, 지역사회 이용, 재정 관리, 식료품 쇼핑에 도움이 필요했으며 외부 사회생활 교류에 감독이 필요했다(Lawton IADL 척도 34/56).
우울 증상	GDS-15에서 11/15점, 고도의 우울감을 시사하는 결과를 보였다.
임상평가 및 단계	결과는 경증 치매를 나타내는 GDS 4단계로 나타났다. 현재와 최근의 사건에 대한 기억이 감퇴한 것으로 나타났다. 여행 및 재정 처리 능력 저하, 복잡한 업무 수행 능력 저하 등도 있었다.

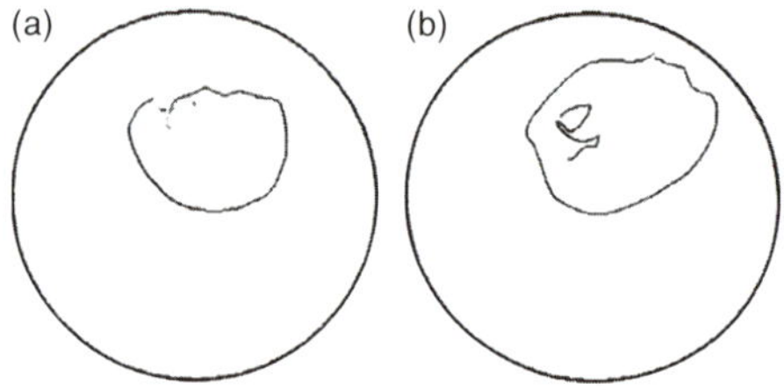

그림 2.26 Mrs So의 시계 그리기 검사 결과. **(a)** 시계 그리기(3시 방향). **(b)** 시계 따라 그리기(10시 10분 방향)

보호자로부터 얻은 병력

Mrs So의 딸은 어머니의 기억력 문제를 발견된지가 1년이 넘었다고 보고했다. 망상적인 사고도 보고되었다. 문제 행동 및 정신행동증상이 보고되었다: Mrs So는 자녀가 자신의 돈을 훔친다는 의심을 하였고, 우울한 기분을 자주 보였다. GP-COG 정보제공자 면담을 통해 약 2년 전과 비교하여 다음 영역에서 더 많은 어려움을 보이거나(X), 유지(○)된 것으로 나타났다:

× 최근 사건 기억하기

× 최근 대화 회상하기

○ 단어 찾기

× 금전 및 재정 관리

× 독립적으로 약물 관리하기

× 교통수단 이용하기

알츠하이머병 치매가 아닌 다른 치매를 의심할 만한 추가적인 임상 소견은 없었다. Mrs So는 당뇨병과 고지혈증이 있었다. 정신질환이나 치매에 대한 가족력은 보고되지 않았다. 교육 수준에 대한 명확한 정보는 없었지만 6개월 미만의 교육을 받았을 가능성이 높다.

검사

심전도 및 CT 뇌(일반) 스캔이 처방되었다.

진단

과민성, 불안, 우울증을 동반한 경증 치매

치료

정밀 검사 결과를 기다리는 동안 약물은 처방되지 않았다. Mrs So는 인지, 삶의 질, 자기 관리 기능을 유지하기 위해 18개월 동안 인지자극 활동이 포함된 센터 기반 프로그램에 참여하도록 추천받았으며 규칙적인 운동, 건강한 식단, 정신적 자극을 받고 활발한 사회생활을 유지하도록 권장받았다.

일차의료팀을 위한 제안

우울증을 동반한 경증 알츠하이머병의 경우이다. 일차의료의사는 콜린에스테라아제 억제제와 선택적 세로토닌 재흡수 억제제를 사용하여 두 가지 질환을 모두 치료하는 것을 고려해야 한다. Mrs So의 인지, 전반적인 기능 및 기분 상태를 모니터링해야 한다. 다학제 팀이 비교적 좀더 복합된 질병 프로필을 가진 이와 같은 어려운 시나리오에서 도움이 될 수 있다. Mrs So의 사회적 배경, 특히 가족과의 관계를 더 자세히 조사해야 한다. 여기에는 가족이 돈을 훔쳤다는 의심에 대한 가족의 반응과 우울한 기분을 유발하는 정신사회적 요인을 파악할 수 있는지 여부도 포함되어야 한다. 치매와 우울증 사이의 시간적 순서를 밝혀내야 치료의 주된 방향을 이끌어 낼 수 있다.

이 사례의 경우 대략적인 호발 연령보다 젊은 나이에 증상이 나타났다는 점도 주목해야 한다. Mrs So는 치매, 망상, 우울증 등의 문제 행동 및 정신행동증상을 보였다. 알츠하이머병과 일치하는 전형적인 장애 패턴이 나타났지만 MMSE 점수는 낮았다. 시각적 공간능력도 MMSE (겹쳐진 오각형)와 시계 그리기 검사에서 볼 수 있듯이 손상되었다. 이러한 심각한 장애는 알츠하이머병의 병리, 우울증, 망상의 내용이 복합적으로 작용한 결과일 수 있다. 예를 들어, 우울한 기분과 망상적 사고는 서로 연관되어 있을 수 있으며, 자식들이 돈을 훔친다는 망상이 우울한 기분을 유발할 수도 있다. 일차의료의사가 우울한 기분 및/또는 망상적 사고의 근본 원인을 파악할 수 있다면, 근본 원인을 해결하기 위한 개입(예: 돈에 대한 안정감을 보장하는 전략)이 가능하며, 이는 잠재적으로 Mrs So의 전반적인 기능 수행 능력의 향상을 이끌어 낼 것이다. 비약물적 개입과 근본 원인을 목표로 한 전략이 효과적이지 않은 경우 의사는 항정신병 약물과 정신건강의학과 전문의 진료를 의뢰하는 것을 고려할 수 있다.

사례 036 당뇨병, 우울증, 치매

75세 여성인 Mrs Lam은 아들이 환자의 기억력 문제로 걱정해서 방문한 경우이다. 물건을 잘못 놓거나 중요한 정보나 대화 내용을 잊어버리고, 단어 찾기와 길 찾기에 어려움을 겪고, 정보 처리 속도가 느려지는 등 기억력이 좋지 않은 것으로 나타났다.

선별 평가 결과

인지기능	교육 수준에 맞게 보정된 인지 장애를 나타내는 MMSE에서 17/30점을 받았다. Mrs Lam은 지연 회상(0/3), 시간(2/5) 및 장소(2/5), 계산(2/5)에 장애가 있었으며 3단계 명령(2/3)에 약간의 문제가 있었다. 그러나 등록(3/3), 언어(5/5), 시공간 구성능력(1/1)에서는 정상이었다. 시계 그리기 검사에서는 시간 표시와 시계 바늘의 배치에 약간의 오류가 있었다(그림 2.27).
일상생활능력	Mrs Lam는 ADL에서 독립적이었다(바텔 지수 100/100). 약물 복용에 의존적이며 식사 준비에 도움이 필요하고 외부 의사소통, 지역사회 이용 및 접근, 재정 처리, 식료품 쇼핑에 감독이 필요하며 집안일은 독립적으로 수행가능했다(Lawton IADL 척도 37/56).
우울 증상	GDS-15에서 2/15점, 우울증 징후가 없는 것으로 나타났다. 그러나 아들은 환자가 우울한 기분, 자극과민성, 최근 애도반응 등이 있었다고 하였다.
임상평가 및 단계	결과는 경증 치매를 시사하는 GDS 4단계로 보였다. 재정 처리 및 업무 수행 능력이 저하된 것으로 나타났다. 복잡한 작업, 연속 빼셈에서 집중력 장애를 보였다.

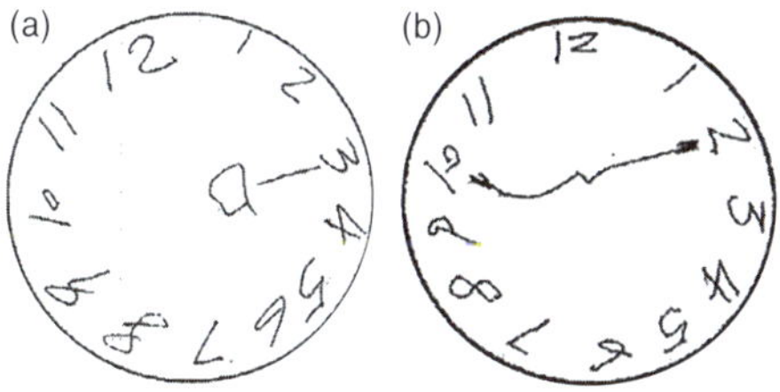

그림 2.27 Mrs Lam의 시계 그리기 검사 결과. **(a)** 시계 그리기(3시 방향). **(b)** 시계 따라그리기(10시 10분 방향)

보호자로부터 얻은 병력

Mrs Lam의 아들은 몇 년 전부터 어머니의 기억력 문제가 있었다고 보고했다. 망상적 사고는 보고되지 않았다. 아들은 환자가 쉽게 이성을 잃고 다른 사람들을 의심한다고 하였다. 환자의 경한 우울 증세는 최근 사별과 관련된 애도 반응일 수 있다. GPCOG 정보제공자 면담을 통해 약 2년 전에 비해 다음 영역에서 더 많은 어려움을 보이거나(X) 보존(○)된 것으로 나타났다:

× 최근 사건 기억하기
× 최근 대화 회상하기
× 단어 찾기
× 금전 및 재정 관리
○ 독립적인 약물 관리
○ 교통수단 이용하기

알츠하이머병 치매가 아닌 경우 고려해야 할 추가적인 임상적 특징은 없었다. Mrs Lam은 당뇨병과 우울증 진단을 받았다. 현재 매일 메트포르민을 복용하고 있다. 정신질환이나 치매에 대한 가족력은 보고되지 않았다. 그녀는 정규 교육을 받은 적이 없었다.

검사

CBP, ESR, R/LFT, 칼슘, 비타민 B_{12}, 엽산, TSH를 처방했다. 검사 결과 ESR 67, CBP, R/LFT, Ca/P, TSH, 비타민 B_{12}. MRI 결과 MTL R = 0.67, L = 0.59, Scheltens R = 2 L = 3, 연령 관련 백질 변화 1/3, 우측 전두/후두 미세출혈이 확인되었다.

진단

소혈관 질환과 경미한 우울증을 동반한 경증 알츠하이머병

치료

리바스티그민 패치 5 mg을 매일 처방받았다. Mrs Lam는 신체활동, 사회활동 인지자극활동에 참여하도록 권장받았다. 또한 인지기능과 삶의 질을 유지하기 위해 18개월 동안 인지자극 활동을 하는 센터 기반 프로그램에 참여할 것을 권유받았지만 환자는 거부하였다.

일차의료팀을 위한 제안

이 사례는 비교적 젊은 나이에 초기 알츠하이머병의 전형적인 장애 패턴과 함께 낮은 MMSE 점수를 보인 사례이다. 시계 그리기 검사에서 나타난 손상과 MMSE에 있는 겹쳐진 오각형 수행과제에서 나타난 온전한 시각 공간 능력은 알츠하이머병 진단의 단서를 제공했다. 우울증과 당뇨병은 모두 치매의 위험 요인이다(4). 따라서 치료의 일환으로 콜린에스테라아제 억제제 처방과 함께 우울증과 당뇨병의 치료를 최적화해야 한다. Mrs Lam의 경한 수준의 우울증을 고려할 때, 인지 장애와 우울증을 모두 치료하면서 우울증을 유발하는 사회심리적 요인에 주의를 기울여야 한다. 치매와 인지 장애가 있는 경우에도 사별에 대한 애도반응에 대한 면담과 정신치료가 필요하다.

Mrs Lam의 인지 평가 결과 인지 장애는 아직 초기 단계인 것으로 나타났다. 주치의 팀은 Mrs Lam의 애도와 관련하여 인지 장애의 징후와 증상이 나타난 시기와 관련하여 추가 조사를 할 수 있다. 가능한 추정 요인으로는 우울한 기분과 의욕 저하로 인한 명백한 인지기능 저하, 우울 삽화에 의해 촉발된 치매, 치매로 인한 망상적 사고에 대한 반응으로서의 우울한 기분 등이 고려되어야 한다. 센터 기반 서비스를 거부하는 것도 우울한 기분을 반영하는 것일 수 있으므로 일차의료의사는 이러한 저항이나 장벽을 낮출 수 있는 방법을 고려해야 한다. 관계의 본질을 이해함으로써 개별화된 개입 접근법을 개발할 수 있다.

Mrs Lam의 경우, GDS-15가 그녀의 우울한 기분을 포착하지 못했다는 점도 주목할 만한데, 이는 종종 발생되는 경우이다. 기존의 환자의사관계 형성이 거의 없는 진료 환경에서는 환자가 자신의 기분과 감정을 전문가에게 표현하기를 꺼릴 수 있기 때문이다. 여기서 얻을 수 있는 교훈은 면담이나 평가 과정에서 세심하게 관찰하고, 가능한 한 부가적인 정보를 수집하고, 면담 중 협력과 친밀감을 유지하면서 표준화된 평가 도구로 사용하면서 임상적 판단과 재량에 따라 속단하지 말아야

한다는 것이다.

사례 037 심방세동 환자의 콜린에스테라아제 억제제 사용

90세 여성 Ms Law는 약 1년 전부터 지속된 기억력 저하, 시간 지남력 혼란, 반복적인 질문, 수면 장애 등을 이유로 딸과 함께 병원을 방문하였다.

선별검사 결과

인지기능	MMSE 점수는 11/30으로 교육 수준을 보정하여도 인지 장애를 시사하였다. Ms Law는 시간(1/5), 장소(1/5)에 대한 지남력, 지연 회상(0/3), 계산(0/3), 3단계 명령(1/3), 시공간 감각(0/1)에서 장애를 보였으며, "7을 계속 빼기" 과제를 수행하지 못하였다. 반면, 기억 등록(3/3)과 언어(5/5)는 보존되어 있었다. 시계 그리기 검사에서는 시간 표시가 누락되었으며, 그리기와 따라 그리기 모두에서 실행 기능 및 시공간 능력 저하를 나타냈다. 그러나 정규 교육을 받지 않았고, 그림 그리기에 익숙하지 않음에도 검사를 잘 수행하려는 태도를 보였다(그림 2.28).
ADL/IADL	Ms Law는 기본적인 ADL에서 중간 의존도를 보였다(바텔 지수 76/100). 도구적 ADL(Lawton IADL 척도 14/56)은 대부분 독립적이였지만 하지 근력 약화로 인해 금전 관리, 외부 활동, 식사 준비에서 도움을 필요로 했다.(로튼 IADL 척도 14/56).
우울 증상	GDS-15에서 0/15점으로 유의한 우울 기분은 관찰되지 않았다.
임상 단계 및 평가	CDR 1/3점으로, 경도 치매에 해당하였다. 기억력, 지남력, 판단 및 문제 해결에서 경미한 장애가 확인되었다.

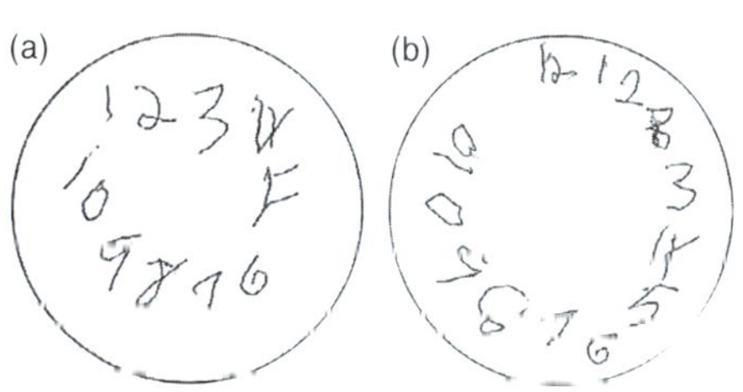

그림 2.28 Ms Law의 시계 그리기 검사 결과. **(a)** 시계 그리기(3시 방향). **(b)** 시계 따라그리기(10시 10분 방향)

보호자로부터 얻은 병력

Ms Law의 딸은 약 1년 전부터 어머니의 기억력 저하를 인지하고 걱정해 왔다고 보고하였으며, 망상적 사고는 관찰되지 않았다. GPCOG 정보 제공자 면담을 통해, 약 2년 전과 비교했을 때 다음 영역에서 더 많은 어려움(×)을 보였거나 보존

(○)된 것으로 나타났다:

× 최근 사건 기억하기

× 최근 대화 회상하기

× 단어 찾기

× 금전 및 재정 관리

× 독립적으로 약물 복용하기

× 교통수단 이용하기

알츠하이머병 치매가 아닌 다른 치매를 시사할 만한 추가적인 임상 소견은 없었다. Ms Law는 심방세동, 양측 하지 정맥류, 전슬관절치환술(TKR) 병력이 있었으며, 하지 근력 약화로 인해 외출 시 휠체어를 사용하고 있다. 디곡신 0.0625 mg 1일 1회 트리암테렌-하이드로클로로티아지드 복합제 1일 1회 판토프라졸 20 mg 1일 1회 아픽사반 2.5 mg 1일 2회 복용하고 있었다. 정신질환의 가족력은 보고되지 않았으나, Ms Law의 자매가 치매 진단을 받은 병력이 있는 것으로 확인되었다. Ms Law는 정규 교육을 받은 적이 없었다.

신체 진찰

전반적으로 진찰한 결과에서 특이 소견이나 위생 문제는 발견되지 않았다. 심혈관 검사에서 심방 세동이 발견되었다. 중추신경계(CNS) 진찰상 이상 소견은 보이지 않았다.

검사

CBC, 간기능검사(R/LFT), 칼슘, VDRL, 비타민 B12, 공복혈당, 공복지질검사를 시행하였다. 뇌 자기공명영상(MRI)에서는 전반적인 심한 대뇌피질 위축(global cortical atrophy)이 관찰되었다.

진단

알츠하이머병

치료

Ms Law에게 도네페질 2.5 mg을 1일 1회 복용하도록 처방하였다. 또한 주 2회 전문화된 주간 보호 프로그램(day care service)에 참여하여, 체계적이고 맞춤화된 중재 프로그램 및 인지 자극 활동을 통해 인지 기능 저하를 지연시키고 삶의 질을 유지하도록 권유하였다.

일차의료팀을 위한 제안

Ms Law는 심방세동을 앓고 있으며 디곡신을 복용 중인 상태이므로, 콜린에스터라아제 억제제의 시작 용량은 낮게 설정하는 것이 권장된다. 이에 따라 도네페실 2.5 mg 1일 1회 복용을 시작하였으며, 콜린에스터라아제 억제제의 잠재적 부작용을 면밀히 관찰해야 한다. 콜린에스터라아제 억제제의 가장 흔한 부작용으로는 위장관 장애(식욕 감소 등)와 서맥(bradycardia)이 있다. 약물 처방 전 환자의 기저 심박수(baseline heart rate)를 확인하는 것이 중요하며, 디곡신, 베타차단제(beta-blockers), 칼슘채널차단제(calcium channel blockers)와 같은 심박수 조절 약물을 복용 중인 환자에게는 특히 주의가 필요하다.

Ms Law는 90세의 고령으로 알츠하이머병이 일반적으로 나타나는 연령보다 다소 높은 연령대에 해당된다. 그녀의 증상 양상은 알츠하이머병과 일치하지만, 병리학적으로는 아밀로이드(amyloid)보다는 해마경화증(hippocampal sclerosis)이 관련되어 있을 가능성도 있다. 고령과 관련된 인지 취약성(cognitive frailty)이 인지 장애에 중요한 영향을 미칠 수 있으나, 치료 접근은 알츠하이머병과 동일하게 적용하는 것이 적절하다.

이 사례에서는 고령과 신체적 위약감(physical weakness)을 관리 계획에서 반드시 고려해야 하며, 통증이나 불편감(pain and soreness)과 같은 신체적 불편을 평가하여 추가 합병증 발생을 예방하는 것이 중요하다. 신체 건강과 인지 기능 사이의 상호작용을 고려할 때, 신체적 문제 해결은 인지 기능 개선에도 긍정적인 영향을 미칠 수 있다.

일차의료팀은 Ms Law 및 가족과 협력하여 기분 및 신체 건강을 최적화하기 위한 전략을 함께 수립할 수 있으며, 사회적 모임(social gatherings), 회상 활동(reminiscences), 인지 향상에 중점을 두면서도 즐겁고 긍정적인 경험을 제공하는 그룹 활동 참여를 권장해야 한다. 낮 시간의 활동량 증가는 Ms Law의 수면 질 향상에도 도움이 될 수 있다.

사례 038 뇌졸중 환자에서 알츠하이머병

78세 남성 Mr Ho는 약 12개월 전부터 기억력 저하를 보였으며, 이에 대해 딸이 걱정하여 내원하였다. 주요 증상으로는 낮과 밤에 대한 혼동, 장소 지남력 장애(두 차례 길을 잃음), 개인 물건을 지속적으로 찾는 행동, 단 음식에 대한 갈망 등이 있었다. Mr Ho 본인도 자신의 기억력 저하를 자각하고 있었다.

선별 평가 결과

인지기능	MMSE 점수는 14/30으로, 교육 수준을 보정한 결과 인지 장애를 시사했다. 시간 지남력(1/5), 장소 지남력(1/5), 계산(1/5), 지연 회상(1/3), 3단계 명령 수행(1/3)에서 장애가 있었으며, 기억 등록(3/3), 언어(5/5), 시공간 감각(1/1)은 정상적으로 수행되었다. 시계 그리기 검사에서는 그리기 및 따라 그리기 모두에서 시간 표시의 오류가 나타나 실행 기능과 시공간 능력 저하가 확인되었다(그림 2.29).
일상생활능력	기본 일상생활능력(ADL)은 대부분 독립적이었으나, 지팡이를 사용하여 보행해야 했으며(바델 지수 92/100), 도구적 일상생활능력(IADL)에서는 식사 준비, 세탁, 지역사회 접근, 재정 관리, 식료품 쇼핑에서 의존적이었다. 약물 복용과 외부 의사소통에서는 감독이나 도움이 필요하였다(Lawton IADL 척도 15/56).
우울 증상	GDS-15에서 1/15로, 명확한 우울 기분은 관찰되지 않았다.
임상 단계 및 평가	CDR에서 0.5/3점을 기록하여 치매가 의심스러운 상태(questionable dementia)를 시사하였다. 기억력, 지남력, 가사 및 취미 활동 영역에서 경도의 장애가 확인되었다.

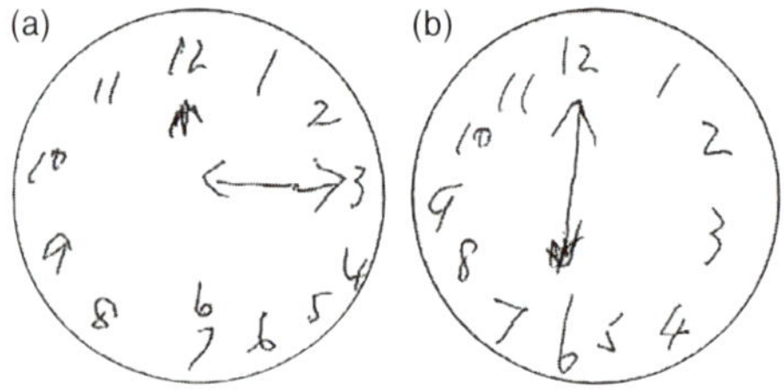

그림 2.29 Mr Ho의 시계 그리기 검사 결과. **(a)** 시계 그리기(3시 방향). **(b)** 시계 따라그리기(10시 10분 방향)

보호자로부터 얻은 병력

Mr Ho의 딸은 약 12개월 전부터 아버지의 기억력 문제를 인지하고 걱정해 왔다고 보고하였으며, 망상적 사고는 관찰되지 않았다. GPCOG 정보 제공자 면담을 통해, 약 2년 전과 비교했을 때 다음 영역에서 더 많은 어려움(×)을 보였거나 보존(○)된 것으로 확인되었다:

× 최근 이벤트 기억하기
× 최근 대화 불러오기
× 단어 찾기
× 자금 및 재정 관리
× 독립적으로 약물 관리하기
× 교통수단 이용하기

Mr Ho에게는 알츠하이머 치매가 아닌 다른 치매를 의심해야 할 임상적 특징이 추가로 확인되었는데, 구체적으로는 초기 언어장애(early speech problems)가 관찰되었다. 이는 원발진행성 실어증(primary progressive aphasia) 또는 전두측두엽 치매(frontotemporal dementia)를 시사할 수 있으나, 뇌졸중(stroke)이나 공간점유 병변(space occupying lesions, SOLs)의 병력은 없었다. Mr Ho는 고혈압, 심방세동, 과거 뇌혈관 사고(cardiovascular accident), 만성 폐쇄성 폐질환(chronic obstructive pulmonary disease), 만성 신장질환(chronic kidney disease)을 기저질환으로 가지고 있었다. 현재 약물은 디곡신, 와파린, 이소소르비드디니트레이트, 프라조신, 옥시부티닌염산염, 에날라프릴말레산염을 복용하고 있었다. Mr Ho는 정신질환이나 치매의 가족력은 보고되지 않았고, 초등학교 4학년까지의 교육을 받았다

신체 진찰

전반적인 신체 진찰에서는 위생 문제(소변 냄새)가 확인되었으나, 정서적 문제는 관찰되지 않았다. 심혈관계 검사에서는 심방세동이 확인되었고, 중추신경계 진찰에서는 특이 소견이 없었다.

검사

CBC, ESR, R/LFT, 칼슘, VDR, 비타민 B_{12}, 공복혈당, 공복 지질, RUA c micro 및 배양 검사, 심전도, 엽산 및 TSH를 검사하였다. CBC, ESR, 칼슘, 공복당, RUA c micro 및 배양 검사, 엽산, TSH는 정상이었다. LFT 크레아티닌 174. 공복 지질: TCHL 6.0, TG 1.2, HDL-C 1.6, LDL-C 3.88. 뇌 일반 CT 검사에서 과거 경색과 만성 허혈 소견이 보였다.

진단

알츠하이머병과 혈관성 치매가 혼합된 혼합형 치매(mixed dementia)로 진단되었으며, 동반 질환으로 요로감염(urinary tract infection), 신장 기능 저하(renal impairment), 대동맥판 역류(aortic regurgitation)가 확인되었다.

치료

Mr Ho에게 도네페질 5 mg을 1일 1회 복용하도록 처방하였다. 또한, 인지 기능 저하를 지연시키고 삶의 질을 유지하기 위해, 주 2회 전문화된 주간 보호 프로그램(day care service)에 참여하여 체계적이고 맞춤화된 중재 프로그램 및 인지 자극 활동을 받을 것을 권고하였다.

일차의료팀을 위한 제안

Mr Ho는 뇌졸중 이후 인지 장애(post-stroke cognitive impairment)를 보이고 있으며, 초기 언어 장애(early speech problems)를 동반하고 있다. Mr Ho는 두 차례 길을 잃은 병력이 있으며, MMSE 점수 14/30, IADL 의존 상태로, 임상치매평가척도(CDR)에서 '치매 의심 상태'로 분류된 결과와 다소 불일치가 있었다. CDR은 보호자의 보고에 크게 의존하므로, 정보 제공자의 진술과 다른 평가 결과 사이의 불일치를 면밀히 검토할 필요가 있으며, 의사는 이에 대해 임상적 판단을 적용해야 한다.

이 사례에서는 Mr Ho의 현재 인지 저하 상태가 최근 12개월 이내에 시작되었을 가능성보다는, 초기 징후가 보호자에 의해 인지되지 않았을 가능성을 고려해야 한다. 따라서 증상 발현 기간이 짧아 보이는 것은 보호자의 인식 부족으로 인한 인공적 결과일 수 있으며, 이는 CDR 결과에도 영향을 미쳤을 수 있다. 이러한 가능성은 추후 추적관찰에서 재검토되어야 한다.

의료진은 Mr Ho의 도네페질 복용 반응을 면밀히 관찰해야 하며, 특히 Mr Ho가 복용 중인 항콜린제(anticholinergic agent)인 옥시부티닌(oxybutynin)과의 상호작용에 주의해야 한다. 항콜린제는 주로 과민성 방광(overactive bladder) 치료에 사용되며, 콜린에스터라아제 억제제 처방 시 요로 증상 악화 가능성을 고려하여 옥시부티닌 사용 적응증을 재검토해야 한다.

현재 우울 증상은 평가에서 나타나지 않았으나, Mr Ho가 뇌졸중 병력이 있는 점을 고려할 때, 향후 추적관찰에서 우울 증상 발생 가능성에 주의를 기울여야 한다. 조호 계획(care planning)에서 중요한 영역 중 하나는 보호자가 질환의 예후 및 진행 과정에 대한 이해와 인식을 높이고, 필요한 지식과 기술을 갖출 수 있도록 교육하는 것이다.

또한, Mr Ho가 단독 외출 시 길을 잃는 것을 예방하기 위해 센서 및 알람 설치, 위치추적 장치 사용과 같은 안전 조치를 마련해야 하며, 낙상 예방을 위한 신체 근력 강화 운동도 권장된다.

사례 039 중증 외상성 뇌 손상 병력

84세 남성 Mr Yue는 기억력 문제로 자녀의 걱정이 있어 병원을 방문하였다. 딸에 따르면 지난 3년간 기억력이 점진적으로 악화되었으며, Mr Yue는 배우자를 알아보지 못하는 경우가 있었고, 개인 소지품을 자주 찾는 행동과 대화 내용의 세부사항을 잊어버리는 일이 잦았다.

선별 평가 결과

인지기능	MMSE 점수는 14/30으로, 교육 수준을 보정한 결과 인지 장애가 시사되었다. Mr Yue는 시간 지남력(0/5), 장소 지남력(2/5), 계산 능력(1/5)에서 장애가 있었고, 3단계 명령 수행(2/3)과 지연 회상(2/3)에서는 약간의 손상이 있었다. 반면, 기억 등록(3/3), 언어(5/5), 시공간 감각(1/1)은 정상적으로 수행되었다. 시계 그리기 검사에서는 시간 표시 오류가 나타나 실행 기능 장애가 의심되었으며, 시계 따라 그리기에서는 약간의 개선된 수행을 보였다. 시계를 읽는 능력은 유지되고 있었다(그림 2.30).
ADL/IADL	Mr Yue는 기본 일상생활능력(ADL)에서는 반독립적인 상태였으며(Barthel 지수 86/100), 외출 시 동반자가 필요했고, 간헐적인 방광 실금이 있어 외출 시 요실금 패드를 사용하였다. 도구적 일상생활능력(IADL)에서는 약물 복용 시 감독이 필요했고, 요리, 지역사회 접근, 재정 관리에서 의존적이었다. 핸드폰은 수정된 방식으로 사용할 수 있었고, 간단한 가사 활동은 수행할 수 있었다. 장보기는 불가능했지만, 배우자와 함께 외출 시 물건을 고르는 노움은 줄 수 있었다(Lawton IADL 척도 27/56).
우울 증상	GDS-15 점수는 3/15로, 유의한 우울 기분은 관찰되지 않았다.
임상평가 및 단계	CDR에서 2/3점을 기록하여 중등도 치매에 해당하였다. 지남력, 판단 및 문제 해결, 지역사회 활동 영역에서 중등도의 장애가 있었으며, 기억력, 가사 및 취미 활동, 개인 돌봄 영역에서는 경도의 장애가 확인되었다.

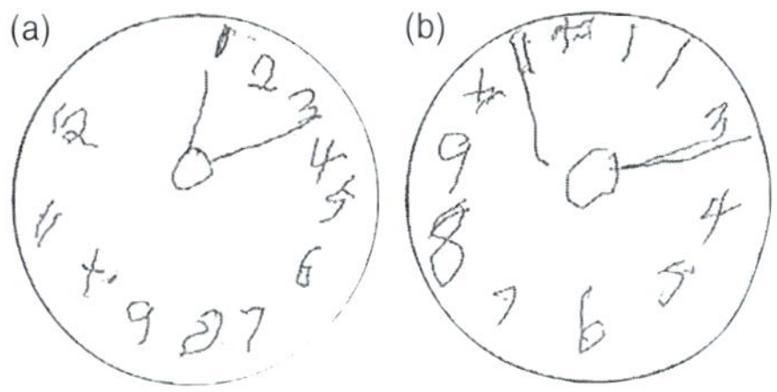

그림 2.30 Mr Yue의 시계 그리기 검사 결과. **(a)** 시계 그리기(3시 방향). **(b)** 시계 따라그리기(10시 10분 방향)

일차의료의사가 보호자와 함께 찍은 보호자로부터 얻은 병력

Mr Yue의 딸은 약 3년 전부터 아버지의 기억력 문제를 인시하고 걱정해 왔다고 보고하였으며, 망상적 사고는 관찰되지 않았다. GPCOG 정보 제공자 면담을 통해, 약 2년 전과 비교했을 때 다음 영역에서 더 많은 어려움(×)을 보였거나 보존(○)된 것으로 확인되었다:

× 최근 사건 기억하기

× 최근 대화 회상하기

× 단어 찾기

× 금전 및 재정 관리
× 독립적으로 약물 복용하기
× 교통수단 이용하기

알츠하이머병 치매가 아닌 다른 치매를 의심할 만한 추가적인 임상 소견은 확인되지 않았다. Mr Yue는 당뇨병, 고혈압, 과거 심근경색/허혈성 심장질환(myocardial infarction/ischemic heart disease, MI/IHD), 이상지질혈증(dyslipidemia)을 기저질환으로 가지고 있으며, 3년 전에는 중증 외상성 뇌손상 병력(좌측 후두골 골절, 양측 급성 경막하 출혈, 양측 전두엽 타박상)이 있었다

현재 에날라프릴 15 mg 1일 1회, 글리클라지드 160 mg 1일 2회, 메트포르민 500 mg 1일 2회, 빌다글립틴 50 mg 아침, 심바스타틴 20 mg 야간, 아스피린 80 mg 1일 1회, 판토프라졸 40 mg 1일 1회, 니트로글리세린 설하 PRN을 복용하고 있었다. 정신질환이나 치매의 가족력은 보고되지 않았다. Mr Yue는 정규 교육을 받은 적이 없다.

신체 진찰

전반적인 신체 진찰에서는 정서 표현 문제나 위생 문제는 발견되지 않았다. 심혈관계(CVS) 및 중추신경계(CNS) 진찰에서도 특이 소견은 없었다.

검사

CBC, R/LFT, 비타민 B_{12} , 공복지질검사를 시행하였다. CBC, R/LFT, 공복지질검사 결과는 정상으로 확인되었으며, 비타민 B12 결과는 확인 중이었다. 뇌 CT 검사는 추후 재검사 예정이었다.

진단

알츠하이머병 및 외상성 뇌손상(traumatic brain injury)

치료

Mr Yue에게 리바스티그민 패치 5 mg을 1일 1회 처방하였다. 또한, 인지 기능 저하를 지연시키고 삶의 질을 유지하기 위해, 주 2회 전문화된 주간 보호 프로그램(day care service)에 참여하여 체계적이고 맞춤화된 중재 프로그램 및 인지 자극 활동을 받을 것을 권고하였다.

일차의료팀을 위한 제안

Mr Yue의 사례는 알츠하이머병의 전형적인 예를 보여준다. 그는 알츠하이머병의 알려진 위험 인자인 당뇨병, 고혈압, 외상성 뇌손상 병력을 가지고 있다. 증상 발현 시기도 알츠하이머병에서 흔히 나타나는 연령대에 해당하며, 증상 양상 역시 알츠하이머병과 일치하였다. MMSE의 오각형 겹쳐 그리기(interlocking pentagon test)에서는 시공간 능력이 보존되어 있었으며, 시계 그리기 검사에서는 그리기 단계에서 수행이 저조하였으나 따라 그리기에서는 개선된 모습을 보였다.

Mr Yue의 MMSE 점수는 기대보다 낮았는데, 이는 과거의 중증 외상성 뇌손상이 증상 악화와 질병 진행 가속화에 기여했을 가능성이 있다. 의료진은 메트포르민 복용으로 인한 비타민 B12 결핍 여부를 확인하고, 리바스티그민 투약 후 반응을 모니터링할 것을 권장한다.

Mr Yue는 전반적인 기능이 중등도 치매 단계에 해당하지만, MMSE 지연 회상 항목에서 비교적 양호한 수행을 보였다. 이는 정보의 부호화(encoding) 및 저장(storage)은 가능한 상태이며, 주된 어려움은 회상(retrieval) 과정에서 발생함을 시사한다. 이러한 부호화 및 저장 능력은 Mr Yue의 강점으로 활용할 수 있으며, 이를 유지·강화하기 위해 인지 자극 활동과 사회적 활동에 정기적으로 참여하도록 격려하는 것이 중요하다. 이를 통해 언어적 의사소통 능력 유지에도 긍정적인 효과를 기대할 수 있다.

사례 040 뇌 영상검사 거부

86세 여성 Ms Yeung은 최근 수개월 사이 기억력 저하가 악화되어 내원하였으며, 딸이 반복적인 질문, 약속 잊기, 자녀 이름을 혼동하는 등의 문제를 걱정하였다. Ms Yeung 본인도 기억력 저하를 자각하고 있었다.

선별 평가 결과

인지 기능	MMSE 점수는 18/30으로, 교육 수준을 보정한 결과 인지 장애가 시사되었다. 시간 지남력(2/5), 장소 지남력(3/5), 3단계 명령 수행(1/3), 계산(3/5), 지연 회상(0/3)에서 장애가 있었으며, 기억 등록(3/3), 언어(5/5), 시공간 감각(1/1)은 정상적으로 수행되었다. 시계 그리기 검사에서는 정상 소견을 보였다.

ADL/IADL	Ms Yeung은 기본 일상생활능력(ADL)에서는 대부분 독립적이었으나 하지 근력 약화가 있었다(Barthel 지수 92/100). 도구적 일상생활능력(IADL)에서는 반독립적인 상태였으며(Lawton IADL 척도 49/56), 약 복용을 자주 잊어버리거나 가스레인지를 끄는 것을 가끔 잊어버렸다. 딸의 보고에 따르면 Ms Yeung은 돈을 잘못 두는 일이 있었으나, 나중에 집에서 발견되곤 했다. 지역사회 내 이동과 교통수단 이용은 가능하였으나, 최근에는 외출을 자주 하지 않았다.
우울 증상	GDS-15 점수는 1/15로, 유의한 우울 기분은 관찰되지 않았다.
임상평가 및 단계	CDR에서 0.5/3점을 기록하여 치매가 의심되는 상태로 분류되었다. 판단력 및 문제 해결 능력, 가사 및 취미 활동 영역에서 경도의 장애가 확인되었다.

보호자로부터 얻은 병력

Ms Yeung의 딸은 어머니의 기억력 문제를 약 2-3년 전부터 인지하고 걱정해 왔다고 보고하였으며, 최근 수개월 동안 증상이 악화되었으나 망상적 사고는 관찰되지 않았다. GPCOG 정보 제공자 면담을 통해, 약 2년 전과 비교했을 때 다음 영역에서 더 많은 어려움(×)을 보였거나 보존(○)된 것으로 확인되었다:

× 최근 사건 기억하기
× 최근 대화 회상하기
○ 단어 찾기
× 금전 및 재정 관리
○ 독립적으로 약물 복용하기
○ 교통수단 이용하기

알츠하이머병 치매가 아닌 다른 치매를 의심할 만한 추가적인 임상 소견은 확인되지 않았다. 정신질환이나 치매의 가족력도 보고되지 않았다. Ms Yeung은 약 6년간 정규 교육을 받았다. 현재 Ms Yeung은 혼자 거주 중이며, 과거에는 노인복지관을 이용했으나 최근에는 이용을 중단한 상태이다.

신체 진찰

전반적인 신체 진찰에서는 정서 표현 문제나 위생 문제는 발견되지 않았다. 혈압은 159/78 mmHg로 측정되었으며, 심혈관계(CVS) 및 중추신경계(CNS) 진찰에서 특이 소견은 없었다.

검사

비타민 B12와 갑상선자극호르몬(TSH) 검사를 시행하였다. Ms Yeung은 뇌영상 검사는 거부하였다.

진단

알츠하이머병

치료

Ms Yeung에게 도네페질 2.5 mg을 1일 1회 복용하도록 처방하였다. 또한, 인지 기능 저하를 지연시키고 삶의 질을 유지하기 위해, 주 2회 전문화된 주간 보호 프로그램(day care service)에 참여하여 체계적이고 맞춤화된 중재 프로그램 및 인지 자극 활동을 받을 것을 권고하였다.

일차의료팀을 위한 제안

이 사례는 전형적인 초기 알츠하이머병의 양상을 보여준다. Ms Yeung은 시계 그리기 검사에서 양성 소견을 보였으나, MMSE의 시공간 영역(오각형 겹쳐 그리기)에서는 보존된 수행을 보였다. 이는 시계 그리기 검사가 경도 인지 장애를 더 민감하게 포착할 수 있음을 반영한다. Ms Yeung은 뇌영상 검사를 거부하였으나, 현재 임상 진단 기준에 따르면 알츠하이머병 진단을 위해 영상 검사는 필수적이지 않으며, 이에 대한 다양한 의견과 지침이 존재함을 참고해야 한다(**1.3절 참조**).

향후 추적관찰 시 일차의료팀은 Ms Yeung의 언어 및 말하기 기능의 악화, 기분 변화 및 성격 변화 여부를 주의 깊게 모니터링해야 한다.

Ms Yeung은 ADL/IADL 수행 능력이 전반적으로 양호하였으며, 단기 기억력 외의 인지 기능은 비교적 보존되어 있었다. 일차의료팀은 최근 외출 빈도가 감소한 원인을 추가로 탐색할 필요가 있으며, 외출 중 길을 잃은 경험이나 그에 따른 두려움이 관련되어 있는지 확인해야 한다.

현재 Ms Yeung은 혼자 거주하고 있으므로, 지역사회 지원 서비스 및 향후 조호 계획에 대해 Ms Yeung과 가족과 논의해야 한다. 또한, 위치 추적 장치(location-tracking device), 주거환경 개조(home modifications), 보호자에 의한 모니터링 또는 원격 제어(remote control) 등의 안전 조치도 고려해야 한다.

사례 041 고층에서 뛰어내리고 싶은 자살 사고

81세 여성 Ms Szeto는 기억력 문제로 인해 딸의 권유가 있어 병원을 방문하였다. Ms Szeto는 같은 아파트 단지에 거주하는 아들의 집 주소를 잊어버렸고, 혈압약 복용을 5일 연속으로 잊었으며, 최근 자신의 활동이나 다른 사람들의 전화번호를 기억하지 못하는 일이 있었다. Ms Szeto 본인도 기억력 저하를 자각하고 있었으

며, 이러한 자신의 악화된 상태에 대해 심리적으로 괴로워하고 있었다.

선별 평가 결과

인지 기능	MMSE 점수는 15/30으로, 교육 수준을 보정한 결과 인지 장애가 시사되었다. Ms Szeto는 시간 지남력(3/5), 장소 지남력(0/5), 지연 회상(0/3), 계산 능력(1/5)에서 장애가 있었으며, 3단계 명령 수행(2/3)에서도 약간의 손상이 있었다. 반면, 기억 등록(3/3), 언어(5/5), 시공간 감각(1/1)은 정상적으로 수행되었다. 시계 그리기 검사에서는 양성(positive) 소견이 확인되었다(그림 2.31).
ADL/IADL	Ms Szeto는 기본 일상생활능력(ADL)에서는 독립적이었으며(Barthel 지수 100/100), 지역사회 생활 및 식사 준비에서도 독립적이었다. 그러나 식료품을 중복 구매하지 않기 위해 외출 전 냉장고를 확인하도록 알림이 필요하였다. 약물 복용에서는 감독이 필요하였다(Lawton IADL 척도 53/56).
우울증상	GDS-15에서 7/15점으로 유의한 우울 기분이 확인되었으며, 고층에서 뛰어내리고 싶다는 자살 사고가 보고되었다.
임상평가 및 단계	CDR에서 1/3점을 기록하여 경도 치매에 해당하였다. 판단력 및 문제 해결 영역에서 중등도의 장애가 있었으며, 기억력, 지남력, 개인 돌봄 영역에서는 경도의 장애가 확인되었다. 지역사회 활동에서는 치매 의심 상태, 가사 및 취미 활동에서는 장애가 없었다.

(a) (b)

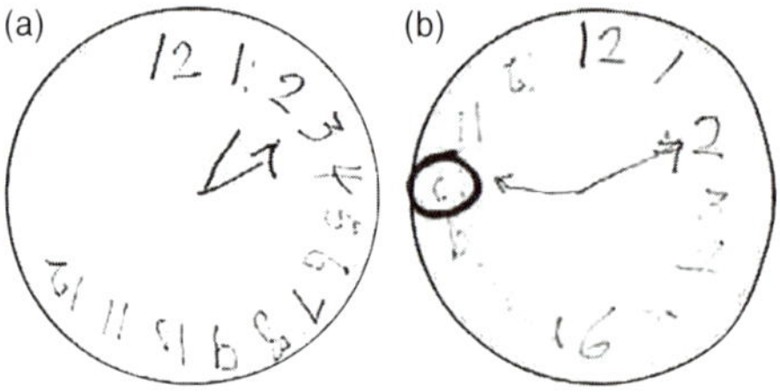

그림 2.31 Ms Szeto의 시계 그리기 검사 결과. **(a)** 시계 그리기(3시 방향). **(b)** 시계 따라 그리기(10시 10분 방향)

보호자로부터 얻은 병력

Ms Szeto의 딸은 약 1년 전부터 어머니의 기억력 문제를 인지하고 걱정해 왔다고 보고하였으며, 망상적 사고는 관찰되지 않았다. GPCOG 보호자 면담을 통해, 약 2년 전과 비교했을 때 다음 영역에서 더 많은 어려움(×)을 보였거나 보존(○)된 것으로 확인되었다:

× 최근 사건 기억하기

× 최근 대화 회상하기

○ 단어 찾기
× 금전 및 재정 관리
× 독립적으로 약물 복용하기
○ 교통수단 이용하기

알츠하이머병 치매가 아닌 다른 치매를 의심할 만한 추가적인 임상 소견은 확인되지 않았다. Ms Szeto는 고혈압을 기저질환으로 가지고 있으며, 현재 약물은 로사르탄 50 mg, 판토프라졸 40 mg, 암로디핀 2 mg, 심바스타틴 20 mg을 매일 복용하고 있었다. 정신질환이나 치매의 가족력은 보고되지 않았다. Ms Szeto는 지팡이 등의 보조기구 없이 보행이 가능하며, 정규 초등 교육을 받은 상태이다.

신체 진찰

전반적인 신체 진찰에서는 정서 표현 문제나 위생 문제는 발견되지 않았다. 심혈관계(CVS) 및 중추신경계(CNS) 진찰에서도 특이 소견은 없었다.

진단

알츠하이머병, 유의한 우울 기분 및 자살 사고 동반

치료

Ms Szeto에게 설트랄린 25 mg과 도네페질 2.5 mg을 각각 1일 1회 복용하도록 처방하였다. 또한, 인지 기능 저하를 지연시키고 삶의 질을 증진하기 위해, 주 2회 전문화된 주간 보호 프로그램(day care service)에 참여하여 체계적이고 맞춤화된 중재 프로그램 및 인지 자극 활동을 받을 것을 권고하였다.

일차의료팀을 위한 제안

Ms Szeto는 고층에서 뛰어내리고 싶은 자살 사고를 보이고 있어, 정신과 전문의 및 2차 진료기관으로의 긴급 의뢰가 필요하다. 자살 위험이 급성기에서 안정화된 후, 우울증과 알츠하이머병에 대한 관리가 이어져야 한다. 우울증 관리에서는 우울 기분에 대한 임상적 상담이 필요하며, 선택적 세로토닌 재흡수 억제제(SSRIs) 처방 여부를 검토해야 한다.

Ms Szeto의 인지 기능 및 ADL/IADL 장애 양상은 전형적인 알츠하이머병과 유의한 우울 기분이 동반된 경우에 해당하며, 시계 그리기 검사에서는 따라 그리기 단계에서 수행이 개선되는 전형적인 양상을 보였다. MMSE에서는 장소 지남력 손상이 두드러졌으나, 평가 장소에 대한 익숙하지 않음이 점수에 영향을 미쳤을 가능성도 고려해야 한다.

이 사례에서 혈관성 위험 인자(vascular burden)가 존재함에도 불구하고, 반드시 혼합형 치매(mixed dementia: 알츠하이머병과 혈관성 치매)의 진단이 필요한 것은 아님을 유념해야 한다.

인지 평가에서 단기 기억력 저하 및 관련 기능 수행 저하가 확인되었음에도 불구하고, Ms Szeto는 ADL 및 IADL에서 비교적 독립적인 수행을 유지하고 있으며, 이는 현재 시점에서 인지 저하가 자가 돌봄 및 지역사회 생활에 심각한 영향을 미치지 않고 있음을 시사한다. 이는 Ms Szeto의 조호 계획(care plan)에서 활용 가능한 강점으로 고려되어야 한다.

다만, Ms Szeto 본인은 자신의 기억력 문제로 인해 심리적으로 괴로움을 느끼고 있었으며, 이는 실제 기능 수행 능력과의 차이를 보였다. 일차의료팀은 이러한 자기 평가에 영향을 미치는 다른 요인들(예: 보호자의 부정적인 언급, 기억력 문제에 대한 비난 등)을 함께 탐색해야 한다. 보호자 요인이 Ms Szeto의 자존감 저하 및 스트레스에 영향을 미칠 수 있으므로, 이러한 부분에 대한 심층적인 평가가 필요하다.

가족에게는 치매의 영향과 이에 따른 증상 및 관리에 대한 정신건강 교육(psychoeducation)을 제공함으로써, Ms Szeto의 조호 환경을 긍정적으로 조성할 수 있도록 지원해야 한다.

사례 042 통증 및 편측 경직을 동반한 기억력 저하

82세 여성 Ms Leung은 약 4-5년 전부터 관찰된 기억력 및 기능 저하 문제로 병원을 방문하였으며, 최근 1년 사이 증상이 더욱 뚜렷해졌다고 딸이 보고하였다. 주요 증상으로는 시간 및 장소 지남력 저하, 요리 수행의 어려움, 단기 기억력 저하와 반복 구매 행동이 관찰되었다. Ms Leung 본인도 기억력 저하를 자각하고 있었다.

선별 평가 결과

인지기능	MMSE 점수는 11/30으로, 교육 수준을 보정한 결과 인지 장애가 시사되었다. Ms Leung은 시간 지남력(1/5), 장소 지남력(0/5), 지연 회상(0/3), 계산 능력(1/5), 3단계 명령 수행(1/3), 시공간 감각(0/1)에서 장애가 있었으며, 기억 등록(3/3)과 언어(5/5)는 정상적으로 수행되었다. 시계 그리기 검사에서는 숫자 표시에 오류가 있었고, 시간 표기가 누락되었으나, 따라 그리기 단계에서는 개선된 수행을 보였다. 시계를 읽는 능력은 유지되고 있었다(그림 2.32).

ADL/IADL	Ms Leung은 기본 일상생활능력(ADL)에서는 대부분 독립적이었으나, 무릎 통증으로 인해 일부 활동에서 시간이 더 소요되었다(Barthel 지수 92/100). 도구적 일상생활능력(IADL)에서는 부분적으로 독립적인 상태였으며(Lawton IADL 척도 42/56), 약 복용에서 도움이 필요했고, 가스레인지를 끄는 것을 잊거나 같은 물건을 반복 구매하는 행동, 지하철에서 잘못 내리는 행동이 관찰되었다. 또한, 재정관리에서도 도움이 필요하였다.
우울 증상	GDS-15에서 1/15로, 유의한 우울 기분은 관찰되지 않았다.
임상 평가 및 단계	CDR에서 1/3점을 기록하여 경도 치매에 해당하였다. 기억력, 지남력, 판단 및 문제 해결, 가사 및 취미 활동, 지역사회 활동 영역에서 경도의 장애가 확인되었다.

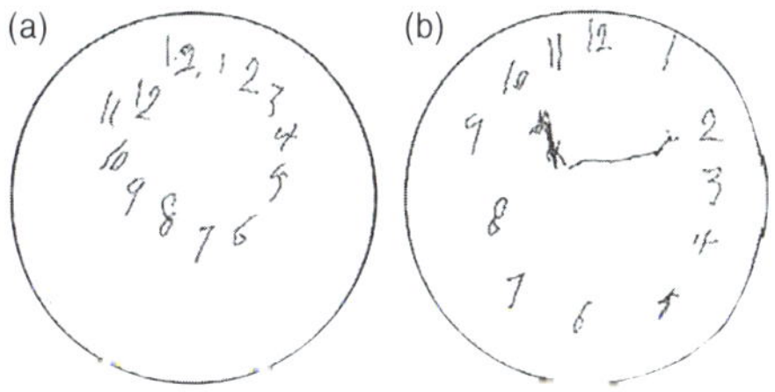

그림 2.32 Ms Leung의 시계 그리기 검사 결과. **(a)** 시계 그리기(3시 방향). **(b)** 시계 따라 그리기(10시 10분 방향)

보호자로부터 얻은 병력

Ms Leung의 딸은 어머니의 기억력 문제가 최근 1년 사이 더 뚜렷해졌다고 보고하였으며, 망상적 사고는 관찰되지 않았다. GPCOG 정보 제공자 면담을 통해, 약 2년 전과 비교했을 때 다음 영역에서 더 많은 어려움(×)을 보였거나 보존(○), 혹은 판단이 어려운 상태(?)로 확인되었다:

× 최근 사건 기억하기
× 최근 대화 회상하기
× 단어 찾기
? 금전 및 재정 관리
? 독립적으로 약물 복용하기
? 교통수단 이용하기

Ms Leung의 딸은 금전 및 재정 관리, 독립적인 약물 복용, 교통수단 이용 능력에 대해서는 판단이 어렵다고 하였으며, 이는 가사도우미가 금전 및 약물 관리를 돕고 있고 Ms Leung 본인이 외출이나 교통수단 이용을 자주 하지 않기 때문이었다. 그러나 Ms Leung은 인근 노인복지관과 공원을 방문하는 활동은 유지하고 있었다.

알츠하이머병 치매가 아닌 다른 치매를 의심할 만한 추가적인 임상 소견으로는 한쪽 통증과 경직(pain and unilateral rigidity)이 확인되었다. Ms Leung은 고혈압, 우측 황반변성(right macular degeneration), 유방암, 전슬관절치환술(total knee replacement), 자궁탈출증(prolapsed uterus)을 기저질환으로 가지고 있다. 현재 Ms Leung은 노인의학 외래진료소(geriatric outpatient clinic)에서 처방받은 고혈압약을 복용 중이다. 정신질환이나 치매의 가족력은 보고되지 않았다. Ms Leung은 초등학교 3학년까지 약 3년간 정규 교육을 받았다.

신체 진찰

전반적인 신체 진찰에서는 정서 표현 문제나 위생 문제는 발견되지 않았다. 심잡음(heart murmur)이 확인되었으나, 그 외 심혈관계(CVS) 및 중추신경계(CNS) 진찰에서는 특이 소견이 없었다.

검사

갑상선자극호르몬(TSH) 및 유리 T4(free T4) 검사를 시행하였다.

진단

알츠하이머병 (잠정적 진단)

치료

Ms Leung에게 도네페질 5 mg을 1일 1회 복용하도록 처방하였다. 또한, 인지기능 저하를 지연시키고 삶의 질을 유지하기 위해, 주 2회 전문화된 주간 보호 프로그램(day care service)에 참여하여 체계적이고 맞춤화된 중재 프로그램 및 인지자극 활동을 받을 것을 권고하였다.

일차의료팀을 위한 제안

Ms Leung의 경우, 증상 양상은 초기 알츠하이머병 진단과 일치하지만, 경직(rigidity)의 존재는 추가 추적관찰이 필요하며, 2차 진료기관으로 의뢰가 권장된다. Ms Leung의 도네페질 복용 반응은 지속적으로 관찰해야 하며, 약물적 및 비약물적 중재와 조호 계획(care plan)은 최종 진단 결과에 따라 조정이 필요할 수 있다.

Ms Leung의 ADL/IADL 수행 능력은 인지 기능 평가 결과와 일치하였다. 예를 들어, 반복 구매 행동은 단기 기억력 저하와 관련이 있는 것으로 해석된다. 장소 지남력 손상은 평가 결과에서 심각하게 나타났으나, 평가 장소에 대한 익숙하지 않음으로 인해 점수가 과소 평가(underscoring)되었을 가능성도 고려해야 한다.

또한, Ms Leung은 증상이 4-5년 전부터 시작되었으나, 가족이 최근에서야 의료적 도움을 구한 점이 주목할 만하다. 이러한 지연은 치매 진행을 가속화시키고, 중재의 최적 시기를 놓치게 할 수 있다. 이는 치매에 대한 가족 보호자의 낮은 인식 수준과 관련될 수 있으며, 치매 관리 및 이용 가능한 서비스에 대한 정보 부족을 시사한다.

따라서, 일차의료팀은 Ms Leung의 가족에게 질환에 대한 교육, 적절한 조호 기술, 사용 가능한 자원(**5.2절 참조**)에 대한 정보를 제공하고, 향후 치매의 진행 단계에 대비할 수 있도록 준비시키는 것이 중요하다.

사례 043 급속 발현에 대한 자각을 동반한 경우

83세 여성 Ms Wai는 약 3개월 전부터 관찰된 기억력 문제로 내원하였으며, 이에 대해 아들이 걱정하여 병원을 찾았다. Ms Wai는 가끔 자신이 있는 장소를 인식하지 못하거나, 버스에서 잘못 내리거나, 거주하는 아파트 건물에서 엘리베이터를 잘못된 층에서 내리는 등의 행동을 보였다. Ms Wai 본인도 자신의 기억력 저하를 자각하고 있었으며, 타인과 나눈 대화를 기억하지 못하는 경우가 있다고 보고하였다.

선별 평가 결과

인지기능	MMSE 점수는 20/30으로, 교육 수준을 보정한 결과 인지 장애는 시사되지 않았다. Ms Wai는 지연 회상(0/3)에서 장애가 있었으며, 시간 지남력(2/5), 장소 지남력(3/5), 계산 능력(3/5)에서 약간의 손상이 있었다. 반면, 3단계 명령 수행(3/3), 기억 등록(3/3), 언어(5/5), 시공간 감각(1/1)에서는 정상적인 수행을 보였다. 시계 그리기 검사에서는 숫자 배치 오류 및 시간 표기 누락으로 실행 기능 저하가 나타났으며, 따라 그리기 단계에서는 약간의 개선된 수행을 보였다. 시계를 읽는 능력은 유지되고 있었다(그림 2.33).
ADL/IADL	Ms Wai는 기본 일상생활능력(ADL)에서는 대부분 독립적이었으며(Barthel 지수 98/100), 계단 이용 시 약간의 어려움만 보고되었다. 도구적 일상생활능력(IADL)에서도 대부분 독립적이었으나(Lawton IADL 척도 55/56), 장보기 시 계획했던 물건을 깜빡하고 사지 못하는 경우가 있었다.
우울 증상	GDS-15에서 점수는 2/15로, 명확한 우울 기분은 관찰되지 않았다.

임상 평가 및 단계	CDR에서 0.5/3점을 기록하여 치매 의심 상태(questionable dementia)를 나타냈다. 지남력 및 지역사회 활동 영역에서 경도의 장애가 있었으며, 기억력, 판단 및 문제 해결, 가사 및 취미 활동 영역에서는 비교적 양호한 수행을 보였고, 개인 돌봄 영역에서는 정상이었다.

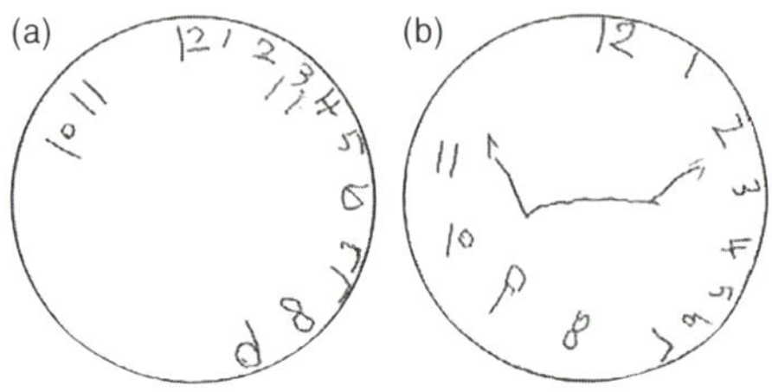

그림 2.33 Ms Wai의 시계 그리기 검사 결과. **(a)** 시계 그리기(3시 방향). **(b)** 시계 따라그리기(10시 10분 방향)

보호자로부터 얻은 병력

Ms Wai의 아들은 약 2-3개월 전부터 어머니의 기억력 문제가 나타나기 시작하여 이를 걱정해 왔다고 보고하였으며, 망상적 사고는 관찰되지 않았다. GPCOG 보호자 면담을 통해, 약 2년 전과 비교했을 때 다음 영역에서 더 많은 어려움(×)을 보였거나 보존(○)된 것으로 확인되었다:

× 최근 사건 기억하기
× 최근 대화 회상하기
○ 단어 찾기
○ 금전 및 재정 관리
○ 독립적으로 약물 복용하기
○ 교통수단 이용하기

알츠하이머병 치매가 아닌 다른 치매를 의심할 만한 추가적인 임상 소견은 확인되지 않았다. Ms Wai는 이상지질혈증(dyslipidemia)을 기저질환으로 가지고 있으며, 현재 천식(asthma) 치료를 위한 약물을 복용 중이다. 정신질환이나 치매의 가족력은 보고되지 않았다. Ms Wai는 정규 교육을 받은 적이 없으며, 보조기구 없이 보행이 가능하고 매주 교회에 참석하고 있다.

신체 진찰

전반적인 신체 진찰에서는 정서 표현 문제나 위생 문제는 발견되지 않았고, 심혈관계(CVS) 및 중추신경계(CNS) 진찰에서도 유의한 소견은 없었다.

검사

비타민 B12 및 갑상선자극호르몬(TSH) 검사를 시행하였다. 뇌 MRI에서는 혈관성 치매를 시사하는 소견은 없었으나, 대뇌 위축(cerebral atrophy)이 관찰되었다.

진단

알츠하이머병(기억저하 급속 발현 및 지남력 장애 동반).

치료

Ms Wai에게 도네페질 2.5 mg을 1일 1회 복용하도록 처방하였다. 또한, 인지 기능 저하를 지연시키고 삶의 질을 유지하기 위해, 주 2회 전문화된 주간 보호 프로그램(day care service)에 참여하여 체계적이고 맞춤화된 중재 프로그램 및 인지 자극 활동을 받을 것을 권고하였다.

일차의료팀을 위한 제안

Ms Wai의 경우, 급성 뇌졸중(acute stroke) 및 혈관성 치매(vascular dementia)가 감별진단으로 고려되었으나, 뇌 MRI 결과에서 혈관성 치매의 증거가 없어 이를 배제할 수 있었다. 증상 양상은 알츠하이머병의 전형적인 발현 연령과 MMSE에서 지연 회상(delayed recall)이 가장 먼저 영향을 받는 전형적인 장애 양상, 시계 그리기 검사 결과(그리기 단계에서 양성 소견, 따라 그리기 단계에서 수행 개선)와 일치하였다. 다만, 발병 속도가 비교적 급속(rapid onset)이며, 몇 개월 사이 현저한 악화와 자각 능력(self-awareness)이 보존된 점이 특징적이었다. 추가적인 뇌병변 가능성을 배제하기 위해 MRI 검사가 시행되었다.

의료진은 향후 추적관찰 시 Ms Wai의 기분 문제(mood problems)에 대한 주의를 기울이고, 도네페질 치료 반응과 경과를 지속적으로 모니터링해야 한다. 이와 유사한 경우에서는 콜린에스테라아제 억제제를 처방하지 않고 인지 기능 변화를 관찰하는 전략도 고려될 수 있다.

Ms Wai는 급속한 인지 기능 저하에도 불구하고, 인지적, 신체적, ADL/IADL 기능이 비교적 양호하여 이는 조호 계획(care plan) 수립 시 활용 가능한 강점으로 간주될 수 있다. 또 다른 강점은 아들의 높은 인식 수준으로, 조기에 의료적 도움을 요청하게 된 점이다.

일차의료팀은 Ms Wai와 그녀의 아들과 협력하여 질환에 대한 설명 및 향후 인지 변화 및 치료 반응을 모니터링해야 하는 필요성을 이해시키는 심리교육(psychoeducation)을 제공할 수 있다. 이는 향후 조호 계획을 수립하는 데 도움이 될 것이다. 이와 함께, 일차 진료 관점에서 뇌 건강을 위한 건강한 생활 습관 유지에 대한 일반적인 조언도 제공하는 것이 바람직하다.

사례 044 무가치감을 동반한 기억력 저하

83세 여성 Ms Wong은 약 2년 전부터 시작된 기억력 문제로 병원을 방문하였으며, 이에 대해 딸이 걱정하여 내원하였다. Ms Wong은 약속을 들은 직후에도 잊어버리거나, 같은 질문을 반복하거나, 같은 말을 계속 반복하는 등의 건망증 증상을 보였다. 또한, 가사 활동 및 요리 수행 능력도 저하된 상태였다. Ms Wong 본인도 기억력 저하를 자각하고 있었다.

선별 평가 결과

인지기능	MMSE 점수는 17/30으로, 교육 수준을 보정한 결과 인지 장애가 시사되었다. Ms Wong은 지연 회상(0/3), 계산(3/5), 시간 지남력(2/5), 장소 지남력(3/5), 시공간 감각(0/1)에서 장애가 있었으며, 기억 등록(3/3)과 언어(5/5)는 정상적으로 수행되었다. 시계 그리기 검사에서는 그리기 및 따라 그리기 모두에서 시간 표기가 부정확하여 경도의 장애가 확인되었다(그림 2.34).
ADL/IADL	Ms Wong은 기본 일상생활능력(ADL)에서는 대부분 독립적이었으나(Barthel 지수 96/100), 도구적 일상생활능력(IADL)에서는 부분 의존적인 상태였다(Lawton IADL 척도 47/56). 지역사회 접근과 무거운 가사 활동에서는 도움이 필요했다.
우울증상	GDS-15에서 점수는 9/15로, 우울 기분이 관찰되었다. Ms Wong은 자신이 항상 무가치하다고 느끼며, 이에 대해 괴로워하고 있다고 표현하였다.
임상 평가 및 단계	CDR에서 1/3점을 기록하여 경도 치매에 해당하였다. 지역사회 활동에서는 치매 의심 상태, 지남력, 기억력, 판단 및 문제 해결, 가사 및 취미 활동 영역에서는 경도의 장애가 확인되었다.

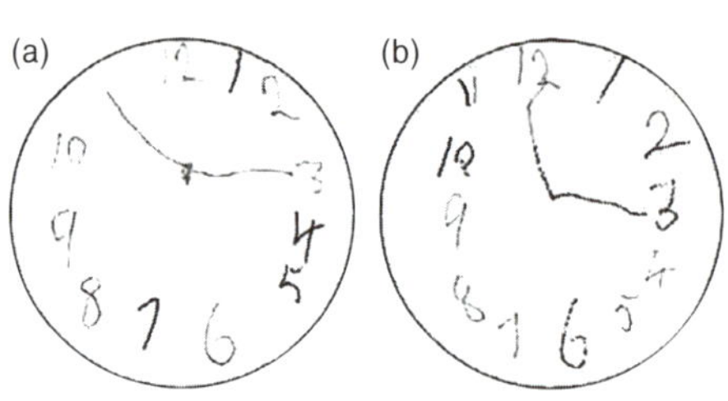

그림 2.34 Ms Wong 의 시계 그리기 검사 결과. **(a)** 시계 그리기(3시 방향). **(b)** 시계 따라 그리기(10시 10분 방향)

보호자로부터 얻은 병력

Ms Wong의 딸은 약 2년 전부터 어머니의 기억력 문제를 인지하고 걱정해 왔다고 보고하였으며, 망상적 사고는 관찰되지 않았다. GPCOG 보호자 면담을 통해, 약 2년 전과 비교했을 때 다음 영역에서 더 많은 어려움(×)을 보였거나 보존(○)된 것으로 확인되었다:

× 최근 사건 기억하기
× 최근 대화 회상하기
○ 단어 찾기
○ 금전 및 재정 관리
○ 독립적으로 약물 복용하기
○ 교통수단 이용하기

알츠하이머병 치매가 아닌 다른 치매를 의심할 만한 추가적인 임상 소견은 확인되지 않았다. Ms Wong은 고혈압 및 하지 정맥류(varicose veins)를 기저질환으로 가지고 있으며, 1년 전 낙상(fall) 병력이 있다. 현재 암로디핀 5 mg과 로사르탄 50 mg을 매일 복용하고 있었다. 정신질환이나 치매의 가족력은 보고되지 않았다. Ms Wong은 초등학교 3학년까지 약 3년간 정규 교육을 받았다.

신체 진찰

일반적인 검사 결과 영향이나 위생 문제는 발견되지 않았다. 중대한 심혈관계 또는 중추신경계 소견은 없었다.

검사

CBC, R/LFT, VDRL, 비타민 B_{12} , 공복혈당, TFT를 시행하였다. 검사 결과, CBC에서 Hb 10.7이 확인되었고, 비타민 B12 및 갑상선기능검사는 정상이었다. 뇌 CT 검사에서는 경도의 대뇌 위축(mild cerebral atrophy)이 관찰되었다.

진단

경미한 우울증을 동반한 알츠하이머병

치료

Ms Wong에게 리바스티그민 경피 제형 5 mg, 플루옥세틴 20 mg을 각각 1일 1회, 칼시츄(Calcichew; Ca 보충제) 1일 2회 복용하도록 처방하였다. 또한, 인지 기능 저하를 지연시키고 기분 및 삶의 질을 향상시키기 위해, 주 2회 전문화된 주간 보호 프로그램(day care service)에 참여하여 체계적이고 맞춤화된 중재 프로그램 및 인지 자극 활동을 받을 것을 권고하였다.

일차의료팀을 위한 제안

Ms Wong의 증상 양상은 우울증이 동반된 초기 알츠하이머병의 전형적인 형태를 보인다. 현재 단계에서는 ADL/IADL 및 인지 기능이 전반적으로 양호하나, 단기 기억력, 실행 기능(executive function), 고차원 인지 기능(higher-level cognitive functions)에서 뚜렷한 저하가 확인되고 있다. Ms Wong의 경우, 우울증이 주요 문제로 작용하며, 이는 전반적인 기능 악화에 추가적인 영향을 미칠 수 있다. 의료진은 Ms Wong의 콜린에스터라아제 억제제 및 SSRI (선택적 세로토닌 재흡수 억제제) 반응을 모니터링해야 하며, 추후 추적관찰 시 리바스티그민과 플루옥세틴의 용량을 임상적 상태에 따라 조정(titrate)해야 한다.

Ms Wong의 우울증 관리에서, 우울 기분을 유발하는 심리사회적 요인(psycho-social factors)을 파악하는 것이 중요하다. 치매와 우울증 사이에는 다양한 상호작용이 존재하지만, 이 사례에서는 Ms Wong 본인이 인지 기능 저하를 자각하면서 이에 대한 반응으로 우울증이 발생했을 가능성이 높다. 초기 치매 환자에서 자기 인식(self-awareness)이 유지되고 있는 경우, 미래에 대한 불안감을 가지는 것이 흔하며, 보호자나 가족, 친구들이 기억력 저하나 약점을 과도하게 강조하거나 비난하는 경우 이러한 감정이 악화될 수 있다. 이러한 경우에는 가족 교육(family education)을 통해 인식 개선이 필요하다. 또한, 일차의료팀은 Ms Wong이 의미 있는 여가 활동(meaningful leisure)과 실패 경험이 없는 활동(failure-free activities)에 참여할 수 있도록 지원해야 한다. 이는 '기억력 훈련'이나 '인지 향상'과 같은 활동의 이점을 강조하기보다는 현재 Ms Wong의 우울 기분과 무가치감으로 인해 그러한 활동이 거부되거나 무의미하다고 느낄 수 있기 때문이다. 현재 시점에서는 동기 부여(motivation) 및 기분 개선(mood improvement)이 우선적인 목표가 되어야 한다.

사례 045 양측 백내장(bilateral cataract)을 동반

90세 여성 Ms Choi는 기억력 문제와 망상(delusion) 증상으로 인해 딸의 걱정이 있어 병원을 방문하였다. Ms Choi는 약 3년 전부터 기억력 저하가 시작되었으며, 단기 기억력의 점진적인 저하가 관찰되었다. 주요 증상으로는 시간 지남력 장애, 사회적 상호작용 및 사회 활동 참여에 대한 낮은 동기 부여, 단어 찾기(word finding) 어려움이 있었으며, 특히 실물을 보아야만 단어를 떠올릴 수 있는 경우가 많았다.

선별 평가 결과

인지기능	MMSE 점수는 10/30으로, 교육 수준을 보정한 결과 인지 장애가 시사되었다. Ms Choi는 시간 지남력(0/5)과 장소 지남력(1/5)에서 중증의 장애를 보였으며, 주소를 제시해도 자신의 집 주소를 회상하지 못했으나, 인근 지역에서는 독립적으로 귀가가 가능하였다. 지연 회상(0/3), 계산(0/5), 3단계 명령 수행(1/3), 시공간 감각(0/1)에서도 중증의 장애가 있었다. 반면, 기억 등록(3/3)과 언어(5/5)는 정상적으로 수행되었다. 시계 그리기 검사에서는 실행 기능(executive function) 저하가 심하게 나타났으며, 시계 형태는 그려졌으나 따라 그리기(copying) 단계에서도 수행이 개선되지 않았다 (그림 2.35).
ADL/IADL	Ms Choi는 기본 일상생활능력(ADL)에서는 독립적이었다(Barthel 지수 100/100). 도구적 일상생활능력(IADL)에서는 대부분 독립적이었으나(Lawton IADL 척도 47/56), 지역사회 접근, 재정 관리, 식료품 구매에서 가끔 지원이 필요 필요했다.
우울 증상	CDS-15에서 점수는 5/15로, 유의한 우울 기분은 관찰되지 않았다.
임상 평가 및 단계	CDR에서 1/3점을 기록하여 경도 치매에 해당하였다. 기억력과 지남력에서는 중등도의 장애, 판단 및 문제 해결, 가사 및 취미 활동에서는 경도의 장애, 지역사회 활동에서는 치매 의심 상태가 확인되었다.

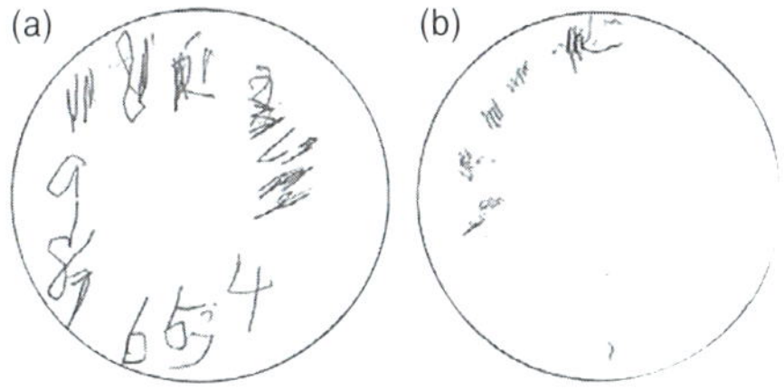

그림 2.35 Ms Choi의 시계 그리기 검사 결과. **(a)** 시계 그리기(3시 방향). **(b)** 시계 따라그리기(10시 10분 방향)

보호자로부터 얻은 병력

Ms Choi의 딸은 약 3년 전부터 어머니의 기억력 문제를 인지하고 걱정해 왔다고 보고하였으며, 망상적 사고(delusional ideations)가 관찰되었다. GPCOG 보호자 면담을 통해, 약 2년 전과 비교했을 때 다음 영역에서 더 많은 어려움(×)을 보였거나 보존(○)된 것으로 확인되었다:

× 최근 사건 기억하기

× 최근 대화 회상하기

× 단어 찾기

× 금전 및 재정 관리

○ 독립적으로 약물 복용하기

○ 교통수단 이용하기

알츠하이머병 치매가 아닌 다른 치매를 의심할 만한 추가적인 임상 소견은 확인되지 않았다. Ms Choi는 고혈압을 기저질환으로 가지고 있으며, 양측 백내장(bilateral cataracts)으로 인한 시야 흐림(blurry vision)이 있으나, 수술을 받지 않은 상태였다. 정신질환이나 치매의 가족력은 보고되지 않았다. Ms Choi는 초등학교 3학년까지 약 3년간 정규 교육을 받았다. 현재는 배우자를 사별하고 혼자 거주 중이며, 딸의 적극적인 돌봄 지원을 받고 있었다.

신체 진찰

전반적인 신체 진찰에서는 정서 표현 문제나 위생 문제는 발견되지 않았으며, 심혈관계(CVS) 및 중추신경계(CNS) 진찰에서도 유의한 소견은 없었다.

검사

CBC, ESR, R/LFT, 칼슘, VDRL, 비타민 B_{12} , 공복 혈당, 엽산, TSH/fT4를 검사를 시행하였다. 검사 결과는 다음과 같다. CBC: Hb 10.3 (normocytic normochromic),

ESR: 28, VDRL: 음성, 비타민 B12: 198 (저하), 엽산 및 TSH/fT4: 정상

뇌 CT 결과 좌측 전두엽의 수막종(1.9 cm × 1.6 cm × 1.3 cm), 경미한 측두엽의 뇌위축, 양쪽 기저핵의 열공 경색, 소혈관 질환(small vessel disease)이 확인되었다.

진단

중등도 알츠하이머병 및 경미한 비타민 B_{12} 결핍

치료

Ms Choi에게 도네페질 5 mg 1일 1회, 비타민 B 복합제 1일 1정, 아스피린 장용정 100 mg 1일 1회, 판토프라졸 40 mg 1일 1회를 복용하도록 처방하였다. 또한, 인지 기능 저하를 지연시키고 삶의 질을 유지하기 위해, 주 2회 전문화된 주간 보호 프로그램(day care service)에 참여하여 체계적이고 맞춤화된 중재 프로그램 및 인지 자극 활동을 받을 것을 권고하였다.

일차의료팀을 위한 제안

중등도 알츠하이머병에서는 망상(delusion)이 흔히 나타날 수 있다. 망상이 보

고될 경우, 그 내용과 이에 동반되는 기분 상태를 함께 평가하는 것이 중요하다. 특히 금전이나 개인 소지품과 관련된 도난 망상(delusions of theft)은 가족 및 조호자들에게 자주 경험되며, 이는 환자와 주변인 모두에게 심리적 고통을 초래할 수 있다. Ms Choi의 경우, 시력 저하와 고령으로 인한 취약성(frailty)이 MMSE 점수 저하에 영향을 미쳤을 가능성이 있으며, 병리학적으로는 해마경화증(hippocampal sclerosis)이 관련되어 있을 수도 있다. 그러나 치료 및 관리는 알츠하이머병의 병태생리를 기준으로 진행하는 것이 적절하다.

현재 Ms Choi는 증상의 악화로 중등도 치매 단계로 진행된 상태로 보인다. 이미 3년 전부터 증상이 관찰되었으나, 조기 중재가 이루어지지 않아 최적의 치료 시기를 놓친 상태이다. 이는 Ms Choi가 ADL/IADL에서 상당한 독립성을 유지하고 있었기 때문에 기억력 문제가 가려졌거나, 본인과 보호자가 치매에 대한 인식이 제한적이었을 가능성을 시사한다. 특히, 치매의 진단 기준에서는 ADL보다는 IADL의 장애가 진단 기준으로 간주된다는 점을 고려해야 하며(**1.3절 참조**), 일상생활에서의 높은 독립성은 초기 인지 장애를 쉽게 감지하기 어렵게 만들 수 있다. 이러한 경우, 보호자 교육(carer education)을 통해 질환에 대한 인식 향상과 적절한 대응 방법을 안내하는 것이 매우 중요하다. 보호자 교육은 Ms Choi의 조호 환경을 개선하고, 향후 조호 계획을 수립하는 데 필수적인 역할을 할 수 있다.

사례 046 치료 반응 평가

77세 여성 Ms Ng는 약 1년 전부터 시작된 기억력 문제로 병원을 방문하였으며, 이에 대해 남편이 걱정하여 내원하였다. 남편은 Ms Ng가 개인 물건을 잘못 두거나(예: 안경을 항상 찾는 행동), 같은 질문을 반복해서 하는 문제를 호소하였다. 이러한 행동은 남편과 아들 모두가 관찰한 바 있었다. Ms Ng 본인도 자신의 기억력 저하를 자각하고 있었다.

선별 평가 결과

인지 기능	MMSE 점수는 23/30으로, 교육 수준을 보정한 결과 인지 장애는 시사되지 않았다. Ms Ng는 지연 회상(0/3)에서 전혀 회상하지 못하였고, 시간 지남력(2/5)에서도 장애가 있었으며, 장소 지남력(4/5)에서는 약간의 어려움이 관찰되었다. 그러나 계산 능력(5/5)은 양호하였으며, 반복 뺄셈(subtraction) 수행 중 남은 수를 회상하는 데 약간의 어려움이 있었다. 기억 등록(3/3), 3단계 명령 수행(3/3), 언어(5/5), 시공간 감각(1/1)에서는 정상적인 수행을 보였다. 시계 그리기 검사에서는 음성(negative) 소견을 보였다.

ADL/IADL	Ms Ng는 기본 일상생활능력(ADL)에서는 독립적이었으며(Barthel 지수 100/100), 도구적 일상생활능력(IADL)에서도 대부분 독립적이었으나, 남편에 대한 높은 의존성이 확인되었다(Lawton IADL 척도 54/56).
우울 증상	GDS-15에서 점수는 1/15로, 명확한 우울 기분은 관찰되지 않았다.
임상 평가 및 단계	CDR에서 0.5/3점을 기록하여 치매가 의심되는 상태로 분류되었다. 기억력, 지남력, 판단 및 문제 해결 영역에서 치매 의심 수준의 장애가 확인되었다.

보호자로부터 얻은 병력

Ms Ng의 남편은 약 1년 전부터 아내의 기억력 문제를 인지하고 걱정해 왔다고 보고하였으며, 망상적 사고는 관찰되지 않았다. GPCOG 보호자 면담을 통해, 약 2년 전과 비교했을 때 다음 영역에서 더 많은 어려움(×)을 보였거나 보존(○)된 것으로 확인되었다:

× 최근 사건 기억하기
× 최근 대화 회상하기
× 단어 찾기
○ 금전 및 재정 관리
× 독립적으로 약물 복용하기
○ 교통수단 이용하기

알츠하이머병 치매가 아닌 다른 치매를 의심할 만한 추가적인 임상 소견은 확인되지 않았다. 가족력으로는 Ms Ng의 어머니가 치매를 앓았던 병력이 있었으며, 그 외 정신질환의 가족력은 보고되지 않았다. Ms Ng는 고등 교육을 받았으며, 교사로 교육을 받은 이력이 있다. 사회적 지원이 양호하며, 매주 자매와 함께 마작을 즐기고 있었다.

신체 진찰

전반적인 신체 진찰에서는 위생 문제(hygiene problem)가 확인되었으나, 정서 표현 문제는 없었다. 혈압은 141/91 mmHg로 측정되었으며, 심혈관계(CVS) 및 중추신경계(CNS) 진찰에서는 유의한 소견이 없었다.

검사

CBC, ESR, R/LFT, 칼슘, 매독 검사(VDRL), 비타민 B12, 공복혈당, 공복지질검사, 요배양검사, RUA c micro, CXR, ECG를 시행하였다. 모든 검사는 정상으로 확인되었으나, 공복지질검사에서 고지혈증이 확인되었다. 뇌 MRI에서는 내측 측두엽(medial temporal)의 두께 감소가 관찰되었다.

진단

초기 알츠하이머병

치료

Ms Ng에게 도네페질 5 mg을 1일 1회 복용하도록 처방하였다. 또한, 인지 기능 저하를 지연시키고 삶의 질을 유지하기 위해, 주 2회 전문화된 주간 보호 프로그램(day care service)에 참여하여 체계적이고 맞춤화된 중재 프로그램 및 인지 자극 활동을 받을 것을 권고하였다.

일차의료팀을 위한 제안

이 사례는 매우 초기 단계의 알츠하이머병(very early Alzheimer's disease)으로, 감별진단으로는 경도 인지 장애 및 인지 취약성(cognitive frailty)을 고려할 수 있다. 본 사례에서는 비교적 젊은 연령에서 증상이 발현되었으며(이는 공격적인 아밀로이드 축적을 시사할 수 있음), 시계 그리기 검사에서 음성(negative) 결과가 나타나는 등의 비전형적인 특징이 확인되었다.

Ms Ng의 도네페질 반응은 임상 증상 및 기능 변화 측면에서 면밀히 모니터링해야 한다. 감별진단 검토와 도네페질 및 비약물적 중재에 대한 전형적/비전형적 반응 양상 파악을 위해 전문의들과의 사례 회의(case conference)가 권장된다. 치료 반응에 대한 밀접한 관찰은 진단 확정 및 향후 중재 방안을 결정하는 데 중요한 정보를 제공할 것이다.

Ms Ng의 경우, 경미한 장애만이 평가에서 확인되었음에도 가족 보호자가 매우 초기 단계에서 인지 저하를 발견한 것은 높은 보호자 인식 및 지지력을 보여주는 강점이다. 그러나 일차의료팀은 보호자에게 과도한 조호와 직접적인 지원에 지나치게 의존하지 않도록 주의를 줄 필요가 있다. 현재 평가 결과에 따르면 Ms Ng의 기능은 양호하므로, 남편에 대한 과도한 의존은 피하는 것이 바람직하다.

현재 단계에서는 Ms Ng가 일상 활동에 적극적으로 참여하고, 약물 치료를 잘 이행하며, 비약물적 중재와 활동에 참여하도록 동기를 부여하는 것이 우선 과제가 되어야 한다.

2.4 이상 행동 관련 증상호소

사례 047 망상을 동반한 인지 저하

69세 여성 Mrs Lau는 망상 증상으로 병원을 방문하였으며, 이에 대해 남편이 걱정하여 내원하였다. Mrs Lau는 남편이 자신의 개인 소지품을 훔친다고 의심하는 망상적 사고를 보였다. 또한, 최근 사건을 잘 기억하지 못하고 인지 기능이 저하되었다고 보고되었다.

선별 평가 결과

인지 기능	MMSE 점수는 19/30으로, 교육 수준을 보정한 결과 인지 장애가 시사되었다. Mrs Lau는 시간 지남력(2/5), 지연 회상(0/3), 계산 능력(1/5)에서 장애가 있었으며, 장소 지남력(4/5)에서는 약간의 장애가 관찰되었다. 반면, 기억 등록(3/3)과 언어(5/5)는 정상적으로 수행되었다.
ADL/IADL	Mrs Lau는 약물 복용, 식사 준비, 지역사회 접근, 재정 관리 등 대부분의 도구적 일상생활능력(IADL) 영역에서 인지 장애로 인해 도움이 필요한 상태였다.
임상 평가 및 단계	GDS 4단계에 해당하여 경도 치매(mild dementia)가 시사되었다. 최근 사건과 현재 상황에 대한 지식 저하, 이동 및 재정 관리 능력 저하, 복잡한 과업 수행 불능이 확인되었다.

보호자로부터 얻은 병력

Mrs Lau의 남편은 약 2년 전부터 아내의 기억력 문제를 인지하고 걱정해 왔다고 보고하였으며, 망상적 사고(delusional ideations)로 아내가 자신의 개인 소지품을 훔쳤다고 의심하는 증상이 관찰되었다. GPCOG 보호자 면담을 통해, 약 2년 전과 비교했을 때 다음 영역에서 더 많은 어려움(×)을 보였거나 보존(○)된 것으로 확인되었다:

× 최근 사건 기억하기
× 최근 대화 회상하기
○ 단어 찾기
× 금전 및 재정 관리
× 독립적으로 약물 복용하기
× 교통수단 이용하기

알츠하이머병 치매가 아닌 다른 치매를 의심할 만한 추가적인 임상 소견은 확인되지 않았다. Mrs Lau는 고혈압과 고지혈증을 기저질환으로 가지고 있으며, 약

6년간 초등 교육을 받았다.

검사

CBP, ESR, R/LFT, 칼슘, 비타민 B_{12}, 및 엽산 검사가 시행되었다. 뇌MRI 결과는 내측 측두엽(MTL) 위축이 없었으며, 연령 관련 백질 변화(ARWMC) 1단계가 확인되었다.

진단

경증 알츠하이머병(해마 보존형)

치료

Mrs Lau에게 도네페질 5 mg을 격일(alternate night)로 복용하도록 처방하였다. 또한, 인지 기능 및 자가 돌봄 기능 유지를 위해 인지 자극 활동이 포함된 센터 기반 프로그램에 참여할 것을 권고하였다. Mrs Lau는 규칙적인 운동, 건강한 식습관, 정신적 자극 활동, 활발한 사회적 생활을 유지하도록 격려받았다. 행동 문제 및 정신행동증상을 관리하기 위한 비약물적 중재도 함께 권장되었다.

일차의료팀을 위한 제안

Mrs Lau의 경우 비교적 젊은 나이(69세)에 알츠하이머병이 발병하였다는 점은 일차의료팀이 주의 깊게 살펴야 할 여러 영역을 시사한다. 첫 번째로, 추가적인 검사가 필요하며, 해마 위축 및 다른 병변을 확인하기 위해 MRI 검사를 실시하고, PiB PET 아밀로이드 영상(PiB PET amyloid imaging)도 권장될 수 있다. 도네페질 치료 반응 역시 지속적으로 모니터링해야 한다. 또한, Mrs Lau의 낮은 교육 수준은 인지 예비능(cognitive reserve)이 낮아 증상 발현이 비교적 이른 시기에 나타났을 가능성을 시사한다. 고혈압은 알츠하이머병의 위험 인자로 알려져 있으므로, 69세에 발병한 Mrs Lau의 사례는 고혈압 및 기타 심혈관 위험 요인의 철저한 조절과 약물 복용 순응도의 중요성을 다시 한번 강조해준다.

Ms Ng 사례와 마찬가지로, 인지 장애 양상과 증상은 알츠하이머병과 일치하지만, 조기에 나타난 망상(delusions)은 단순한 기억력 문제 이외의 원인을 추가로 평가해야 함을 시사한다. 예를 들어, 일차의료팀은 가정 방문을 통해 환경적 요인을 평가하고 수정할 수 있는 부분이 있는지 확인할 수 있다. 또한, Ms Lau가 개인 소지품을 보관할 수 있는 충분한 공간이 확보되어 있는지, 가정이 어수선하거나 정돈되지 않은 상태는 아닌지 등의 단서를 찾아볼 필요가 있다.

Mrs Lau와 남편과의 관계 역시 확인해야 할 요소이며, 망상 내용과 관련하여 보호자 스트레스 관리도 조호 계획에서 중요한 부분을 차지한다. 일차의료팀은 가족과 협력하여 돌봄 역할을 분담하거나 일부 역할을 다른 가족 구성원에게 분담/전환(sharing/shifting)할 수 있는 가능성을 논의해야 하며, 이를 통해 남편의 탈진(burnout) 및 심리적 부정적 영향을 예방할 수 있도록 해야 한다.

사례 048 길을 잃는 증상(getting lost)을 동반

78세 여성 Mrs Cheung은 기억력 문제로 병원을 방문하였으며, 이에 대해 딸이 걱정하여 내원하였다. Mrs Cheung은 길 찾기(wayfinding)와 지남력(orientation)에 어려움을 보이며, 인지 기능 저하가 관찰되었다.

선별 평가 결과

인지기능	MMSE 점수는 24/30으로, 인지 장애는 시사되지 않았다. Mrs Cheung은 지연 회상(1/3)에서 장애가 있었고, 시간 지남력(4/5), 장소 지남력(4/5), 계산 능력(3/5)에서 약간의 어려움이 있었다. 반면, 기억 등록(3/3), 언어(5/5), 3단계 명령 수행(3/3), 시공간 감각(1/1)은 정상적으로 수행되었다. MoCA 점수는 15/30으로, 경도 인지 장애(mild cognitive impairment)가 시사되었다. 시공간/실행 기능(visuospatial/executive performance, 2/5), 주의(attention, 1/2), 추상적 사고(abstraction, 0/2), 지연 회상(delayed recall, 0/5)에서 장애가 관찰되었다.
ADL/IADL	기본 일상생활능력(ADL)에서는 독립적인 상태였으나, 도구적 일상생활능력(IADL)에서는 경도의 저하가 있었다.
우울증상	GDS-15에서 4/15로, 유의한 우울 증상은 시사되지 않았다.
임상 평가 및 단계	GDS 3단계에 해당하여 경도 인지 장애가 시사되었다. Mrs Cheung은 낯선 장소로 이동할 때 길을 잃는 경우가 있었고, 글을 읽은 후 정보를 거의 기억하지 못하였다. 새로 만난 사람의 이름을 기억하는 능력이 저하되어 있었으며, 검사 중 집중력 장애도 확인되었다.

보호자로부터 얻은 병력

Mrs Cheung의 딸은 약 2년 전부터 어머니의 기억력 문제를 인지하고 걱정해왔다고 보고하였으며, 망상적 사고는 관찰되지 않았다. GPCOG 보호자 면담을 통해, 약 2년 전과 비교했을 때 다음 영역에서 더 많은 어려움(×)을 보였거나 보존(○)된 것으로 확인되었다:

× 최근 사건 기억하기

× 최근 대화 회상하기

○ 단어 찾기
× 금전 및 재정 관리
× 독립적으로 약물 복용하기
× 교통수단 이용하기

알츠하이머병 치매가 아닌 다른 치매를 의심할 만한 추가적인 임상 소견은 확인되지 않았다. Mrs Cheung은 고혈압(hypertension), 당뇨병(diabetes), 고지혈증(hypercholesterolemia), 경도의 우울증(mild depression)을 기저질환으로 가지고 있다. 교육 수준은 명확하지 않으나, 6개월 이상 2년 미만의 교육을 받은 것으로 추정된다.

검사

CBP, ESR, R/LFT, 칼슘, 비타민 B_{12}, 및 엽산 검사가 시행되었다. 뇌MRI 결과 내측 측두엽 위축(MTLA) R = 6.9, L = 7.0, Scheltens 점수: 우측 = 좌측 = 2점, 연령 관련 백질 변화(ARWMC) 3/3, 빈 안장(empty sella) 소견이 나타났다.

진단

소혈관 질환(small vessel disease)을 동반한 초기 알츠하이머병

치료

Mrs Cheung에게 도네페질 5 mg 1일 1회, 에소메프라졸 20 mg 1일 1회를 복용하도록 처방하였다. 또한, 인지 기능 유지 및 삶의 질 향상을 위해 인지 자극 활동이 포함된 센터 기반 프로그램(centre-based programme)에 참여할 것을 권고하였다. 정기적인 운동, 건강한 식습관, 정신적 자극 활동(mental stimulation), 스트레스 관리, 활빈한 사회적 생활(social life) 유지도 함께 권장되었다.

일차의료팀을 위한 제안

이것은 소혈관 질환을 동반한 알츠하이머병의 전형적인 사례이다. 당뇨병은 알츠하이머병의 위험 요인으로 알려져 있으며, 인슐린 저항성은 제2형 당뇨병의 핵심 특징이자 알츠하이머병의 중요한 특징('뇌 인슐린 저항성' 개념)이다(5,6). Mrs Cheung의 사례는 심혈관 위험 요인 치료를 최적화해야 할 필요성을 강조한다. 그녀의 낮은 교육 수준과 신경 병리를 감추기 위한 인지 예비능이 낮을 가능성을 고려할 때 알츠하이머병은 아직 초기 단계일 가능성이 높다. ADL/IADL 수행 능력도 만족스러웠으며, 이는 강점으로 간주되어야 한다. 그러나 일차의료팀은 MMSE

에서 방향 감각이 양호한 것으로 보이는 점과 낯선 곳에서 길을 잃었다는 보고된 병력 사이에 불일치가 있다는 점에 주목해야 한다. 안전 예방 조치 측면에서 치료 계획을 수립하기 위해서는 Mrs Cheung의 지역사회 내 이동 능력에 대한 추가 조사와 길을 찾지 못했던 이전 에피소드에 대한 자세한 병력이 필요하다. 인지능력 저하를 나타내는 것인지, 아니면 인지능력 변화와 무관한 생활 습관(예: 특정 교통수단에 익숙하지 않은 경우)과 관련이 있는지 여부를 조사해야 한다. 어떤 경우이든, 외출 시 위치 추적 장치(location-tracking device)를 사용하는 것이 Mrs Cheung의 안전 확보를 위해 바람직하다.

사례 049 "돈을 가져갔다"는 망상적 사고 동반

78세 여성인 Mrs Choi는 기억력 문제로 병원을 방문하였으며, 이에 대해 아들이 걱정하여 내원하였다. Mrs Choi는 단기기억력저하(예: 반복적인 질문과 신분증 분실)와 익숙한 장소에서 길을 찾는 데 문제가 있는 것으로 나타났다. Mrs Choi는 가족 구성원이 자신의 돈을 훔쳤다고 가끔 의심하였으며, 은행에서 돈이 사라졌다고 주장하며 3일 연속 은행에 찾아가는 사건이 발생하기도 하였다.

선별 평가 결과

인지 기능	MMSE 점수는 16/30으로, 교육 수준을 보정한 결과 인지 장애가 시사되었다. Mrs Choi는 지연 회상(0/3), 시간 지남력(1/5), 장소 지남력(2/5), 계산 능력(1/5)에서 장애가 있었으며, 기억 등록(3/3), 언어(5/5), 3단계 명령 수행(3/3), 시공간 감각(1/1)에서는 정상적인 수행을 보였다. 시계 그리기 검사(Clock Drawing Test)에서는 음성(negative)으로 확인되었다.
ADL/IADL	Mrs Choi는 기본 일상생활능력(ADL)에서는 독립적이었으며(Barthel 지수 100/100), 세탁은 독립적으로 수행하였고, 식료품 구매는 빵과 오렌지 같은 간단한 품목만 구매할 수 있는 일부 독립적인 상태였다. 약물 복용 시 전화 알림이 필요한 도움을 받았으며, 식사 준비와 가사 활동에서도 지원이 필요하였다. 지역사회 접근은 대부분 자신의 거주 단지 내에 머무르며, 감독이 필요하였고, 재정 관리는 아들이 용돈을 지급하는 형태로 이루어졌다. 외부와의 연락에서는 전화번호 기억에 어려움이 있었다(Lawton IADL 척도 32/56).
임상 평가 및 단계	GDS 4단계에 해당하여 경도 치매가 시사되었다. 임상 면담 중 명확한 인지 결손이 확인되었으며, 현재 및 최근 사건에 대한 지식 저하, 이동 및 재정 관리 능력 감소, 반복 뺄셈 수행 중 집중력 저하가 관찰되었다.

보호자로부터 얻은 병력

Mrs Choi의 아들은 약 1년 전부터 어머니의 기억력 문제를 인지하고 걱정해 왔다고 보고하였으며, 망상적 사고(delusional ideations)로 가족 구성원이 돈을 훔쳤다고 가끔 의심하는 증상이 있었다. GPCOG 보호자 면담을 통해, 약 2년 전과 비교했을 때 다음 영역에서 더 많은 어려움(×)을 보였거나 보존(○)된 것으로 확인되었다:

× 최근 사건 기억하기
× 최근 대화 회상하기
○ 단어 찾기
× 금전 및 재정 관리
× 독립적으로 약물 복용하기
× 교통수단 이용하기

알츠하이머병 치매가 아닌 다른 치매를 의심할 만한 추가적인 임상 소견은 확인되지 않았다. Mrs Choi는 고혈압, 고지혈증, 관상동맥질환을 기저질환으로 가지고 있으며, 정신질환이나 치매의 가족력은 보고되지 않았다. 교육 수준은 명확하지 않으나, 2년 이상의 교육을 받은 것으로 추정되었다.

진단

초기 알츠하이머병

치료

Mrs Choi에게 도네페질 5 mg을 격일(alternate night) 복용하도록 처방하였다. 또한, 인지 기능 유지 및 삶의 질 향상을 위해 인지 자극 활동이 포함된 센터 기반 프로그램에 참여할 것을 권고하였다.

일차의료팀을 위한 제안

이 사례는 매우 초기 단계의 알츠하이머병(very early Alzheimer's disease)으로, 평가 결과에서 전형적인 장애 양상(typical pattern of impairment)이 확인되었다. Mrs Choi는 시계 그리기 검사(Clock Drawing Test)에서는 다른 인지 검사보다 양호한 수행을 보였으며, 이는 도네페질에 대한 좋은 반응 가능성을 시사한다. 그러나 MMSE 점수는 치매 단계에 비해 다소 낮은 경향을 보였다.

이 사례에서 관찰된 망상(delusion)과 같은 문제 행동 및 정신행동증상은 알츠하이머병의 인지 증상을 악화시키고 지역사회 기능 에 영향을 미칠 수 있다.

현재 Mrs Choi는 대부분의 도구적 일상생활능력(IADL) 영역에서 기능 저하가 관찰되고 있으며, 이러한 상황에서 망상이 적절히 관리되지 않을 경우 증상의 악화로 이어질 가능성이 높다. 이에 따라 치료 계획에서는 이러한 망상의 발생과 그로 인한 부정적 결과를 예방하거나 최소화하는 전략 수립이 중요하다.

특히 보호자들에게는 이러한 망상 상황에서 효과적으로 대응할 수 있도록 적절한 돌봄 기술 및 의사소통 방법을 교육해야 한다. 예를 들어, Mrs Choi가 절도를 의심할 경우 직접적으로 반박하거나 논쟁을 피하고, 환자가 자신의 개인 소지품을 안전하게 보관할 수 있도록 잠금 장치가 있는 서랍이나 찬장을 마련해 주는 방법이 있다. 이때, 열쇠 분실에 대비해 여분의 열쇠는 별도의 안전한 장소에 보관해야 한다. 또한, Mrs Choi가 외출 중일 때 가사 및 개인 물품 정리를 진행하여 환자가 정리 과정에서 오해하거나 의심하지 않도록 해야 하며, 물건은 항상 원래 위치에 두어 혼란을 최소화할 필요가 있다.

이와 더불어, Mrs Choi의 망상으로 인해 발생할 수 있는 보호자의 스트레스와 가족 내 긴장 문제 역시 중요한 관리 영역이다. 일차의료팀은 보호자의 스트레스 수준을 지속적으로 평가하고, 필요한 경우 돌봄 부담을 다른 가족 구성원과 분담하거나 외부 지원을 연계하는 등의 방법으로 심리적 부담을 경감시키는 전략을 함께 마련해야 한다. 이를 통해 Mrs Choi의 증상 악화를 방지하고 보호자 및 가족의 삶의 질 또한 함께 향상시킬 수 있을 것이다.

사례 050 내가 그 돈을 어떻게 썼지?": 재정 관리 문제 동반

81세 남성 Mr Hui는 방문 요양팀(home care team)의 사회복지사가 기억력 문제를 걱정하여 병원을 방문하였다. Mr Hui는 단기 기억력 저하가 관찰되었으며, 이는 약속과 식사 배달 일정을 잊어버리는 행동으로 나타났다. 또한, 재정 관리 능력(financial ability)에서도 저하가 확인되었으며, 큰 금액의 현금을 인출하고도 그 사용처를 설명하지 못하는 모습이 관찰되었다.

선별 평가 결과

인지 기능	MMSE 점수는 13/30으로, 교육 수준을 보정한 결과 인지 장애가 시사되었다. Mr Hui는 계산 능력(0/5), 시공간 감각(0/1), 지연 회상(1/3), 언어(2/5)에서 장애가 있었으며, 시간 지남력(3/5), 장소 지남력(3/5), 기억 등록(2/3), 3단계 명령 수행(2/3)에서도 약간의 어려움이 관찰되었다. 시계 그리기 검사(Clock Drawing Test)에서는 양성(positive) 소견이 확인되었으며, 시계 구성 지시에 따라 시계를 그리지 못했다(그림 2.36). 숫자가 기입된 시계판을 제공하고 시간을 표시하도록 요청하였을 때, 시침과 분침을 이용하지 않고 시계판 위에 숫자로 시간을 써넣는 모습을 보였으며, 이는 개념적 결손(conceptual deficits)을 시사한다.

ADL/IADL	Mr Hui는 기본 일상생활능력(ADL)에서는 독립적이었다(Barthel 지수 100/100). 도구적 일상생활능력(IADL)에서는 외부 의사소통과 세탁에는 독립적이었으며, 가사 활동에서는 부분적 독립 상태였으나, 직원들이 악취 문제를 보고하였다. 식사 준비에는 도움이 필요하여 식사 배달 서비스를 이용하고 있었으며, 물 끓이기 정도는 가능하였다. 재정 관리(financial handling)와 식료품 구매에서는 지원이 필요하였고, 약물 복용과 지역사회 접근(인근 지역 한정)에서도 감독이 필요한 상태였다(Lawton IADL 점수 39/56).
임상 평가 및 단계	GDS 4단계에 해당하여 경도 치매가 시사되었다. 현재 및 최근 사건에 대한 지식이 감소하였으며, 이동 능력과 재정 관리 능력 역시 저하되어 있었다. 그러나 일반적인 시간 및 장소 지남력과 익숙한 장소로의 이동 능력은 유지되고 있었다.

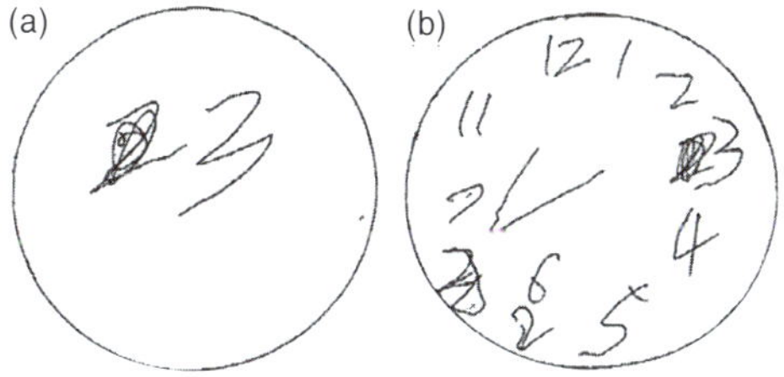

그림 2.36 Mr Hui의 시계 그리기 검사 결과. **(a)** 시계 그리기(3시 방향). **(b)** 시계 따라그리기(10시 10분 방향)

보호자로부터 얻어낸 병력

Mr Hui의 사회복지사는 몇 달 전부터 그의 기억력 문제를 인지하고 걱정해 왔다고 보고하였으며, 망상적 사고(delusional ideations)는 관찰되지 않았다. GP-COG 보호자 면담을 통해, 약 2년 전과 비교했을 때 다음 영역에서 더 많은 어려움(×)을 보였거나 보존(○)된 것으로 확인되었다:

- × 최근 사건 기억하기
- × 최근 대화 회상하기
- ○ 단어 찾기
- × 금전 및 재정 관리
- × 독립적으로 약물 복용하기
- ○ 교통수단 이용하기

알츠하이머병 치매가 아닌 다른 치매를 의심할 만한 주사적인 임상 소견은 확인되지 않았다. Mr Hui는 고혈압과 양성 전립선 비대증을 기저질환으로 가지고 있으며, 정신질환이나 치매의 가족력은 보고되지 않았다. 교육 수준은 명확하지 않으나, 6개월 미만의 교육을 받은 것으로 추정되었다.

검사

CBC, ESR, R/LFT, 칼슘, 비타민 B_{12} , 엽산, 공복 혈당, 공복 지질 및 T4 검사들을 시행하였다.

진단

초기 알츠하이머병

치료

Mr Hui는 인지 기능 유지 및 삶의 질 향상을 위해 인지 자극 활동이 포함된 센터 기반 프로그램(centre-based programme)에 참여할 것을 권고받았다.

일차의료팀을 위한 제안

이 사례는 전형적인 초기 알츠하이머병으로, 시계 그리기 검사에서 그리기 단계에서 어려움을 보이고, 따라 그리기 단계에서 수행이 개선된 양상은 알츠하이머병의 전형적인 증상 양상과 일치한다. Mr Hui의 MMSE 점수는 현재 치매 단계에 비해 다소 낮은 수준이었으나, 이는 낮은 교육 수준과 그로 인한 상대적으로 낮은 인지 예비능(cognitive reserve)을 고려하여 해석해야 한다. 이러한 인지 예비능 부족은 알츠하이머병의 신경병리학적 영향을 보상하거나 가릴 수 있는 능력을 제한할 수 있다. 일차의료의사는 인지 기능 유지를 위한 콜린에스터라아제 억제제 사용을 고려할 수 있으며, 이는 비약물적 중재의 효과를 증진시키는 데에도 도움이 될 수 있다.

Mr Hui는 알츠하이머병의 전형적인 증상을 보이고 있어, 질환이 진행됨에 따라 기억력 및 기타 인지 기능 저하가 일상생활에 점점 더 영향을 미칠 것으로 예상된다. 이러한 점을 고려하여, 이 단계에서 사전 조호 계획(advance care planning)이 필요하다. 특히, 향후 재정 관리 및 조호 계획을 담당할 보호자(carer)를 지정하고, 가족 조호자(family carers)의 지원 가능성을 미리 파악해 두는 것이 중요하다.

현재 도움을 요청한 정보 제공자가 사회복지사(social worker)였기 때문에, Mr Hui의 가족 상황 및 현재 조호 체계에 대한 정보는 서비스 연계를 통해 확인할 수 있을 것으로 보인다. 일차의료팀은 Mr Hui가 곧 지역사회 내 생활에서 동반자의 지원을 필요로 하게 될 가능성에 주목해야 하며, 보호자(있는 경우)는 이를 대비하여 보다 적절한 조호 계획 및 준비를 갖출 수 있도록 지원해야 한다.

사례 051 한밤중 식사를 묻는 행동

90세 여성 Mrs Mok는 친구가 기억력 문제를 걱정하여 병원을 방문하였다. Mrs Mok는 단기 기억력 저하가 관찰되었으며, 이는 반복적인 질문(repeated questioning)과 귀중품을 잘못 두는 행동으로 나타났다. 또한, 시간 지남력 장애가 있었으며, 예시로 한밤중에 친구에게 전화를 걸어 식사를 했는지 물어보는 행동이 있었다. 길 찾기 능력에도 문제가 있었다.

선별 평가 결과

인지 기능	MMSE 점수는 8/30으로, 교육 수준을 보정한 결과 중증 인지 장애가 시사되었다. Mrs Mok는 시간 지남력(0/5), 장소 지남력(0/5), 지연 회상(0/3), 계산 능력(0/5), 시공간 감각(0/1)에서 중증의 장애가 있었으며, 3단계 명령 수행(2/3), 기억 등록(2/3), 언어(4/5)에서도 경도의 장애가 관찰되었다. 시계 그리기 검사에서는 시계판을 이해하거나 합리적으로 그리는 시도가 전혀 이루어지지 않았으며, 교육을 받았음에도 독립적으로 숫자를 기입할 수 없었다. 따라 그리기(copying) 단계에서는 다소 수행이 향상되었으나 여전히 시계를 완성하지 못하였고, 숫자를 복사하는 데에도 어려움을 보였다 (그림 2.37).
ADL/IADL	위생(침대 위에 화장지를 놓는 사고가 있었음), 목욕(의문), 계단 오르기, 옷 입기(옷을 갈아입지 않음)에 약간의 도움이 필요했지만 다른 ADL은 독립적이었다(바텔 지수 94/100). 약물 복용, 식사 준비(식사 배달 서비스 이용), 지역사회 접근(길을 잃은 적이 있음), 재정 처리(은행에 갈 때 도움이 필요하고 돈을 자주 잃어버림), 식료품 쇼핑(계산을 잊어버리고 디저트를 자주 사러 나감)에 도움이 필요하였다(상점 주인의 도움). 특히 가게 주인은 하루에 한 번만 거래하는 것으로 제한하고 있었다(Lawton IADL 척도 24/56).
임상 평가 및 단계	GDS 5단계에 해당하여 중등도 치매가 시사되었다. 면담 중 현재 자신의 삶과 관련된 주요 사항(예: 자신의 전체 주소, 전화번호, 사망한 남편의 이름)을 기억하지 못하였다. 시간 및 장소 지남력이 전반적으로 손상되어 있었으며, 40에서 4씩, 20에서 2씩 거꾸로 세는 데에도 어려움이 있었다. 배변 및 식사는 지원이 필요하지 않았으나, 적절한 옷을 선택하는 데 어려움이 있었으며, 위생 관리도 저하되어 있었다. 친구에 따르면 많은 옷을 보유하고 있음에도 불구하고 오랜 기간 같은 옷 만을 입는 경우가 있었다.

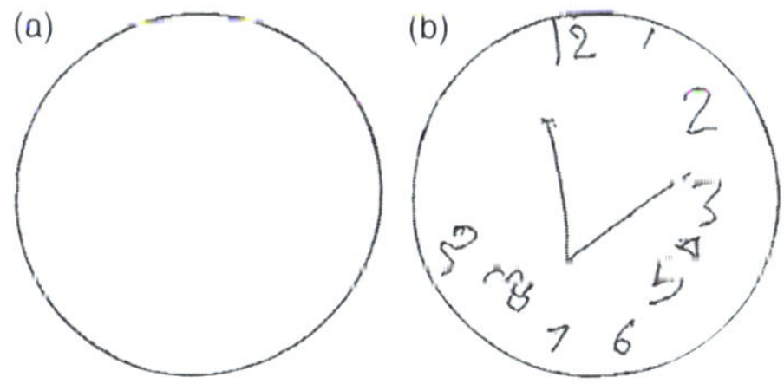

그림 2.37 Mrs Mok의 시계 그리기 검사 결과. **(a)** 시계 그리기(3시 방향). **(b)** 시계 따라그리기(10시 10분 방향)

보호자로부터 얻은 병력

Mrs Mok의 친구는 약 3년 전부터 Mrs Mok의 기억력 문제를 인지하고 걱정해 왔다고 보고하였으며, 망상적 사고는 관찰되지 않았다. GPCOG 보호자 면담을 통해, 약 2년 전과 비교했을 때 다음 영역에서 더 많은 어려움(×)을 보였거나 보존(○)된 것으로 확인되었다:

× 최근 사건 기억하기
× 최근 대화 회상하기
× 단어 찾기
× 금전 및 재정 관리
× 독립적으로 약물 복용하기
× 교통수단 이용하기

Mrs Mok가 디저트를 반복적으로 구매하려는 경향이 과식이나 단 음식에 대한 강한 욕구(craving sweet food)와 관련이 있는지는 명확하지 않았다. 알츠하이머병 치매가 아닌 다른 치매를 의심할 만한 추가적인 임상 소견은 확인되지 않았다. Mrs Mok는 고혈압을 기저질환으로 가지고 있으며, 정신질환이나 치매의 가족력은 보고되지 않았다. 교육 수준은 명확하지 않으나, 2년 이상의 교육을 받은 것으로 추정되었다. 현재 혼자 거주 중이었다.

검사

뇌 CT 검사를 시행하였다

진단

중등도 알츠하이머병

치료

보고 시점에서는 Mrs Mok의 약물 기록이 병원으로부터 확인 중이었기 때문에, 약물 처방은 이루어지지 않았다. 인지 기능 유지 및 삶의 질 향상을 위해 인지 자극 활동이 포함된 센터 기반 프로그램에 참여할 것을 권고하였다.

일차의료팀을 위한 제안

Mrs Mok는 알츠하이머병 증상이 발현되기에 다소 고령의 나이에서 내원하였으며, MMSE 점수는 질환 단계에 비해 다소 낮은 수준을 보였다. 이는 알츠하이머병에 더해 노화 관련 인지 취약성(age-related cognitive frailty)이 추가적으로 영향을 미쳤을 가능성을 시사한다. Mrs Mok의 현재 상태가 중등도 알츠하이머병에 해당하는 것으로 판단되므로, 이에 맞는 치료가 권장되며, 콜린에스터라아제 억제제(cholinesterase inhibitor) 사용이 적응증으로 고려된다.

보고된 증상과 전반적인 임상 양상을 바탕으로, 친구의 보고만으로 평가된 Mrs Mok의 ADL/IADL 기능 수준은 완전히 정확하지 않을 가능성이 있다. 특히 Mrs Mok는 혼자 거주하고 있으며, 친구가 그녀의 일상적인 자가 돌봄 능력에 대해 충분히 파악하지 못할 수 있다. 따라서 적절한 조호 계획을 수립하기 위해 일차의료팀은 가정 방문을 통해 직접적인 평가와 다양한 정보원을 통한 추가 정보 수집을 권장한다. Mrs Mok는 언어 및 주의 기능은 비교적 보존되어 있으나, 기타 인지 기능의 심각한 저하를 고려할 때 안전 확보 및 삶의 질 유지를 위해 전일 조호(full-time caring)가 권장된다.

사례 052 10년 전 교통사고가 난 사례

74세 Mr Yip는 약 2년 전부터 기억력 문제를 겪어왔다며 아들이 우려를 제기했다. Mr Yip는 개인 소지품을 잃어버리고, 여행에서 돌아온 후 집으로 가는 길을 찾지 못하며, 과거 사건의 날짜를 혼동하는 경우가 있었다(예: 20년 전에 일어난 사건을 며칠 전에 일어난 일로 착각하고, 최근에는 10년 전에 일어난 교통사고를 신고하러 경찰서에 갔다가 파일이 닫힌 상태로 돌아온 적이 있었다).

선별 평가 결과

인지기능	교육 수준을 고려한 MMSE에서 13/30점을 받았으며 인지기능 장애를 시사한다. Mr Yip는 시간(2/5)과 장소(2/5), 3단계 명령(1/3), 계산(1/5), 지연 회상(0/3), 시공간 기능(0/1)에 장애가 있었고 언어(4/5)에 약간의 어려움이 있었으며 등록(3/3)은 정상이었다. 시계 그리기 테스트에서는 시계 바늘의 숫자를 잘못 배치하여 절반은 시계 방향으로, 나머지 절반은 시계 반대 방향으로 표시했다. 시계를 보고 그리는 작업에서는 성능이 크게 향상되었다. 그는 시계를 읽을 수 있었다(그림 2.38).
일상생활능력	전화를 사용할 수 없다는 점을 제외하면 모든 ADL (바텔 지수 100/100)에서 독립적이었고 대부분의 IADL (로튼 IADL 척도 50/56)에서 독립적이었다.
우울 증상	GDS-15에서 총점 3/15점을 받았으며, 유의한 우울한 기분은 발견되지 않았다.
임상평가 및 단계	임상 치매 중증도평가에서 0.5/3점을 받아 치매 등급이 의심스러운 것으로 나타났다. 기억력, 방향감각에 경미한 장애를 보였다. 판단력, 문제 해결 능력이 뛰어났으며, 공동체 일과 가정 및 취미 생활에 있어서는 양호했고, 개인 관리에는 보통이었다.

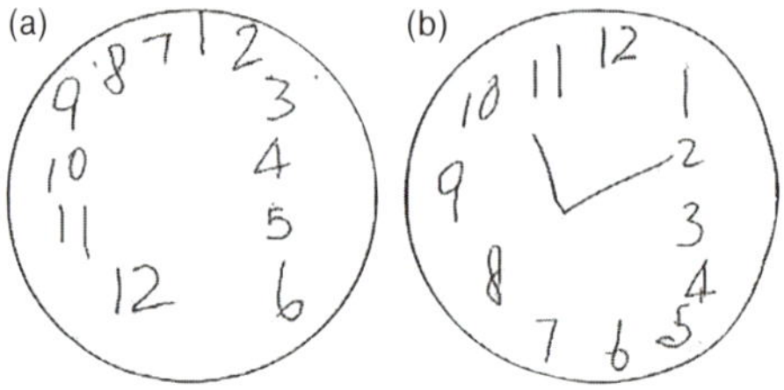

그림 2.38 Mr Yip의 시계 그리기 검사 결과. **(a)** 시계 그리기(3시 방향). **(b)** 시계 따라그리기(10시 10분 방향)

보호자로부터 얻은 병력

Mr Yip의 아들은 약 2년 전부터 아버지의 기억력 문제를 발견했다고 보고했다. 망상적 사고는 보고되지 않았다. GPCOG 면담을 통해 약 2년 전에 비해 다음 영역에서 더 많은 어려움을 보이거나(×) 보존된(○) 것으로 나타났다:

× 최근 사건 기억하기
× 최근 대화 회상하기
○ 단어 찾기
○ 금전과 재정 관리
× 독립적으로 약물 관리하기
× 교통수단 이용하기

알츠하이머병 치매가 아닌 다른 치매를 고려해야 할 추가적인 임상적 특징은 없었다. 정신과 질환이나 치매의 가족력은 보고되지 않았다. Mr Yip는 도움 없이 걷는다. 그는 P.6 (약 8년간의 교육)까지 교육을 받았다.

신체 진찰

신체 진찰 시 전반적으로 이상 소견이나 위생 문제는 발견되지 않았다. 중대한 심혈관계 또는 중추신경계 소견은 없었다.

검사

공복 혈당, 공복 지질, 비타민 B_{12}, 공복 혈당, 공복 지질, TFT가 처방되었다. 결과는 공복 당 검사에서 5.7로 나타났다. CT 뇌(일반) 스캔 결과 뇌 위축이 발견되었다.

진단

가능성이 높은 알츠하이머병(Probable AD)

치료

리바스티그민 패치(patch) 5 mg을 매일 처방받았다. Mr Yip는 일주일에 이틀 동안 전문 데이케어 서비스에 참여하여 체계적이고 맞춤화된 중재 프로그램과 인지 자극 활동을 받도록 권유받았고, 이를 통해 치매 악화를 지연시키고 삶의 질을 유지했다.

일차의료팀을 위한 제안

시계 그리기 테스트에서 양성 반응을 보인 알츠하이머병의 가능성이 있는 사례입니다. Mr Yip의 장애 패턴은 전형적인 알츠하이머병의 양상을 보이지만, 비교적 젊은 나이에 비해 MMSE 점수가 예상보다 약간 낮았으므로 아밀로이드 병리 부하가 높을 수 있다. 장소 지남력이 좋지 않은 것은 보호자가 정보를 제공하지 않고 평가 장소로 데려갔을 수 있다는 점을 고려하여 신중하게 해석해야 한다. 잠정 진단은 확진을 위해 시간이 지남에 따라 그의 인지기능을 관찰해야 한다. 한편, 인지기능이 저하되는 경우 콜린에스테라제 억제제를 투여할 수 있다.

장기기억과 단기기억의 혼동은 치매 중기 및 후기 단계에서 더 흔하게 나타날 수 있으며, 이는 Mr Yip의 인지 평가 결과와 일치하여 중등도 인지 장애를 나타낸다. 일차의료의사는 Mr Yip의 중등도 인지 장애를 고려할 때 ADL과 IADL이 예상보다 양호하게 나타났으며, 이는 Mr Yip의 강점으로 고려되어야 한다는 점에 주목해야 한다. 그러나 보호자는 더 많은 보살핌과 언어적 알림이 필요하고 잠재적인 안전 문제가 있는 상황에 동행해야 하므로 위험에 주의하고 Mr Yip의 상태를 과소평가하지 않아야 한다. 시간이 지남에 따라 Mr Yip의 혼란을 고려하여 일차의료팀은 Mr Yip에게 집중적인 현실 지각 훈련을 시도하거나 24시간 생활 일정에 현실 지각 훈련을 통합할 수도 있다.

사례 053 아내를 바닥에 밀치다

83세의 Mr Au는 기억력 문제, 성질 급함, 사회생활에 문제가 있다고 아들이 호소하며 병원에 왔다. 아들은 Au가 건망증(예: 아내의 요양원 관리비를 반복적으로 지불하는 것), 이성을 잃고 쉽게 흥분하며 판단력이 떨어진다고 호소했으며, 목격자(며느리)에 따르면 아내와 관련한 환각을 현실로 받아들여 요양원에서 아내(치

매 진단을 받은)와 싸우고 바닥에 밀치고 목을 조르는 사건이 있었다고 한다.

선별 평가 결과

인지기능	교육수준에 맞게 보정된 MMSE 점수 결과에서 21/30점으로 나타나 인지장애를 시사했다. Mr Au는 장소 지남력(1/5), 계산(3/5, 단서가 주어져도 나머지 부분을 기억하지 못함), 지연 회상(2/3), 3단계 명령(2/3), 시공간 관계(0/1)에서 장애를 보였다. 시계 그리기 테스트에서는 실행 기능과 시공간 관계에 약간의 장애가 있었으며 시계 화면의 숫자 간 간격에 오류가 있었다.
일상생활능력	Mr Au는 ADL에서 중간 정도의 의존도를 보였다(바텔 지수 87/100). 하반신 쇠약과 불안정한 걸음걸이로 인해 배변, 목욕, 이동, 보행, 계단 오르내리기를 할 때 감독이 필요했다. 장거리 여행 시 가끔씩 기능성 요실금(1년에 1-2회)이 발생했다. 그는 지역사회 생활 업무를 위해 가족의 정기적인 지원이 필요했고, 불안정한 걸음걸이로 인해 지역사회 접근에 대한 감독이 필요했으며, 재정 처리(아내의 주거 관리비를 처리할 수 없었지만 은행에서 돈을 인출할 수 있음)에 도움이 필요했다. 식사 준비와 집안일에 의존적이었다(주로 신체적 쇠퇴로 인해)(로튼 IADL 척도 38/56).
우울 증상	GDS-15에서 6/15점을 받았으며, 임상적으로 유의미한 우울 증상은 발견되지 않았다. 그러나 아내에 대한 걱정을 많이 하고 자신이 쓸모없다고 생각하는 것으로 관찰되었다. 그는 쉽게 피곤함을 느꼈다.
임상평가 및 단계	임상 치매 등급에서 0.5/3점, 의심스러운 등급을 나타낸다. 기억력에서 손상이 의심되는 소견을 보이고, 판단력 및 문제 해결 능력, 사회성, 방향감각, 가정 및 취미에 경미한 장애가 있다.

보호자로부터 얻은 병력

Mr Au의 아들은 약 1년 전부터 아버지의 기억력 문제를 발견했다고 보고했다. 망상적인 생각도 보고되었다. 그는 약 2년 전, 아내가 요양원에 입원한 것과 거의 같은 시기에 손떨림 증상을 보이기 시작했다. 그는 항상 아내의 인지 기능 저하의 주요 원인을 자신 탓으로 돌리며 아내에 대한 걱정을 많이 하는 것으로 알려졌다. 그는 거의 모든 사회 생활을 포기하고 하루의 대부분을 아내와 요양원에 머물렀다. 그는 요양원에 있는 아내에 대한 걱정 때문에 멀리 여행하는 것을 피하고 있다. GPCOG 정보 제공자 인터뷰를 통해 약 2년 전과 비교하여 다음 영역에서 더 많은 어려움을 보이거나(×), 유지(○)된 것으로 나타났다.

× 최근 이벤트 기억하기

× 최근 대화 불러오기

○ 단어 찾기

○ 금전과 재정 관리

○ 독립적인 약물 관리
○ 교통수단 이용하기

알츠하이머병 치매가 아닌 경우 고려해야 할 추가적인 임상적 특징은 없었다. Au는 당뇨병, 고혈압, 오래된 심근경색/허혈성 심장 질환, 이상지질혈증, 만성 폐쇄성 폐질환, 통풍, 전립선 경요도 절제술을 받은 양성 전립선 비대증, 경추 척수증 가능성이 있는 질환이 있다. 현재 암로디핀 5 mg 매일, 메토프롤롤 25 mg 1일 2회, 메트포르민 1 g 1일 2회, 심바스타틴 5 mg 야간, 알로푸리놀 200 mg 매일, 이소소르비드 모노니트레이트 20 mg 1일 3회 복용 중이다, 아스피린 100 mg 1일 2회, 베클로메타손 1일 2회 2퍼프, 살부타몰 1일 4회 4퍼프, 이프라트로피움 브로마이드 1일 4회 4퍼프, 크로타미톤 크림 PRN, 니트로글리세린 PRN. 정신과적 장애나 치매의 가족력은 보고되지 않았다. 그는 약 8년의 교육을 받았다. Au는 지팡이를 짚고 걸었다.

신체 진찰

일반적인 검사 결과 영향이나 위생 문제는 발견되지 않았다. 중대한 심혈관계 또는 중추신경계 소견은 없었다.

검사

공복혈당, 공복 지질, TSH/Free T4, 비타민 B_{12}, 공복 혈당, 공복 지질을 검사했다. TSH/FT4는 정상이었다. CT 뇌(일반) 스캔 결과 경미한 뇌 위축이 확인되었으며, 심각한 내측 측두엽 위축이나 소혈관 질환은 발견되지 않았다.

진단

초기 알츠하이머병

치료

리바스티그민 패치(patch) 4.6 mg을 매일 처방받았다. 그는 일주일에 이틀 동안 전문 데이케어 서비스에 참여하여 체계적이고 맞춤화된 중재 프로그램과 인지 자극 활동을 통해 악화를 지연시키고 삶의 질을 유지할 것을 권유받았다.

일차의료팀을 위한 제안

Au는 전형적인 장애 양상을 보이는 알츠하이머병을 앓고 있으며 시계 그리기 검사 결과도 양성이지만, MMSE에서 방향 감각이 좋지 않은 것은 보호자가 알리지 않고 평가 장소로 데려갔을 수 있다는 점을 고려하여 신중하게 해석해야 한다. 일차의료의사는 파킨슨병의 임상적 특징을 찾고, 피질 루이체 질환을 고려하고, 환각 및 렘수면 행동(REM sleep behavior)의 병력에 대해 질문해야 한다. 일차의료팀은 또한 Au의 과민 반응과 자책, 우울증 가능성에도 주의를 기울여야 한다. 리바스티그민 패치(patch) 치료를 시작하는 것이 적절하며, 리바스티그민으로 행동 문제가 개선되지 않는 경우 쿼티아핀과 같은 비정형 항정신병 약물을 고려해야 한다.

평가에서 나타난 Mr Au의 인지 기능은 양호한 편이었으므로 ADL 및 IADL은 예상보다 낮은 것으로 나타났다. 일차의료팀은 ADL/IADL의 장애가 고령 및 신체적 허약과 관련이 있는지, 아니면 치매의 불안한 행동 및 신경정신과적 증상과 관련이 있는지 살펴봐야 한다. 약물 관리에는 문제가 없는 것으로 보고되었지만, 다약제를 복용하고 있고 인지력이 계속 악화되고 있으므로 안전 예방 조치가 필요하다. Mr Au는 인지 장애보다 정신과적 증상이 더 두드러지므로, 의료진은 이러한 증상의 영향을 배제하고 증상이 안정된 후 재평가할 것을 권고했다.

사례 054 냄새나는 옷

80세 Mr Lau는 배우자가 자신의 기억력 문제에 대해 우려를 제기했다. 그의 아내는 약 12개월 동안 그의 기억력 저하를 호소했다. 그는 다른 사람과의 대화를 자주 잊어버리고, 돈을 잃어버리고, 이미 식사를 했다는 사실을 잊어버리는 등의 증상을 보였다.

선별 평가 결과

인지기능	교육 수준을 고려한 MMSE에서 14/30점을 받았으며 인지기능 장애를 시사하였다. Mr Lau는 시간 지남력(2/5), 3단계 명령(0/3), 계산(1/5), 지연 회상(0/3), 시공간 관계(0/1)에서 장애가 있었고, 장소 지남력(3/5)에서도 장애가 있었다. 그러나 등록(3/3)과 언어(5/5)에서는 정상이었다. 시계 그리기 테스트에서는 숫자 배치에 약간의 문제가 있었으며 실행 기능 장애가 관찰되었다. 그는 시계를 읽을 수 있었다(그림 2.39).
일상생활능력	Mr Lau는 뇌졸중 후 하지가 약해져 ADL (바텔 지수 69/100)에 도움을 받고 있었다. 개인 위생, 배변, 보행에 도움이 필요했다. 방광 요실금이 있다. 약 복용, 식사 준비, 세탁, 집안일, 재정 처리, 장보기 등 일상생활동작(IADL)에서 의존도가 높았으며(로튼 IADL 척도 10/56), 커뮤니티 이용을 위해 동반자가 필요했다. 전화를 사용할 수 없었다.
우울 증상	GDS-15 3/15에서 점수를 매긴 결과, 유의한 우울한 기분은 발견되지 않았다.

임상평가 및 단계	임상 치매 등급에서 2/3 점수로중등도 등급 장애를 나타냈다. 기억력에서 중등도 장애를 보였고, 방향감각, 판단력 및 문제 해결, 지역 사회 문제, 개인 관리, 가정 및 취미 생활에 심각한 장애가 있는 경우.

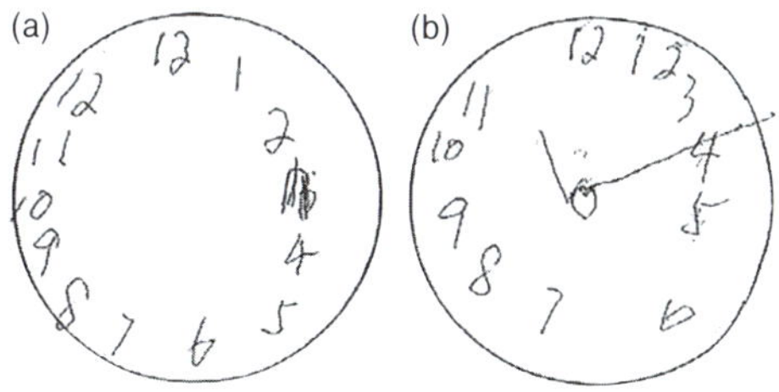

그림 2.39 Mr Lau의 시계 그리기 검사 결과. **(a)** 시계 그리기(3시 방향). **(b)** 시계 따라그리기(10시 10분 방향)

보호자로부터 얻은 병력

Mr Lau의 아내는 약 2년 전부터 남편의 기억력 문제를 발견했다고 보고했다. 망상적 사고는 보고되지 않았다. GPCOG 정보 제공자 인터뷰를 통해 약 2년 전에 비해 다음 영역에서 더 많은 어려움을 보이거나(×) 보존된(○) 것으로 나타났다:

× 최근 사건 기억하기
× 최근 대화 회상하기
× 단어 찾기
× 자금 및 재정 관리
× 독립적으로 약물 관리하기
× 교통수단 이용하기

Mr Lau는 2년 전에 뇌졸중을 앓았다. 그는 네발 보행기를 짚고 걸었다. 알츠하이머병이 아닌 다른 치매를 고려해야할 특징이 있었다. Mr Lau는 스스로 옷을 입거나 식사관련 도구를 사용하는 데 어려움을 겪고 있었고, 이는 피질 기저부 변성을 고려해 볼 수 있는 증상이다. Mr Lau는 당뇨병, 심방세동, 오래된 뇌졸중, 이상지질혈증을 앓고 있다. 와파린 매일 3 mg, 판토프라졸 매일 40 mg, 메트포르민 500 mg 1일 2회, 심바스타틴 20 mg, 파라세타몰 500 mg qid, 트라마돌 50 mg 1일 2회 PRN, 인슐린 리스프로를 복용하고 있다. 정신 장애나 치매의 가족력은 보고되지 않았다. 그는 약 6년간의 초등교육을 받았다. 그는 사회활동에 어려움이 있었다.

신체 진찰

전반적인 진찰 결과 위생 문제(옷 냄새)가 발견되었지만 큰 문제는 발견되지 않았다. Mr Lau는 심전도 검사에서 심방세동이 있는 것으로 밝혀졌다. 중추신경계에는 별다른 소견이 없었다.

검사

CBP, R/LFT, 공복 혈당, 공복 지질, 흉부 X-선 및 심전도 검사를 받았다. CT 뇌(일반) 스캔 결과 두정엽 후두부에 오래된 경색이 발견되었다.

진단

혼합형 치매(알츠하이머병 및 혈관성 치매)

치료

리바스티그민 패치(patch)가 처방되었다. 그는 일주일에 이틀 동안 전문 데이케어 서비스에 참여하여 체계적이고 맞춤화된 중재 프로그램과 인지 자극 활동을 통해 악화를 지연시키고 삶의 질을 유지할 것을 권유받았다.

일차의료팀을 위한 제안

Mr Lau는 초기 알츠하이머병을 앓고 있었으며 콜린에스테라아제 억제제로 시작하는 것이 적절했다. 뇌졸중과 신체적 허약의 병력은 Mr Lau의 인지 장애에 기여했으며, 이는 자가 관리 능력에도 영향을 미쳤으므로 자가 관리에서의 실행증(apraxia)을 피질 기저부 퇴화 보다 혼합 치매 증상의 일부로 해석하는 것이 적절하다. 의사는 인지 능력이 저하되는 경우 콜린에스테라아제 억제제의 용량을 서서히 조절하는 것이 좋다.

일차의료팀은 실행증(apraxia)과 자가 관리 작업 수행 불능이 뇌졸중 후 신체 기능 장애 때문인지 파악하는 것이 좋다. 이 단계에서는 인지 기능 향상보다 신체적 유지가 더 우선시된다. 조호 계획의 또 다른 초점은 Mr Lau는 치매 후기 단계로 진행될 때 합병증을 예방하는 것이다. 간병인 지원 서비스 및 장기 간병에 대한 준비는 Mr Lau의 가족과 함께 계획해야 한다.

사례 055 화재 위험

85세 Ms Chu는 딸이 자신의 기억력 문제에 대해 우려를 제기했다. Ms Chu는

약 2년 전부터 기억력 감퇴를 자각하고 있었으며, 다른 사람과의 대화나 약속을 자주 잊는다고 말했다. 딸은 추 할머니가 요리 후 가스레인지를 끄는 것을 자주 잊어버리고 길을 잃고 집으로 돌아오는 길을 찾지 못하는 등 약 6개월 동안 기억력 저하를 겪었다고 했다.

선별 평가 결과

인지기능	교육 수준을 고려한 MMSE에서 10/30점을 받았으며 인지기능 장애를 시사했다. Ms Chu는 시간(1/5)과 장소(1/5), 3단계 명령(1/3), 계산(0/5), 지연 회상(0/3), 시공간 관계(0/1)에서 장애가 있었으나 언어(4/5)와 등록(3/3)은 정상적이었다. 시계 그리기 테스트는 Ms Chu가 교육을 받은 적이 없어 그리기를 거부했기 때문에 완료되지 않았다. 그녀는 시계를 읽을 수 없었다.
일상생활능력	Ms Chu는 대부분의 ADL에서 독립적이었다(바텔 지수 92/100): 하지가 약하고 계단 이용에 약간의 어려움이 있었다. IADL에 대한 감독과 가끔 도움이 필요함(로튼 IADL 척도 43/56): 약 복용에 대한 알림과 세탁, 집안일, 커뮤니티 이용에 대한 도움이 필요했다. 간단한 요리만 할 수 있었고, 전화를 받을 수는 있지만 전화를 걸 수는 없었다. 쇼핑은 가능하지만 물건을 잊어버리고 같은 물건을 반복해서 사곤 했다.
우울 증상	GDS-15에서 7/15점을 받았으며, 임상적으로 유의미한 우울한 기분이 확인되지 않았다. 그럼에도 불구하고 질문을 이해하는 데 약간의 어려움을 보였고, 교육을 받은 적이 없다는 사실에 좌절하는 것처럼 보였다.
임상평가 및 단계	치매 등급에서 2/3점, 중등도를 나타냈다. 치매 등급. 기억력, 방향감각, 사회성에서 중등도의 장애를 보였고 판단력, 문제해결, 가정 및 취미에서는 경도 장애를 보였다. 개인 관리에서는 보통 등급을 받았다.

보호자로부터 얻은 병력

Ms Chu의 딸은 약 2년 전부터 어머니의 기억력 문제를 발견했다고 보고했다. 망상적 사고는 보고되지 않았다. GPCOG 정보 제공자 면담을 통해 약 2년 전에 비해 다음 영역에서 더 많은 어려움을 보이거나(×) 보존(○)된 것으로 나타났다:

× 최근 사건 기억하기
× 최근 대화 회상하기
○ 단어 찾기
× 금전 및 재정 관리
× 독립적으로 약물 관리하기
× 교통수단 이용하기

알츠하이머병 치매가 아닌 경우 고려해야 할 추가적인 임상적 특징은 없었다.

Ms Chu는 고혈압이 있었고, 정신 장애나 치매의 가족력은 보고되지 않았다. 그녀는 교육을 받은 적이 없었고, 도움없이 걸을 수 있었다.

신체 진찰

일반적인 검사 결과 아무런 영향이나 위생 문제가 발견되지 않았다. Ms Chu는 혈압이 정상이었다. 심혈관 질환이나 중추신경계 질환은 발견되지 않았다.

검사

CT 뇌(일반) 촬영이 처방되었다.

진단

알츠하이머병 치매

치료

리바스티그민 패치(patch) 4.6 mg가 매일 처방되었다. 그녀는 일주일에 이틀 동안 전문 데이케어 서비스에 참여하여 체계적이고 맞춤화된 중재 프로그램과 인지 자극 활동을 통해 악화를 지연시키고 삶의 질을 유지할 것을 권유받았다.

일차의료팀을 위한 제안

이는 정규 교육을 받지 않은 노인이 알츠하이머병에 걸렸을 때 나타나는 전형적인 증상이다. 일차의료팀은 Ms Chu가 치매 중기 단계에 접어들었음을 나타내는 지표인 적절한 옷을 선택할 수 없는지 여부에 주목하면서 기능 평가 중증도 검사(FAST) 방법을 사용할 수 있다. 콜린에스테라아제 억제제 치료를 시작하는 것이 적절할 수 있으며, 일차의료의사는 인지 기능이 악화되는 경우 메만틴 치료를 고려할 수 있다.

GDS-15에 대한 Ms Chu의 평가 결과는 약간 심각한 우울 증상을 보였다. 노년기의 우울증과 알츠하이머병은 신경 기질을 공유하는 여러 경로를 통해 서로 연관되어 있으므로 우울 증상을 동시에 관리하는 것이 치료 계획의 중요한 측면이다.

Ms Chu의 현재 프로필은 이미 중등도에서 중증 단계의 치매를 시사하지만, 여전히 지역사회 생활을 유지할 수 있고 혼자서 외출할 수 있어 강점으로 간주되어야 한다. 하지만 보호자는 길을 잃을 위험과 기타 안전 문제에 대해 상기시켜야 한다. 그녀의 징후와 증상의 수준은 보고된 2년보다 일찍 발병한 것으로 보이며, 보호자들이 이를 놓쳤을 수도 있다. 이 경우 보호자의 인식과 교육이 필요할 수 있다.

안전 조치를 위한 가정 평가, 알림 기능이 있는 보조기구, 자동 차단 기능이 있는 스토브, 기타 안전 가전제품, 가정용 보안 IP 카메라 등이 도움이 될 수 있다.

사례 056 손자 데리러 가는 것을 잊은 경우

78세의 Mr Cheung는 아들이 자신의 기억력 문제에 대해 우려를 제기했다. Mr Cheung는 약 1년 전부터 자신의 기억력 감퇴를 자각하고 있었으며, 다른 사람과의 대화를 잊어버리는 일이 잦아졌다고 한다. 아들도 약 1년간 기억력 저하를 자각하고 있었는데, 가끔 유치원에서 손자를 데리러 오는 것을 잊고, 익숙한 장소에서도 길을 찾는 데 어려움을 겪으며, 일부 가족 구성원의 이름을 잊어버리는 등 기억력 저하를 느꼈다.

선별 평가 결과

인지기능	교육 수준을 고려한 MMSE에서 15/30점을 받았으며 인지기능 장애를 시사했다. 시간 지남력(1/5), 3단계 명령(1/3), 계산(2/5), 지연 회상(0/3), 시공간 관계(0/1)에서 장애가 있었고, 장소 지남력(3/5)에서는 약간 장애가 있었으며 등록(3/3) 및 언어(5/5)는 정상이었다. 시계 그리기 테스트에서는 집행 기능은 정상이었지만 숫자 간격에 약간의 장애가 있었다. 그는 시계를 읽을 수 있었고 일부 숫자를 제대로 배치하지 못한다는 것을 알고 있었다.
일상생활능력	Mr Cheung는 반의존적 ADL (바텔 지수 95/100)이었다. 그는 날씨가 추워지고 옷을 더 입어야 한다는 사실을 인지하지 못했다. 그는 10일 이상 같은 옷을 세탁하지 않고 입었다. 그는 IADL에서 독립성을 수정했다(로튼 IADL 척도 47/56). 재정 처리 시 도움이 필요했고(예: 쇼핑 시 거스름돈만 처리할 수 있음), 간단한 집안일만 할 수 있으며, 집이 지저분하다고 지적받곤 했다. 핸드폰 사용에 가끔 실수가 있었다. 쇼핑은 할 수 있지만 가끔 물건을 잊어버리고 같은 물건을 반복해서 사곤 했다.
우울 증상	GDS-15에서 4/15점을 받았으며, 명백한 우울한 기분은 발견되지 않았다
임상평가 및 단계	임상 치매 등급에서 1/3 점수로 경증 치매를 나타냈다. 기억력, 방향 감각, 판단력 및 판단력에서 경미한 장애를 보였다. 문제 해결, 커뮤니티 업무, 가정 및 취미, 개인 관리 등 다양한 주제를 다룬다.

보호자로부터 얻은 병력

Mr Cheung의 아들은 약 1년 전부터 아버지의 기억력 문제를 발견했다고 보고했다. 망상적 사고는 보고되지 않았다. GPCOG 정보 제공자 인터뷰를 통해 약 2년 전에 비해 다음 영역에서 더 많은 어려움을 보이거나(×) 보존된(○) 것으로 나타났다:

× 최근 사건 기억하기
× 최근 대화 회상하기
× 단어 찾기
× 금전 및 재정 관리
× 독립적으로 약물 관리하기
× 교통수단 이용하기

알츠하이머병 치매가 아닌 다른 치매를 의심할 만한 추가적인 임상 소견은 없었다. Mr Cheung는 고혈압과 우측 서혜부 탈장(수술)이 있었다. 현재 테라조신 2 mg과 하이프로멜로오스 안약을 매일 복용하고 있었다. 정신 장애나 치매의 가족력은 보고되지 않았다. 그는 약 3년의 초등 교육을 받았다. 그는 도움 없이 걸을 수 있었다.

신체 진찰

전반적으로 진찰한 결과에서 정서적 문제나 위생 문제는 발견되지 않았다. 심전도 검사에서 심방세동, 심잡음, 경동맥 동맥류 문제가 없었고, 심전도 검사에서 심장 박동도 정상이었다. 중추신경계 검사 결과 국소 피라미드 징후, 추체외로 징후, 보행 이상 또는 언어 장애는 발견되지 않았다.

검사

CT 뇌(일반) 스캔이 처방되었다.

진단

알츠하이머병

치료

도네페질 2.5 mg을 매일 처방받았다. 그는 일주일에 이틀 동안 전문 데이케어 서비스에 참여하여 체계적이고 맞춤화된 중재 프로그램과 인지 자극 활동을 통해 악화를 지연시키고 삶의 질을 유지할 것을 권유받았다.

일차의료팀을 위한 제안

비교적 이른 발병 연령을 고려할 때, Mr Cheung의 교육 수준과 직업력을 고려하여 장애 정도를 해석하는 데 도움이 될 수 있도록 다음과 같은 사항을 고려해야 한다.

병전 인지 예비력 수준을 설명가능한 이 사례의 경우 장애 패턴은 알츠하이머병의 전형적인 것이지만, Mr Cheung의 MMSE 점수는 치매 초기 단계로 예상되는 것보다 낮았다. 그의 병력에는 다른 명백한 동반 질환이 없으므로 더 심한 아밀로이드 부하가 있을 수 있지만, 일차의료팀은 낮은 교육 수준(약 3년)이 낮은 인지 예비력을 시사한다는 점에 주목해야 한다.

Mr Cheung의 발병 시기가 1년 전보다 빨랐을 가능성이 있는데, 이는 그의 징후와 증상이 높은 수준의 독립적 일상 생활 수행 능력(ADL 및 IADL)에 의해 가려졌을 수 있기 때문이다. 또한 Mr Cheung의 보호자가 이러한 작업에서 Mr Cheung의 수행 능력을 관찰하지 못해 기능 저하 및 장애 징후를 놓쳤거나, Mr Cheung의 높은 기능 수준으로 인해 이미 스스로 기능 장애에 적응했기 때문에 정보 제공자의 관점에서 '갑자기' 악화되는 현상을 초래할 수 있다. 일차의료팀은 Mr Cheung의 실제 및 잠재적 자가 관리 능력을 조사하여 불일치 또는 과도한 장애가 존재하는지 확인해야 하며, 이 경우 Mr Cheung이 질병의 후기 단계에 도달할 때까지 격차를 줄이고 가능한 최상의 기능을 지원하는 전략이 적절하게 적용될 수 있다.

사례 057 혼자 살면서 길을 잃다

86세 Ms Soo는 딸로부터 기억력 문제에 대한 우려를 전해 들었다. Ms Soo는 동네에서 길을 잃고 집으로 가는 길을 찾지 못한 적이 있다며 자신의 기억력 감퇴를 인지하고 있었다. 그녀가 거주하는 주택 단지의 사회복지사도 Ms Soo의 최근 기억력 저하를 알아차렸다. 그녀는 단기 기억력이 떨어지고 약속을 잊어버리는 것은 물론 계산에도 문제가 있는 것으로 나타났다.

선별 평가 결과

인지기능	MMSE에서 17/30점을 받았다. 시간 지남력(1/5), 3단계 명령(1/3), 계산(0/5), 시공간 관계(0/1)에 장애가 있었고 언어(4/5)에 약간의 어려움을 보였으나 장소 지남력(5/5), 등록(3/3), 지연 회상(3/3)은 정상이었다. 시계 그리기 검사에서 Ms Soo는 본인이 교육을 받은 적이 없고 그림을 그릴 줄 모른다고 주장하며 과제를 완료하지 않았다. 작업의 복사 부분을 완료하도록 설득했을 때, 그녀는 약간의 장애를 보였다(그림 2.40).
일상생활능력	하지 약화로 인해 일부 작업을 완료하는 데 시간이 더 걸릴 수 있다는 점을 제외하면 대부분의 ADL (바텔 지수 92/100)에서 독립적이었다. 전화와 전자레인지를 사용하여 식사를 재가열할 수 있는 등 모든 IADL에서 독립적이었다(로튼 IADL 척도 56/56).
우울 증상	GDS-15에서 0/15점, 유의한 우울한 기분은 발견되지 않았다.

임상평가 및 단계	임상치매 등급 또는 기타 병기 평가 결과는 Ms Soo가 가족/정보제공자를 동반하지 않았기 때문에 평가할 수 없다.

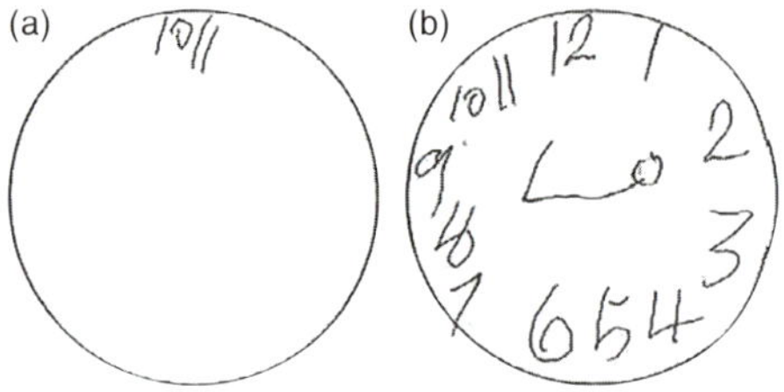

그림 2.40 Ms Soo의 시계 그리기 검사 결과. **(a)** 시계 그리기(3시 방향). **(b)** 시계 따라그리기(10시 10분 방향)

보호자로부터 얻은 병력

Ms Soo의 딸은 몇 년 전부터 어머니의 기억력 문제를 발견했다고 보고했다. 망상적 사고는 보고되지 않았다. GPCOG 정보 제공자 면담을 통해 약 2년 전에 비해 다음 영역에서 더 많은 어려움을 보이거나(×) 보존된(○) 것으로 나타났다:

× 최근 사건 기억하기
× 최근 대화 회상하기
× 단어 찾기
○ 자금과 재정 관리
× 독립적으로 약물 관리하기
× 교통수단 이용하기

Ms Soo는 친척들이 재정 관리를 도와주기 때문에 돈 관리에는 문제가 없는 것으로 알려졌다.

알츠하이머병 치매가 아닌 다른 치매를 의심할 만한 추가적인 임상 소견은 없었다. Ms Soo는 어떤 약물도 복용하지 않았고, 교육을 받은 적이 없었다. Ms Soo는 딸이 가끔 방문하는 것을 제외하고는 사회 활동이 제한적이었다. 대부분의 시간을 집에 머무르며 혼자 살기 때문에 외출이나 노인 커뮤니티 센터의 활동에 거의 참석하지 않았다.

신체 진찰

전반적으로 진찰한 결과에서 특이 소견이나 위생 문제는 발견되지 않았다. Ms Soo는 심방세동, 심잡음, 경동맥 기형 등의 문제가 없었으며 심전도 검사에서도 심장 박동은 정상이었다. 중추신경계 검사에서는 국소 피라미드 징후, 추체외로 징후, 보행 이상 또는 언어 문제가 발견되지 않았다.

검사

비타민 B_{12}, T4 및 CT 뇌(일반) 스캔을 처방하였다.

진단

알츠하이머병 치매

치료

처음 2주 동안은 매일 도네페질 2.5 mg을, 그 이후에는 도네페질 5 mg을 처방받았다. 그녀는 일주일에 이틀 동안 전문 데이케어 서비스에 참여하여 체계적이고 맞춤화된 중재 프로그램과 인지 자극 활동을 통해 악화를 지연시키고 사회적 연결을 촉진하며 삶의 질을 향상시킬 것을 권유받았다.

일차의료팀을 위한 제안

이는 전형적인 초기 알츠하이머병에 해당하는 경우이며 도네페질로 치료를 시작하는 것이 적절하다. 일차의료의사는 인지력이 악화되는 경우 도네페질의 용량을 조절하는 것을 고려해야 한다. 또한 일반적으로 활동과 사회 생활이 부족하다는 점을 고려할 때 데이케어 서비스에서 정기적으로 제공되는 자극을 통해 인지를 향상시킬 수 있을 것이다. 일차의료팀은 Ms Soo가 지역사회 참여 부족의 원인(예: 성격, 낮은 동기 부여)을 파악하여 이를 해결하면 Ms Soo가 보다 풍요로운 삶을 살 수 있도록 재참여하는 데 도움이 될 수 있다.

Ms Soo의 평가 결과, 높은 수준의 ADL 및 IADL 기능으로 장소에 대한 방향 감각이 양호하여 지원을 받으면 여전히 지역사회에서 잘 생활할 수 있을 것으로 보인다. 길을 잃는 에피소드의 원인을 더 조사해야 한다. 병력을 보면 기능 수준은 주변에서 단서를 찾거나 길에서 다른 사람에게 도움을 요청하여 길을 찾을 수 있는 수준인 것으로 보인다. 실제 기능 장애나 어려움을 파악하기 위해 외출할 때 그녀의 수행 능력을 조사하고 관찰하는 것이 좋다. 사전 의료 계획은 Ms Soo와 보호자가 더 이상 혼자 안전하게 생활할 수 없을 때를 대비하기 위해 필요하다.

사례 058 반복 목욕

76세 Ms Siu는 딸이 자신의 기억력과 기능 문제에 대해 우려를 제기했다. Ms Siu는 자신의 기억력과 기능 저하를 인지하고 있었다. 그녀의 딸은 약 20개월에 걸쳐 단기 기억력 저하와 반복적인 행동으로 기억력이 감퇴하는 것을 알아차렸다. 남편도 Ms Siu가 대화 중에 가끔 이야기를 지어내곤 한다고 보고했다.

선별 평가 결과

인지기능	MMSE에서 24/30점, 인지 장애의 증거 없음. 시공간 관계(0/1)와 계산(2/5)에 장애가 있었고, 언어(4/5)와 시간 방향(4/5)에 약간의 어려움이 있었으나, 장소 방향(5/5, 주소 기억 가능), 3단계 명령(3/3), 등록(3/3), 지연 회상(3/3)에서는 정상으로 나타났다. 시계 그리기 테스트에서는 한 세트의 숫자가 시계 방향으로 배치된 반면 다른 세트는 반시계 방향으로 배치되는 등 이상 징후를 보였다. 시계 복사도 장애를 보였다. 그녀는 시계를 읽을 수 있었다(그림 2.41).
일상생활능력	Ms Siu는 ADL (바텔 지수 99/100)에서 약간 의존적인 상태였으며, 목욕을 반복적으로 하였다. 그녀는 약을 챙기고, 여러 방법으로 전화기를 사용할 수 있었고, IADL (로튼 IADL 척도 41/56)에서 가끔 지원이 필요했다. 세탁한 옷을 잊어버리고 세탁기에 넣어두곤 했다. 재정적으로 아들의 도움을 받았지만 은행에서 돈을 인출할 수 있었다. 요리를 할 수 있다고 주장했지만 요리에 대한 의욕은 감소했다. 쇼핑은 할 수 있지만 물건을 자주 잊어버린다.
우울 증상	GDS-15에서 10/15점, 임상적으로 유의미한 우울한 기분이 나타났다.
임상평가 및 단계	임상 치매 등급에서 1/3 점수로 경증 치매를 나타냈다. 기억력, 판단력 및 문제 해결 능력에 경미한 장애가 있음을 시사했다. 문제 해결, 지역 사회 문제, 가정 및 취미, 자기 관리에 어려움을 겪고 있으며, 방향 감각에 장애가 의심되었다.

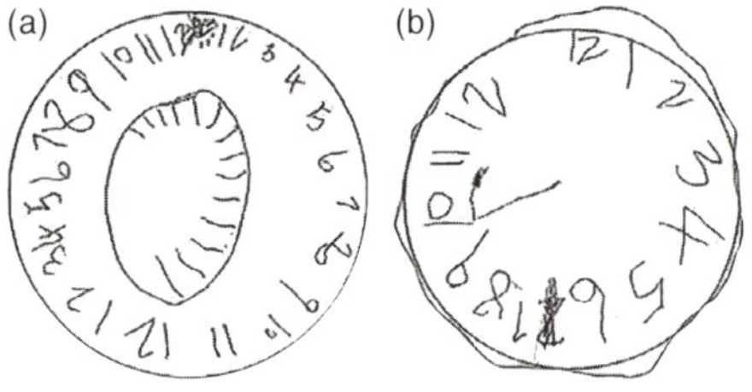

그림 2.41 Ms Siu양의 시계 그리기 검사 결과. **(a)** 시계 그리기(3시 방향). **(b)** 시계 따라그리기(10시 10분 방향)

보호자로부터 얻은 병력

Ms Siu의 딸은 어머니의 기억력 문제를 발견하고 약 20개월 동안 어머니를 걱정했다고 보고했다. 망상적 사고는 보고되지 않았다. GPCOG 정보 제공자 인터뷰를 통해 약 2년 전에 비해 다음 영역에서 더 많은 어려움을 보이거나(×) 보존된(○) 것으로 나타났다:

× 최근 이벤트 기억하기
× 최근 대화 불러오기
○ 단어 찾기
○ 금전과 재정 관리
○ 독립적인 약물 관리
○ 교통수단 사용

알츠하이머병 치매가 아닌 다른 치매를 의심할 만한 추가적인 임상 소견은 없었다. Ms Siu는 고혈압으로 암로디핀을 매일 5 mg, 클로피도그렐을 매일 75 mg, 에날라프릴을 매일 5 mg 복용하고 있다. 정신 장애나 치매의 가족력은 보고되지 않았다. Ms Siu는 교육을 받지 않았다. 그녀는 남편과 막내 딸과 함께 살고 있으며, 남편과의 관계가 좋지 않은 것으로 나타났다. 또한 수면의 질이 좋지 않다고 보고했다. Ms Siu는 도움 없이 걸을 수 있었고 균형감각도 만족스러웠다.

신체 진찰

전반적으로 진찰한 결과에서 특이 소견이나 위생 문제는 발견되지 않았다. Ms Siu는 혈압 검사에서 고혈압이 있는 것으로 확인되었다. 다른 중요한 심혈관계 또는 중추신경계 소견은 발견되지 않았다.

검사

CBP, R/LFT, 칼슘. VDRL, 비타민 B_{12}, 공복 당, MSU × R/M 및 배양 검사, 흉부 X-선, 심전도 및 CT 뇌(일반) 스캔을 처방했다.

진단

알츠하이머병 치매

치료

리바스티그민 패치(patch) 9.5 mg을 매일 처방받았다. 그녀는 일주일에 이틀 동안 전문 데이 케어 서비스에 참여하여 체계적이고 맞춤형 개입 프로그램과 인지 자극 활동을 통해 치매 악화를 지연시키고 삶의 질을 개선할 수 있도록 권유받았다.

일차의료팀을 위한 제안

이것은 우울한 요소가 강한 전형적인 알츠하이머병의 사례다. 에스시탈로프람과 같은 선택적 세로토닌 재흡수 억제제로 만성 우울증을 치료하는 것이 고려될 수 있다. Ms Siu는 반복적인 목욕을 하는 것으로 나타났는데, 이는 우울 증상과 인지 장애와 관련이 없는 강박 및 불안과 같은 기타 정신 건강 문제와 관련이 있을 수 있으므로 일차의료팀은 Ms Siu의 병적 성격을 명확히 하고 우울증, 혼합 불안 및 우울 장애, 강박 장애와 같은 다른 심리적 또는 정신과적 원인을 배제해야 한다.

Ms Siu의 단기 기억력(지연 회상)을 포함한 인지 기능은 실행 기능 및 기타 고등 인지 기능의 저하를 제외하고는 현재 잘 유지되고 있었다. 기억력 장애로 인해 보고된 약간의 '서투름'을 제외하고는 ADL과 IADL은 여전히 전반적으로 유지되었다. 이러한 강점을 고려해야 하며, 일차의료팀은 보호자를 교육하여 가능한 한 기능을 유지할 수 있도록 참여를 독려해야 한다. 치료 계획 수립에 가족을 참여시킬 때, 일차의료팀은 Ms Siu와 남편 사이의 좋지 않은 관계를 포함하여 우울 증상 관리와도 관련이 있을 수 있는 가족 지원을 조사해야 한다.

사례 059 기능 저하 및 치매의 부인

80세 Ms Tse는 딸이 자신의 기억력 문제에 대해 우려를 제기했다. Ms Tse는 기억력 감퇴를 인지하고 있었지만 기능 저하와 치매는 부인했다. 또한 잠들기 어렵다고 호소했다. 딸은 기억력 감퇴가 약 2년 전부터 시작되었으며, Ms Tse가 과거에 일어났던 사건을 혼동하는 등 단기 기억력이 저하되고 있다고 언급했다.

선별 평가 결과

인지기능	교육 수준을 고려한 MMSE에서 14/30점을 받았으며 인지기능 장애를 시사했다. 시간 방향 감각(1/5)과 장소 방향 감각(3/5)이 부분적으로 저하되었지만, 안내를 받으면 집 주소를 기억할 수 있었고 평가가 실시된 장소를 부분적으로 인식할 수 있었다. 간단한 지시를 따를 수 있었지만 주의력 결핍의 영향을 받았다. 계산(1/5), 지연 회상(1/3), 3단계 명령(1/3), 시공간 관계(0/1) 수행에 장애가 있었고, 등록(2/3)에 약간의 어려움이 있었지만 언어(5/5)는 정상이었다. 시계 그리기 테스트에서는 시간 표시에서 숫자를 잘못 배치하는 데 장애가 있는 것으로 나타났다. 복사 작업에서는 향상된 결과를 보였다. 첫 번째 시도에서 시계 바늘을 10시 15분에 잘못 배치했다가 두 번째 시도에서 10시 10분으로 수정하여 시계를 읽을 수 있었다(그림 2.42).

일상생활능력	모든 ADL/IADL에서 독립적이었다(바텔 지수 100/100). 가끔 도움이 필요하지만 지역사회 생활에서 독립적이었다(로튼 IADL 척도 46/56): 익숙한 장소로 여행하고, 요리하고, 집안일을 처리할 수 있었다. 가끔 약 복용을 잊어버리는 경우가 있어 감독이 필요했다.
우울 증상	GDS-15 2/15에서 점수를 매긴 결과, 유의한 우울한 기분이 발견되지 않았다.
임상평가 및 단계	임상 치매 등급에서 1/3 점수로 경증 치매를 시사하였다. 기억력, 방향감각, 판단력, 그리고 문제 해결 능력, 사회생활과 가정 및 취미 활동에서 의심스러운 장애가 있다.

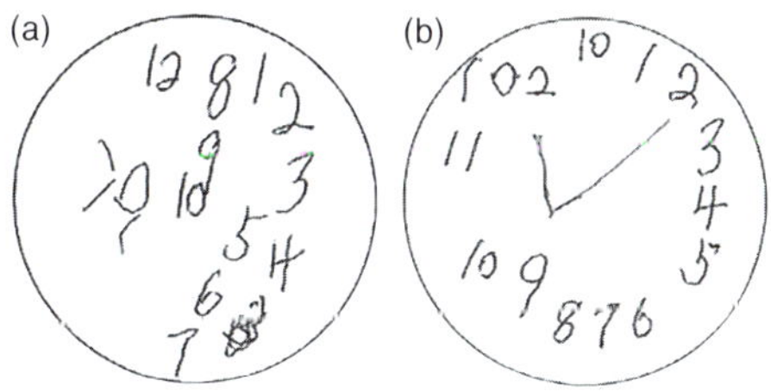

그림 2.42 Ms Tse의 시계 그리기 검사 결과. **(a)** 시계 그리기(3시 방향). **(b)** 시계 따라그리기(10시 10분 방향)

보호자로부터 얻은 병력

Ms Tse의 딸은 약 2년 전부터 어머니의 기억력 문제를 발견했다고 보고했다. 망상적 사고는 보고되지 않았다. GPCOG 정보 제공자 면담을 통해 약 2년 전에 비해 다음 영역에서 더 많은 어려움을 보이거나(×) 보존된(○) 것으로 나타났다:

× 최근 사건 기억하기

× 최근 대화 회상하기

○ 단어 찾기

× 자금 및 재정 관리

× 독립적으로 약물 관리하기

○ 교통수단 사용

알츠하이머병 치매가 아닌 다른 치매를 의심할 만한 추가적인 임상 소견은 없었다. Ms Tse는 고혈압이 있다. 현재 니페디핀 리타드 20 mg을 하루 두 번 복용하고 있다. 시력 저하와 불안 증상이 있었다. 정신 장애나 치매의 가족력은 보고되지 않았다. 그녀는 교육을 받은 적이 없다. Ms Tse는 남편과 아들과 함께 살고 있다. 그녀는 도움 없이도 만족스러운 균형을 유지하며 걸었다.

신체 진찰

전반적으로 진찰한 결과에서 정서적 문제나 위생 문제는 발견되지 않았다. Ms Tse는 혈압이 130/80 mmHg로 높았다. 심혈관계 또는 중추신경계에는 유의미한 소견이 없었다.

검사

CT 뇌(일반) 스캔이 처방되었다.

진단

알츠하이머병

치료

도네페질 5 mg을 매일 처방받았다. 그녀는 일주일에 이틀 동안 전문 데이케어 서비스에 참여하여 체계적이고 맞춤화된 중재 프로그램과 인지 자극 활동을 통해 악화를 지연시키고 삶의 질을 유지할 것을 권유받았다.

일차의료팀을 위한 제안

이 경증 알츠하이머병의 경우, 비정상적으로 낮은 MMSE 점수가 나타났다. 이는 아밀로이드 부하가 높다는 것을 의미할 수도 있지만, Ms Tse가 정규 교육을 받은 적이 없다는 사실을 고려하면 낮은 인지 예비력도 낮은 점수를 설명할 수 있다. Ms Tse는 수면에 어려움을 겪고 있다. 일차의료의사는 불면증의 지속 기간과 기분 변화를 명확히 파악해야 한다.

치매에 대한 부정, 인지 장애 및 기능 저하는 치매 환자와 건강한 노인들에게서 흔히 볼 수 있다. 일차의료팀은 보호자에게 적절한 돌봄 및 의사소통 기술을 갖추어야 하며, 예를 들어 Ms Tse의 약점, 기능 장애 또는 기억력 저하를 강조하거나 집중하지 않고 대신 보호자가 Ms Tse를 감독, 지시 또는 코칭하는 것처럼 보이게 하여 Ms Tse와 함께 작업에 직접 참여할 수 있도록 해야 한다. 일차의료팀은 보호자에게 Ms Tse가 과제를 완료하는 과정에서 실수를 하더라도 실수(실수로 인한 실패)는 가능한 한 피해야 하지만, 미리 알림을 제공하고, 독립성을 촉진하기 위해 환경을 잘 준비하고, 과제를 단순화하여 성공을 극대화하는 등 동기를 보장하기 위해 실수를 최대한 피해야 한다고 상기시킬 수 있다. Ms Tse의 거부감을 최소화하는 방법은 약물 및 비약물적 개입에 대한 순응도를 높이는 데 중요하다.

사례 060 이전 직업은 무엇인가요?

82세 Ms Tang는 딸이 자신의 기억력과 방향 감각에 대한 우려를 제기했다. 딸은 같은 질문을 반복해서 하거나 소지품을 계속 찾는 등 건망증이 자주 발생하고, 은퇴 전 마지막으로 했던 일을 잊어버리고, 시간과 장소에 대한 방향감각이 뚜렷하지 않다고 말했다. Ms Tang는 자신의 기억력 감퇴를 인지하고 있었다.

선별 평가 결과

인지기능	MMSE는 18/30점을 받았다. Ms Tang는 지연된 회상(2/3)과 계산(3/5)에 약간의 장애를 보였다. 시간 방향 감각(0/5)과 장소 방향 감각(3/5)에도 장애가 있었다. 3단계 명령(2/3)에 약간의 어려움이 있었지만, 등록(3/3), 언어(5/5), 시공간 관계(1/1) 수행 능력은 정상이었다. 시계 그리기 테스트에서는 숫자 간격만 약간의 장애를 보였다.
일상생활능력	Ms Tang는 옷 입기, 목욕, 배번 등 대부분의 ADL 작업(Barthel 지수 73/100)과 식사 준비, 약물 관리, 커뮤니티 접근, 집안일, 재정 처리 등 대부분의 IADL 작업에서 알림/지원이 필요했다(로튼 IADL 척도 18/56).
우울 증상	GDS-15에서 5/15점을 받았다. 사회 활동은 제한적이지만 뚜렷한 우울한 기분은 관찰되지 않았다.
임상평가 및 단계	임상 치매 등급에서 1/3 점수로 경증 치매를 나타냈다. 기억력, 사회성, 가정 및 일상생활에서 경미한 장애가 있는 것으로 평가되었다. 취미, 개인 관리, 방향감각과 판단력, 문제 해결 능력에 중등도의 장애가 있다.

보호자로부터 얻은 병력

Ms Tang의 딸은 약 2년 전부터 어머니의 기억력 문제를 발견했다고 보고했다. 망상적 사고는 보고되지 않았다. GPCOG 정보 제공자 인터뷰를 통해 약 2년 전에 비해 다음 영역에서 더 많은 어려움을 보이거나(×) 보존된(○) 것으로 나타났다:

× 최근 이벤트 기억하기
× 최근 대화 불러오기
× 단어 찾기
× 자금 및 재정 관리
× 독립적으로 약물 관리하기
× 교통수단 이용하기

알츠하이머병 치매가 아닌 다른 치매를 의심할 만한 추가적인 임상 소견은 없었다. Ms Tang는 고혈압, 오래전 뇌졸중, 오래된 심근경색/허혈성 심장 질환을 앓고 있었다. 청력 손실이 있었지만 보청기를 착용하고 있지 않았다. 매일 아스피린

100 mg, 판토프라졸 40 mg, 이소소르비드 모노니트레이트 10 mg을 1일 2회, 비타민 B 복합제 1일 1회, 에날라프릴 40 mg, 베타히스틴 6 mg을 1일 3회, PRN, 니트로글리세린, 트리메타지딘 개량 방출 35 mg을 밤에 복용하고 있었다. 정신 장애나 치매의 가족력은 보고되지 않았다. 그녀는 약 9년의 중등교육을 받았다. 그녀는 도우미의 도움을 받아 걸었고 실내에서는 지팡이를 사용하지 않았으며 실외에서는 휠체어를 사용했다. Ms Tang는 딸과 함께 살았으며 가족의 지원을 잘 받고 있었다.

신체 진찰

전반적으로 진찰한 결과에서 특이 소견이나 위생 문제는 발견되지 않았다. Ms Tang의 혈압은 110/70 mmHg로 정상 혈압이었다. 심장 잡음이 발견되었다. 중추신경계 소견은 없었다.

검사

CBP, ESR, R/LFT, 칼슘, 비타민 B_{12}, 공복당, MSU × R/M 및 배양 검사, 흉부 X-선, 심전도 검사를 시행했다. 결과는 CBP, 칼슘, 비타민 B_{12}, 공복 당은 정상이었고, ESR 52, ALT 54, MSU × R/M 배양 검사는 음성이었다. 흉부 엑스레이에서 종격동이 넓어졌고 심전도에서는 동리듬(sinus rhythm) 이 나타났다. CT 뇌(일반) 스캔에서 소혈관 질환과 바깥 섬유막 열공 경색이 발견되었다.

진단

경미한 신경 인지 장애(알츠하이머병 및 혈관성 원인일 수 있음), 왼쪽 견갑골 건염, 골다공증이 기저에 있을 수 있는 요통 척추 측만증

치료

매일 리바스티그민 패치(patch) 5 mg, 칼시츄 500 mg을 하루 두 번, 오후에 모르핀 패치를 매일 처방받았다. Ms Tang은 일주일에 이틀 동안 전문 데이케어 서비스에 참여하여 체계적이고 맞춤화된 중재 프로그램과 인지 자극 활동을 할 것을 조언 받았다.

일차의료팀을 위한 제안

이는 청각 문제를 동반한 초기 알츠하이머병의 전형적인 사례로, 리바스티그민 패치(patch)에 대한 치료 반응이 좋을 것으로 기대된다. 청각 장애는 치매의 주요 위험 요인으로 알려져 있으며, 잠재적으로 수정 가능한 치매 위험 요인 중 인구의

8%가 청각 장애에 기인하는 것으로 알려져 있다(4). MMSE 평가에서 나타난 Ms Tang의 인지 기능 수준을 고려할 때, 그녀의 ADL/IADL 수행 능력은 예상보다 나빴으며, 이는 청력 문제의 영향을 받았을 수 있다. 일차의료팀은 Ms Tang의 청력을 개선할 수 있는 방법을 찾는 동시에 가족에게 치매의 신경정신과적 증상과 불안한 행동의 발생 가능성에 대비하도록 해야 한다. 치매 환자는 감각 입력이 혼란스럽거나 부족하기 때문에 다른 사람의 몸짓, 표정 또는 행동을 잘못 해석하는 경우가 드물지 않다. 이러한 상황에서 더 나은 의사소통 및 대처 방법에 대한 가족 보호자 교육은 이러한 상황이 발생했을 때 부정적인 영향을 최소화하고 심지어 예방하는 데 도움이 될 수 있다.

사례 061 위생 악화

83세의 Mr Cheng는 딸이 자신의 기억력과 위생 문제에 대해 걱정하며 병원을 찾았다. Mr Cheng는 자신의 기억력 감퇴를 인지하고 있었다. 그의 딸은 그의 기억력 감퇴가 약 12개월 전부터 시작되었으며 최근 6개월 동안 더욱 뚜렷해졌다고 말했다. 그는 대화 내용을 잊어버리고, 개인 물품을 잃어버리고, 같은 질문을 반복적으로 하고, 같은 물건을 반복해서 구입하는 등 건망증이 심해졌다고 한다. 위생 상태도 나빠져 양치질하는 것을 잊어버리는 경우도 있었다.

선별 평가 결과

인지기능	MMSE는 17/30점을 받았다. Mr Cheng는 시간(2/5), 장소(1/5), 지연 회상(0/3)에 장애가 있었으며 3단계 명령(1/3)을 완료하지 못했다. 계산(4/5)은 수행할 수 있었고, 등록(3/3), 언어(5/5), 시공간 관계(1/1) 능력은 정상이었다. 시계 그리기 테스트에서 숫자 간격과 시간 표시는 양호한 것으로 나타났다.
일상생활능력	Mr Cheng는 모든 ADL (바텔 지수 100/100)에서 독립적이었고, IADL (로튼 IADL 척도 54/56)에서는 반독립적이었다. 그는 전자레인지를 사용할 수 없었다. 개인 물품과 돈을 잃어버리곤 했다.
우울 증상	GDS-15에서 3/15점을 받았으며, 유의한 우울한 기분은 발견되지 않았다. 하지만 기억력 감퇴로 인해 속상해하는 것으로 나타났다.
임상평가 및 단계	임상 치매 등급에서 0.5/3 점, 치매가 의심되는 상태를 나타내며 기억력, 방향감각, 판단력과 문제 해결력에 경미한 장애를 보였다.

보호자로부터 얻은 병력

Mr Cheng의 딸은 아버지의 기억력 문제를 약 1년간 걱정해 왔다고 보고했다.

망상적 사고는 보고되지 않았다. GPCOG 정보 제공자 인터뷰를 통해 약 2년 전에 비해 다음 영역에서 더 많은 어려움을 보이거나(×) 보존된(○) 것으로 나타났다:

× 최근 이벤트 기억하기
× 최근 대화 불러오기
○ 단어 찾기
○ 금전과 재정 관리
○ 독립적인 약물 관리
○ 교통수단 사용

알츠하이머병 치매가 아닌 다른 치매를 의심할 만한 추가적인 임상 소견은 없었다. 정신과 질환이나 치매의 가족력은 보고되지 않았다. Mr Cheng는 대학에서 고등 교육을 받았다.

신체 진찰

전반적으로 진찰한 결과에서 정서나 위생 문제는 발견되지 않았다. Mr Cheng의 혈압은 122/67 mmHg였다. 심혈관계 또는 중추신경계에는 유의미한 소견이 없었다.

검사

CBP, R/LFT, VDRL, 비타민 B_{12}, 공복 당 및 MSU × R/M, 배양 검사를 지시했다. 모든 검사는 정상이었지만 MSU × R/M 및 배양 검사 결과는 진행 중이었다. 흉부 엑스레이와 심전도 검사를 실시했다. MRI가 처방되었다.

진단

경증 알츠하이머병

치료

도네페질 5 mg을 매일 처방받았다. Mr Cheng는 악화를 막고 삶의 질을 유지하기 위해 일주일에 이틀 동안 전문 데이케어 서비스에 참여하여 체계적이고 맞춤화된 중재 프로그램과 인지 자극 활동을 권유받았다.

일차의료팀을 위한 제안

이 사례는 지연된 회상 및 방향 감각 장애를 포함한 전형적인 초기 알츠하이머병의 증상을 보이는 반면 다른 인지 영역은 상대적으로 보존된 경우다. 가족들의 도움 요청 행동, 즉 12개월 동안 문제를 알아차리고 최근의 현저한 기능 저하를 계기로 조치를 취하는 행동도 전형적이다. 장소에 대한 방향성 수행이 시간에 대한 방향성에 비해 예상외로 저조했지만, 이는 보호자가 알리지 않고 평가 장소로 데려갔을 수 있다는 점을 고려하여 신중하게 해석해야 한다. 내외측 측두엽 위축(medial lateral temporal atrophy)을 확인하려면 MRI 스캔이 필요하다. 인지 예비력이 높다는 것을 시사하는 대학 교육 수준을 고려할 때, 임상 치매 등급에 표시된 것처럼 치매가 의심되는 상태로 볼 수 있지만 뇌 병리가 심각할 가능성이 있다. Mr Cheng는 도네페질에 대한 임상 반응이 좋을 것으로 예상된다.

Mr Cheng는 이 단계에서 일반적으로 나타나는 고등 인지 기능과 기억력에서 장애를 보였으나, 강점은 잘 유지되는 ADL/IADL과 지역사회 활동에 적극적으로 참여하는 것이다. 이 시기는 집중적인 인지 자극 활동을 하기에 좋은 시기이며, ADL 및 IADL 활동에 계속 참여할 수 있도록 힘을 실어 주어야 한다. 그러나 가족 보호자는 Mr Cheng의 인지 기능 변화를 면밀히 관찰하고 치매 후기 단계에 대비하도록 상기시켜야 한다.

사례 062 우울증을 앓고 있는 아들을 걱정하는 사례

80세 Ms Chung는 아들이 기억력 문제와 사회생활 부진에 대한 우려를 제기했다. Ms Chung는 약 12개월 전부터 기억력 감퇴가 시작되어 최근 6개월 동안 더욱 뚜렷해졌다고 한다. 그녀는 대화 내용을 잊어버리고 개인 물품을 잃어버리곤 했다. 그녀는 자신의 기억력 감퇴를 인지하고 있었다.

선별 평가 결과

인지기능	교육 수준을 고려한 MMSE에서 15/30점을 받았으며 인지기능 장애를 시사했다. Ms Chung는 시간(1/5)과 장소(3/5) 지남력에 어려움이 있었고, 지연 회상(0/3)과 계산(1/5) 수행에 장애가 있었으며, 뺀 후 남은 합을 기억하는 데 어려움을 겪었다. 3단계 명령에서 어려움을 겪었고(2/3), 시공간 기능(0/1)에 문제가 있었다. 그러나 등록(3/3)과 언어(5/5)에서는 보통 수준의 결과를 보였다. 시계 그리기 테스트에서는 그리기 부분에서 시간 표시에 약간의 오류가 있었지만 복사 부분은 문제없이 완료할 수 있었다.
일상생활능력	Ms Chung는 요리 후 가끔 스토브를 끄는 것을 잊는다는 점을 제외하면 모든 ADL (바텔 지수 100/100)에서 독립적이었고, IADL (로튼 IADL 척도 55/56)에서도 대부분 독립적이었다.
우울 증상	GDS-15에서 3/15점, 명백한 우울한 기분은 발견되지 않았다. Ms Chung의 아들 중 한 명은 정신 질환을 앓고 있으며, 돌봄 스트레스가 높다고 말했다.

임상평가 및 단계	CDR에서 0.5/3점을 받아 치매가 의심스러운 상태로 나타났다. 기억력, 지남력, 방향감각, 판단력과 문제 해결력에 경미한 장애를 보였다.

보호자로부터 얻은 병력

Ms Chung의 아들은 약 12개월 전부터 어머니의 기억력 문제를 발견했다고 보고했다. 망상적 사고는 보고되지 않았다. GPCOG 정보 제공자 면담을 통해 약 2년 전에 비해 다음 영역에서 더 많은 어려움을 보이거나(×) 보존된(○) 것으로 나타났다:

× 최근 이벤트 기억하기
× 최근 대화 불러오기
○ 단어 찾기
○ 금전과 재정 관리
○ 독립적인 약물 관리
○ 교통수단 사용

알츠하이머병 치매가 아닌 다른 치매를 의심할 만한 추가적인 임상 소견은 없었다. 치매 가족력은 보고되지 않았다. 우울증 가족력이 보고되었으며, 아들 중 한 명이 우울증 진단을 받았다. 교육을 받은 적이 없다. 사회 활동이 제한적이며 노인들을 위한 커뮤니티 센터에서 주최하는 어떤 활동에도 참석하지 않았다.

신체 진찰

전반적으로 진찰한 결과에서 정서나 위생 문제는 발견되지 않았다. 중대한 심혈관계또는 중추신경계 소견은 없었다.

검사

CBP, R/LFT, VDRL, 비타민 B_{12}, RBS, 엽산 검사 및 TSH/FT4가 처방되었다. 비타민 B_{12}, RBS, 엽산 및 TSH/FT4는 정상이었다. VDRL은 음성이었다. CT 뇌(일반) 스캔 결과 질병의 증거가 발견되지 않았다.

진단

알츠하이머병 및 과민성 방광

치료

리바스티그민 패치(patch) 5 mg과 솔리페나신이 매일 처방되었다. Ms Chung는 악화를 막고 삶의 질을 유지하기 위해 일주일에 이틀 동안 전문 데이케어 서비스에 참여하여 체계적이고 맞춤화된 중재 프로그램과 인지 자극 활동을 권유받았다.

일차의료팀을 위한 제안

이는 초기 알츠하이머병의 전형적인 사례다. 따라서 초기 알츠하이머병에 대한 약물 치료와 비약물적 개입이 적절하다. 그러나 일차의료의사는 리바스티그민 복용을 시작한 후 과민성 방광 증상이 나타나는지 주의 깊게 관찰해야 한다.

Ms Chung의 인지 기능 저하는 분명했지만, 인지 장애 정도에 비해 ADL과 IADL 수행 능력은 예상보다 양호한 편이었다. 정신질환을 앓고 있는 아들을 수년간 돌봐온 점을 고려할 때, Ms Chung는 병전 독립성과 ADL/IADL 기능이 양호하여 일상생활에서 장애가 발현되는 것을 지연시키는 보호 요인이 되었을 가능성이 있다.

GDS-15 결과에서 심각한 우울한 기분은 나타나지 않았지만, 높은 수준의 간병인 스트레스는 우울증의 강력한 위험 요인이므로 일차의료의사는 Ms Chung의 기분을 더 자세히 살펴봐야 한다. Ms Chung가 자신의 인지 기능 저하를 인지하고 있는 상황에서 치매 진단 소식을 알리면 정신 질환을 앓고 있는 아들의 향후 돌봄에 대한 걱정이 커져 우울한 기분이 더욱 악화될 수 있다. 일차의료팀은 치매가 간병인으로서의 역할이나 능력에 영향을 미치면서 발생할 수 있는 Ms Chung의 향후 기분 변화에도 주의를 기울여야 한다. Ms Chung가 아직 복잡한 결정을 내리고 의사 소통할 수 있는 정신 능력이 있는 동안 Ms Chung과 가족을 안심시키기 위해 Ms Chung 자신과 돌보는 아들 모두를 위한 조호 계획에 대해 논의하는 것이 좋다.

2.4 정상 노화, 경도 인지 장애 또는 경증 치매?

사례 063 기억 등록은 온전한 사례

71세 Mrs Fan은 여동생이 기억력 문제에 대해 염려하여 내원하게 되었다. 그녀는 스토브를 끄는 것을 잊어버리고, 같은 식료품을 반복해서 구매하고, 열쇠와 같은 일상용품을 잃어버리는 등 기억력 저하가 심해졌다고 한다.

선별 평가 결과

인지기능	MMSE는 20/30점. Pan는 지연 회상(0/3)과 계산(2/5)에 장애가 있었고 시간(3/5), 장소(4/5), 언어(4/5)에 약간의 문제가 있었다. 그러나 등록(3/3), 3단계 명령(3/3), 시공간 관계(1/1) 수행 능력은 정상이었다. 시계 그리기 테스트 결과는 정상이었다.
일상생활능력	Mrs Pan은 모든 ADL에서 독립적이었다(바텔 지수 100/100). 식사 준비(가끔 스토브를 끄는 것을 잊음)에서는 감독이 필요했고, 약물 복용, 지역사회 접근(길을 찾는 데 문제가 있음), 재정 처리, 식료품 쇼핑(같은 제품을 반복 구매하고 계산 및 잔돈 받는 것을 잊음)에서는 독립적으로 수정되었다(로튼 IADL 척도 50/56).
우울 증상	GDS-15에서 2/15점을 받아 우울증 징후가 없음을 시사한다. 식욕이 좋았고 취미(춤)를 유지했다.
임상평가 및 단계	결과중등도 치매를 나타내는 GDS 4단계로 나타났다. 현재에 대한 지식과 최근의 사건과 여행 및 재정 처리 능력의 저하가 관찰되었다.

보호자로부터 얻은 병력

Mrs Pan의 딸은 망상적 사고는 보고되지 않았지만 약 2년 전부터 어머니의 기억력 문제를 발견했다고 보고했다. GPCOG 정보 제공자 인터뷰를 통해 약 2년 전에 비해 다음 영역이 더 어려워지거나(×) 보존된(○) 것으로 나타났다:

× 최근 이벤트 기억하기
× 최근 대화 불러오기
× 단어 찾기
○ 금전과 재정 관리
○ 독립적인 약물 관리
○ 교통수단 사용

알츠하이머병 치매가 아닌 다른 치매를 의심할 만한 추가적인 임상 소견은 없었다. Mrs Pan은 자궁을 적출했으며 현재 병원에서 괄약근 문제로 외래 진료를 받았다. 정신 장애나 치매의 가족력은 보고되지 않았다. 그녀는 10년 이상의 교육을 받았다.

검사

칼슘, VDRL, 비타민 B_{12}, 엽산, 심전도, TSH를 주문했다. CT 뇌(일반) 스캔 결과 심각한 위축은 없었고, 전반적 뇌피질위축(global cerebral atrophy, GCA) 점수는 0점, 내측측두엽위축(medial temporal atrophy, MTA) 점수는 0점이었다.

진단

경도 인지 장애/초기 알츠하이머병

치료

Mrs Pan은 규칙적인 운동, 건강한 식단, 활발한 사회생활을 유지하도록 권장받았다. 인지 및 자기 관리 기능을 유지하고 삶의 질을 높이기 위해 인지 자극 활동을 제공하는 센터 기반 프로그램에 참여하도록 권유받았다.

일차의료팀을 위한 제안

Mrs Pan은 경도 인지 장애와 매우 경미한 알츠하이머병의 경계에 있는 증상을 보였다. MMSE 결과 다른 인지 영역에서는 지연된 회상 영역에 문제를 보였고, ADL/IADL은 거의 손상되지 않은 것으로 나타났다. 그러나 비교적 젊은 나이와 10년 이상의 교육 기간을 고려할 때, 경미한 장애의 발생은 높은 인지 예비력에도 불구하고 더 이상 보상되지 않는 더 공격적인 아밀로이드 부하를 의미할 수 있다. 따라서 일차의료팀은 Mrs pan을 초기 알츠하이머병으로 치료할 것을 권장한다. 콜린에스테라아제 억제제를 시험해보고 개선 여부를 관찰할 수 있다. 이 경우 전문의와의 사례 회의가 적절할 것이다.

Mrs Pan은 활발한 사회생활을 하고 있으며 취미 생활을 유지하고 있다는 점이 강점이라고 할 수 있다. 또한 신체 건강과 기본적인 자기 관리 능력도 비교적 양호한 것으로 보인다. 일차의료팀은 이러한 강점을 활용하여 지역사회 참여와 독립성을 극대화하는 한편, 길을 찾는 데 문제가 있어 길을 잃을 위험, 난로 사용 시 단기 기억력 저하로 인한 집안 위험 등 안전과 위험에도 주의를 기울일 수 있다. 예를 들어 분실 방지 또는 위치 추적 장치와 자동 안전 스위치가 있는 스토브를 사용하는 것이 도움이 될 수 있다.

사례 064 인지 취약성

91세의 Mr Lee는 아내와 딸이 기억력 문제를 염려하여 내원하였다. 그의 아내는 Mr Lee가 물건을 잃어버리고, 다른 사람이 한 말을 잊어버리고, 적절한 단어를 찾거나 길을 찾는 데 어려움을 겪는다며 단기기억력 저하를 호소했다.

선별 평가 결과

인지기능	인지장애를 나타내는 MMSE에서 22/30점, 기능적 교육수준을 위해 조정됨. Mr Lee는 다음과 같은 오리엔테이션에서 장애가 있었다. 시간(2/5), 장소(2/5), 시공간 관계(0/1)에서 보통이었으며 지연 회상(2/3)에서는 보통이었다. 그러나 등록(3/3), 계산(5/5), 언어(5/5), 시공간 능력은 보통이었다. 관계(1/1). 교육 수준에 맞게 조정된 인지 장애를 나타내는 MoCA에서 18/30점을 받았다. 지연 회상(0/5)에 장애가 있었고 시공간/실행(3/5), 이름 짓기(2/3), 언어(2/3), 추상화(1/2), 방향성(3/6)에 약간 장애가 있었다. 시계 그리기 테스트는 음성이었으며, 시간을 정확하게 표시하고 시계 화면의 숫자를 정상 간격으로 배치했다.
일상생활능력	Mr Lee는 신체적 제약으로 인해 목욕과 옷 입기에 중간 정도의 도움이 필요했고 계단 오르기에도 최소한의 도움이 필요했지만 다른 ADL에서는 독립적이었다(바텔 지수 81/100). 식사 준비, 세탁, 집안일은 의존적이었고, 지역사회 접근(가까운 곳에 갈 수 있고 다른 곳으로 가야 할 경우 보통 택시를 이용함), 재정 관리(돈이 어디에 있는지 잊어버림), 장보기(간단한 물건만 구입 가능)에서는 감독이 필요했으며, 다른 IADL (로튼 IADL 척도 32/56)에서는 독립적이었다(로튼 IADL 점수 32/56).
임상평가 및 단계	결과는 경미한 임상 등급 치매를 나타내는 글로벌 악화 척도 4단계로 나타났다. 그의 아내와 딸은 Mr Lee의 인지 능력이 떨어진다고 말했다; 예를 들어, 한 구절이나 책을 읽어도 정보를 거의 기억하지 못하고, 여행이나 재정 관리 능력이 떨어지며, 어려운 상황에서 정서가 평평해지고 위축되는 모습을 보였다.

보호자로부터 얻은 병력

Mr Lee의 아내와 딸은 약 2년 전부터 남편/아버지의 기억력 문제를 발견했다고 보고했다. 망상적 사고는 보고되지 않았다. GPCOG 정보 제공자 면담을 통해 약 2년 전과 비교하여 다음 영역에서 더 많은 어려움을 보이거나(×) 보존된(○) 것으로 나타났다:

× 최근 이벤트 기억하기
× 최근 대화 불러오기
× 단어 찾기
× 자금 및 재정 관리
× 독립적으로 약물 관리하기
× 교통수단 이용하기

알츠하이머병 치매가 아닌 다른 치매를 의심할 만한 추가적인 임상 소견은 없었다. 고콜레스테롤혈증, 백내장(수술), 녹내장의 동반 질환이 보고되었다. 정신과 질환이나 치매의 가족력은 보고되지 않았다. Mr Lee의 교육 수준은 불분명하지만 2년 이상의 교육을 받았을 것으로 추정된다.

진단

알츠하이머병은 치매의 신경정신과적 증상과 기억력, 실행 기능, 언어 능력의 저하를 동반하지 않았다.

치료

혈액 검사 결과가 나오지 않았기 때문에 약물은 처방되지 않았다. Mr Lee는 인지 기능과 삶의 질을 유지하기 위해 인지 자극 활동이 포함된 센터 기반 프로그램에 참여할 것을 권유받았다.

의견

인지기능 약화도 고려해야 하는 노년기(90세 이상)의 경증 알츠하이머병을 설명하는 좋은 사례다. 시계 그리기 테스트가 정상이고 스스로 약물을 관리할 수 있는 등 경증 치매 단계에 해당하지 않는 몇 가지 특징이 있었지만, Mr Lee는 ADL/IADL의 악화가 더 우려되는 상황이었다. 일차의료의사는 도네페질 2.5 mg과 같은 저용량의 콜린에스테라아제 억제제를 시도하고 개선 여부를 관찰할 수 있다.

일차의료팀은 센터에서 적절한 활동을 맞춤화하기 위해 Mr Lee의 약력, 관심사, 어려운 상황에서 포기하는 이유 등에 대해 자세히 알아볼 것을 하였다. 교육 수준이 높고 자신의 인지 기능 저하에 대해 어느 정도 알고 있는 노인들은 자신의 장애를 다른 사람들에게 보여주는 것을 부끄러워하는 경우가 종종 있다. Mr Lee가 이런 경우라면 지적으로 도전적이면서도 실패가 없는 활동으로 구성해야 합니다. 많은 예술 및 공예 활동이 이러한 목적을 달성할 수 있으며, Mr Lee의 관심사와 역할 정체성에 부합하는 활동을 찾아 의미를 부여하고 존엄성을 유지할 수 있도록 하는 것이 중요합니다. '쓰지 않으면 잃는다'라는 관점에서 볼 때, 이전에 도전을 회피했던 것이 인지 기능 저하에 더욱 기여했을 수 있으며, 일상 생활에서 안전한 환경(실패와 굴욕감이 없는)에서 인지적으로 자극적인 활동을 다시 시작함으로써 인지 기능을 유지하거나 향상시킬 수 있는 가능성이 충분히 있다.

사례 065 퇴원 후 기억력 문제

85세 Ms Chau 할머니는 며느리가 기억력 문제를 걱정하여 내원하였다. 3개월간 입원한 후 같은 질문을 반복하고 스토브를 켠 후 잊어버리는 등 단기 기억력이 저하된 증상을 보였다.

선별 평가 결과

인지기능	인지 MMSE에서 26/30점, 인지 장애의 징후는 없었고, 교육 수준에 맞게 조정되었다. MoCA에서 17/30점, 인지 장애가 있음을 시사했다. Ms Chau는 이름 짓기, 추상적 사고, 지연 회상에서는 점수를 받지 못했다. 그녀는 시공간/집행 기능(2/5)에 장애를 보였고 언어(2/3)에도 약간의 문제가 있었다. 시계 그리기 테스트에서는 선이나 숫자의 간격에 약간의 장애를 보였다.
일상생활능력	Ms Chau는 ADL에서 독립적이었다(바텔 지수 100/100). 약물 복용(자신의 약을 기억할 수 있고, 며느리가 준비한 약 상자를 사용)은 약간 독립적이었으며 식사 준비(식사 재가열 및 면 요리), 지역사회 접근(인근 지역), 재정 처리(일상 거래 처리 가능), 장보기(간단한 품목)에 있어서는 감독이 필요했다. 그녀는 집안일에 도움이 필요했다. 예를 들어, 밥을 짓는 데 필요한 물의 양을 알지 못했고 커뮤니티 접근이 인근 환경으로 제한되어 있었다(로튼 IADL 척도 43/56).
임상평가 및 단계	결과는 경증 치매를 나타내는 GDS 4단계로 나타났다. 예를 들어, 그녀는 여행 및 재정 관리 능력이 저하된 것으로 보고되었다.

보호자로부터 얻은 병력

Ms Chau의 며느리는 약 2년 전부터 시어머니의 기억력 문제를 발견했다고 보고했다. 느리지만 점진적인 인지 기능 저하가 관찰되었지만, 작년 초 3개월간 입원한 후 심각한 장애가 분명해졌다. 망상적 사고는 보고되지 않았다. GPCOG 정보 제공자 면담을 통해 약 2년 전과 비교하여 다음 영역에서 더 많은 어려움을 보이거나(×), 보존된(○) 것으로 나타났다:

× 최근 이벤트 기억하기
× 최근 대화 불러오기
○ 단어 찾기
× 금전 및 재정 관리
× 독립적으로 약물 관리하기
× 교통수단 이용하기

알츠하이머병 치매가 아닌 다른 치매를 고려해야 할 추가적인 임상적 특징은 없었다. Ms Chau는 고혈압과 총담관에 담도 결석이 있었다. 정신 장애나 치매에 대한 가족력은 보고되지 않았다. 그녀의 교육 수준은 불분명했지만 6개월 이상 2년 미만의 교육을 받은 것으로 보였다.

검사

VDRL, 비타민 B_{12}, 엽산, 공복 혈당, 공복 지질을 처방하고, CT 스캔이 처방되었다.

진단

거의 확실한(probable) 초기 알츠하이머병

치료

Ms Chau는 인지 기능 및 삶의 질 유지를 위해 인지 자극 활동을 하는 센터 기반 프로그램에 참여할 것을 추천받았다.

일차의료팀을 위한 제안

이는 매우 초기 알츠하이머병의 경우이며, 입원 후 섬망은 일차의료의사가 고려해야 하는 감별 진단이다. 노인은 입원 후 섬망 및/또는 치매에 걸리는 경우가 흔하다. 입원 후 섬망의 절반은 입원 중에 증상이 시작되므로 일차의료팀은 Ms Chau의 입원 기간 동안 섬망의 징후와 증상을 살펴봐야 한다. 입원은 방향 감각 상실을 유발할 수 있으며, Ms Chau의 건강 상태(신체 및 정신 건강 포함)와 함께 회복하는 데 시간이 필요할 수 있다.

Ms Chau의 인지 선별 평가는 인지적으로 온전한 상태(MMSE 및 시계 그리기 테스트 결과)와 장애(MoCA 결과)의 경계에 있다. 이러한 인지 선별 평가는 일회성 평가에서 얻은 컷오프 점수가 개인 내 절대적인 저하 대신 인구 표준을 반영하기 때문에 장애의 확실한 지표가 아니다.

임상적 판단을 뒷받침하기 위한 참고 자료로만 사용해야 한다. 따라서 일차의료팀은 Ms Chau의 상태가 안정되고 회복된 후 6개월 후에 Ms Chau의 상태를 재평가할 것을 권장한다. 이후 추적 관찰에서 인지 기능이 악화되는 경우 콜린에스테라아제 억제제를 투여할 수 있다. 한편, Ms Chau이 즐겁고 의미 있는 인지 자극 활동에 참여하도록 하는 것이 적절하며, 이는 입원 후 인지 장애가 발생한 경우 재활을 지원하고 초기 알츠하이머병의 경우 인지력을 유지/향상시킬 수 있다. 또한 일차의료팀은 알츠하이머병 진단이 최종적으로 확정되든 아니든 도움이 될 수 있도록 정기적으로 센터에 가는 등 선상한 일상을 확립하여 Ms Chau의 방향 전환을 지원할 수 있는 방법을 찾을 수 있다.

사례 066 일상 생활 활동은 잘 유지하는 사례

83세 Mr Lee는 아들이 기억력 문제로 고민을 토로했다. 아들은 Mr Lee의 기억력 저하(최근 일을 잊어버림)와 인지 기능 저하에 대해 불평했다.

선별 평가 결과

인지기능	교육 수준을 고려한 MMSE에서 17/30점을 받았으며 인지기능 장애를 시사했다. Mr Lee는 지연 회상(0/3), 시공간 관계(0/1), 시간 지남력(2/5), 계산(1/5)에서 장애가 있었고, 장소 지남력(3/5)에서 약간 장애가 있었다. 그러나 등록(3/3), 언어(5/5), 3단계 명령(3/3) 수행 능력은 정상이었다. 시계 그리기 테스트는 긍정적이었다. 그는 그리기 부분을 완료할 수 없었지만 보면서 그리는 부분에서는 성능이 향상되었다(그림 2.43).
일상생활능력	Mr Lee는 ADL에서 독립적이었다(바텔 지수 100/100). 식사 준비에 의존적이고, 집안일, 커뮤니티 이용, 식료품 쇼핑에 도움이 필요하며, 약물 복용과 재정 관리에서 감독이 필요했다(로튼 IADL 척도: 34/56).
우울 증상	GDS-15에서 5/15점, 임상적으로 유의미한 우울 증상의 징후가 없음.
임상평가 및 단계	임상결과는 경증 치매를 나타내는 GDS 4단계로 나타났다. 현재와 최근의 지식이 감소한 것으로 나타났다. 사건, 개인사에 대한 기억력 저하, 여행 및 재정 처리 능력 저하, 복잡한 작업 수행 능력 저하 등이 있었다.

(a) (b)

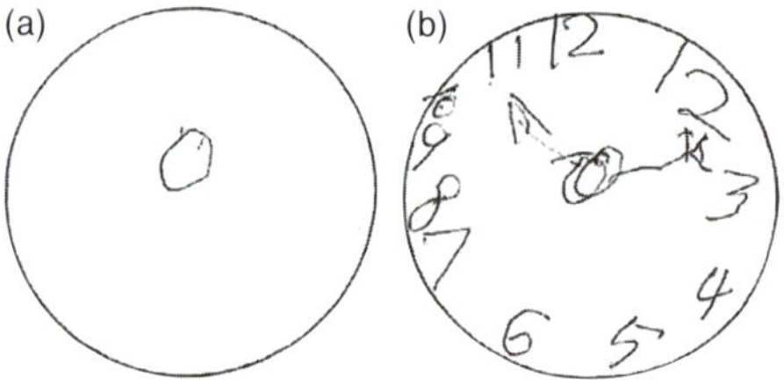

그림 2.43 Ms Chau의 시계 그리기 검사 결과. **(a)** 시계 그리기(3시 방향). **(b)** 시계 따라그리기(10시 10분 방향)

보호자로부터 얻은 병력

Mr Lee의 아들은 약 2년 전부터 아버지의 기억력 문제를 발견했다고 보고했다. 망상적 사고는 보고되지 않았다. GPCOG 정보 제공자 면담을 통해 약 2년 전과 비교하여 다음 영역에서 더 많은 어려움을 보이거나(×) 보존된(○) 것으로 나타났다:

× 최근 사건 기억하기
× 최근 대화 회상하기
○ 단어 찾기
× 금전 및 재정 관리
× 독립적으로 약물 관리하기
× 교통수단 이용하기

알츠하이머병 치매가 아닌 다른 치매를 의심할 만한 추가적인 임상 소견은 없었다. Mr Lee는 고혈압, 신경병증을 동반한 당뇨병, 양성 전립선 비대증, 고콜레스테롤혈증, 녹내장, 백내장을 앓고 있었다. 정신과 질환이나 치매의 가족력은 보고되지 않았다. 교육 수준은 불분명하지만 2년 이상의 교육을 받았을 가능성이 높았다.

검사

CBP, ESR, R/LFT, 칼슘, 비타민 B_{12}, 엽산 및 TSH를 주문했다. 결과: CBP에서 Hb 10, ESR에서 41, RFT에서 요소 13.3, 크레아티닌 161, eGFR 38, 100 mg BD에서 비타민 B_{12} 134, LFT와 TSH는 정상이었다. MRI 검사 결과 양측 대뇌 소혈관 허혈성 변화의 경미한 연령 관련 위축/다수의 작은 병소가 발견되었다.

진단

경증 치매 및 추정 알츠하이머병

치료

도네페질 2.5 mg을 격일로 밤마다 처방받았다. Mr Lee는 인지 기능, 자기 관리 기능 및 삶의 질을 유지하기 위해 인지 자극 활동이 포함된 센터 기반 프로그램을 추천받았고, 규칙적인 운동, 건강한 식단, 정신적 자극, 활발한 사회 생활을 유지하도록 권장받았다.

일차의료팀을 위한 제안

다른 인지 영역에 비해 회상 지연이 가장 뚜렷하게 영향을 받고, 시계 그리기 테스트에서 그림 그리기 부분의 수행이 저하되고 모방 부분이 향상되는 양상을 보이는 전형적인 초기 알츠하이머병의 사례이다. Mr Lee의 경우 초기 알츠하이머병에 대한 약물 치료와 비약물적 개입이 적절하다.

평가 당시 Mr Lee의 우울한 기분은 임상적으로 유의미한 수준에 도달하지 않았지만, 일차의료팀은 기분과 삶의 질을 개선하는 데 기여할 수 있는 요인에 대해 더 자세히 살펴볼 수 있다. 생물심리사회적 관점에서 기분, 사회심리, 성격과 같은 심리적 요인은 치매 증상에 영향을 미칠 수 있는 요인이며, 센터에서의 긍정적인 사회적 상호작용과 기타 전략을 통해 이러한 요인을 최적화함으로써 Mr Lee의 인지 능력과 기능을 향상시킬 수 있다.

사례 067 중증 청력 장애

77세 Mrs Ma는 기억력 문제에 대해서 우려하는 친구가 데리고 왔다. 친구는

Mrs Ma의 기억력(특히 단기 기억력)이 떨어졌고 인지 기능이 감퇴되었다고 말했다.

선별 평가 결과

인지기능	MMSE는 9/30점으로, 교육수준을 고려하여도 인지 장애가 분명하였다. Mrs Ma는 시간 지남력(0/5), 지연 회상(0/3), 계산(0/5), 3단계 명령(0/3), 시공간 감각(0/1)에 장애가 있었고 장소 지남력(3/5)과 언어(3/5)에는 약간의 장애가 있었다. 그러나 기억 등록(3/3)은 정상이었다. 시계 그리기 검사는 Mrs Ma의 청력 문제로 인해 완료되지 못하였고 평가가 불가했다. 그녀의 MMSE 점수도 심각한 청력 장애의 영향을 받았을 수 있다.
일상생활능력	Mrs Ma는 ADL에서 독립적이었다(바텔 지수 점수 100/100). 외부 의사소통과 세탁은 의존적이며 복약, 식사 준비, 커뮤니티 이용, 재정 관리, 식료품 쇼핑에서 감독이 필요했다(Lawton IADL 29/56).
우울 증상	GDS-15은 실시하지 않았다. 그녀는 우울증의 징후나 증상 없이 안정된 기분을 보였다.
임상평가 및 단계	GDS는 5단계로 중등도 치매로 평가되었다. 그녀는 다음과 같은 중요한 사항을 기억하지 못했다. 몇 년 동안 사용해 온 전화번호와 손주의 이름과 같은 생활상의 중요한 내용을 기억하지 못하였다. Mrs Ma는 인지 장애로 인해 IADL에 장애가 있었고 입을 옷을 고르는 데 도움이 필요했다.

보호자로부터 얻은 병력

Mrs Ma의 친구는 약 1년 전부터 친구의 기억력 문제를 염려했다고 보고했다. 망상적 사고는 보고되지 않았다. 일차의료 인지 선별검사(GPCOG) 정보 제공자 면담을 통해 약 2년 전에 비해 더 많은 어려움을 보이거나(×) 보존(○)된 영역은 다음과 같다:

× 최근 사건 기억하기
× 최근 대화 회상하기
○ 단어 찾기
× 금전 및 재정 관리
× 독립적으로 약물 관리하기
○ 교통수단 이용하기

알츠하이머병 치매가 아닌 다른 치매를 의심할 만한 추가적인 임상 소견은 없었다. Mrs Ma는 고혈압이 있어 노인병 외래 진료소에서 이에 대한 추적 진료를 받고 있었다. 정신질환이나 치매의 가족력은 보고되지 않았다. 그녀는 교육을 6년 받았다.

검사

칼슘, VDRL, 비타민 B_{12}, 엽산, 심전도, 갑상선기능검사를 시행했다. 뇌 CT (일반) 스캔 결과 현저하게 커진 대뇌고랑(sulci)과 뇌실(ventricle)이 관찰되었지만, 연령에 따른 변화로 보였다.

진단

중등도 알츠하이머병

치료

Mrs Ma는 인지기능, 자기관리 기능 및 삶의 질 유지를 위해 인지 자극 활동이 포함된 센터 기반 프로그램에 참여할 것을 추천받았으며, 규칙적인 운동, 건강한 식단, 정신적 자극, 활발한 사회 생활을 유지하도록 권장 받았다.

일차의료팀을 위한 제안

Mrs Ma는 알츠하이머병에 합당한 전형적인 장애 패턴을 보였다. 병기를 결정할 때, 일차의료팀은 그녀가 스스로 적절하게 옷을 입을 수 있는지 여부를 확인하기 위해서는 FAST를 참고할 수 있다. 도움이 필요하다면 치매의 중등도 단계를 시사한다. 일차의료팀은 여러 가지 이유로 그녀의 심각한 청력 저하에 주의를 기울여야 한다. 청력 저하는 사회적 고립과 감각 및 정신적 자극의 제한으로 이어지고 인지 기능 저하를 악화시킬 수 있다, 청력 문제는 또한 일상생활 수행 능력과 인지 평가의 정확성에도 큰 영향을 미칠 수 있다. 동시에 청력 문제는 적절한 평가와 관리를 통해 교정할 수 있다. 이경 검사, 보청기 사용, 혹은 이비인후과 전문의에게 의뢰하는 것을 고려해야 한다. 청각 장애의 교정은 치매의 약물 치료만큼이나 중요하다. 일차의료팀은 Mrs Ma 의 청력 문제를 먼저 관리하고, 그에 따른 그녀의 반응을 관찰하고 재평가하여 그녀의 강점과 약점에 대해 더 정확하게 파악하여 적절한 치료 계획과 돌봄 전략을 제안하는 것이 좋겠다.

사례 068 경과 관찰? 아니면 치료 시작?

84세 Mrs Cheng는 기억력 문제를 염려하는 딸이 모시고 왔다. 딸은 Mrs Cheng가 최근 일을 반복해서 물어보거나 망각하는 기억력 감퇴가 있고, 낯선 사람이 자신의 돈을 훔쳐간다는 의심을 한다고 말했다.

선별 평가 결과

인지기능	MMSE는 19/30점으로, 교육 수준을 감안하였을 때에도 인지 저하가 있었다. Mrs Cheng는 지연 회상(0/3)에 장애가 있고, 시공간 감각 검사(0/1)를 완료하지 못했다. 계산(1/5), 시간 지남력(4/5), 장소 지남력(4/5), 3단계 명령(2/3)에도 약간의 문제가 있었다. 그러나 기억 등록(3/3)과 언어(5/5)는 정상이었다. 시계 그리기 검사에서는 시계 바늘이 심하게 잘못 배치되고 숫자가 엉뚱한 위치에 그려지는 등 시간 표시에 명백한 오류가 있어 실행 기능에 장애가 있음을 시사했다. Mrs Cheng가 검사 진행을 거부했기 때문에 따라 그리기 부분은 완료되지 않았다(그림 2.44).
일상생활능력	Mrs Cheng는 ADL에서 독립적이었다(바텔 지수 점수 100/100). 식사 준비, 커뮤니티 접근, 재정관리, 식료품 쇼핑에서는 감독이 필요하였고, 다른 IADL은 독립적이었다(Lawton IADL 44/56).
우울 증상	GDS-15에서 0/15점으로, 명백한 우울감은 발견되지 않았다.
임상평가 및 단계	GDS는 4단계, 경증 치매로 나타났다. 최근의 시사 상식에 대한 지식이 감소한 것으로 나타났다. 여행이나 재정 관리 능력이 저하되었고, 복잡한 업무 수행 능력이 저하되었지만, 적절한 옷을 선택할 수 있었다.

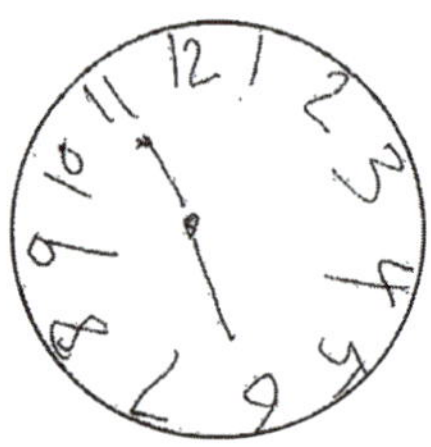

그림 2.44 Mrs Cheng의 시계 그리기 검사 결과-시계 그리기(3시)

보호자로부터 얻은 병력

Mrs Cheng의 딸은 약 6개월 전부터 어머니의 기억력 문제를 발견했다고 보고했다. 망상적 사고도 보고되었는데, Mrs Cheng는 낯선 사람이 자신의 돈을 훔친다고 의심하는 것으로 나타났다. GPCOG 정보 제공자 면담을 통해 약 2년 전에 비해 더 많은 어려움을 보이거나(×) 보존(○)된 영역은 다음과 같다.

× 최근 사건 기억하기

× 최근 대화 회상하기

× 단어 찾기

× 금전 및 재정 관리

○ 독립적인 약물 관리

○ 교통수단 이용하기

알츠하이머병 치매가 아닌 다른 치매를 의심할 만한 추가적인 임상 소견은 없었다. Mrs Cheng는 고혈압이 있다. 정신질환이나 치매에 대한 가족력은 보고되지 않았다. 교육 수준은 불분명 했지만 2년 이상의 교육을 받았을 가능성이 높았다.

검사

CBP, 비타민 B_{12}, 갑상선기능검사를 시행했다.

진단

알츠하이머병

치료

혈액 검사 결과를 기다리는 동안에는 약물을 처방하지 않았다. Mrs Cheng는 인지 및 자기 관리 기능을 유지하기 위해 인지 자극 활동이 포함된 센터 기반 프로그램에 참여할 것을 권유 받았으며 정기적으로 운동, 건강한 식단, 정신적 자극, 활발한 사회생활 유지, 치매의 초조 행동과 신경정신과적 증상을 관리하기 위한 비약물적 개입도 권장된다.

일차의료팀을 위한 제안

이것은 초기 알츠하이머병과 경계를 이루는 기억상실성 경도인지장애의 사례이다. 종종 대중의 인식과 조기 발견 노력을 통해 전임상 또는 매우 초기 단계의 사람들이 스스로 또는 가족의 도움을 받아 서비스를 찾는다. 따라서 일차의료팀은 치매군, 경도인지장애군, 인지허약군을 구별하여 관리하고 치료해야 한다. 인지허약(cognitive frailty)이란 신체 허약(여러 생리적 시스템의 누적된 저하로 인해 스트레스 요인에 취약한 상태)에 이차적으로 나타나는 인지 장애의 선행 인자를 일컫는다. 기억상실성 경도인지장애에서는 기억장애가 나타나지만 다른 기능은 잘 수행한다.

환자의 교육 수준과 이전 직업에 따라 의사는 재량권을 발휘하여 관리 방향을 결정해야 한다. 인지 예비력이 높은 사람이 이러한 초기 증상을 보이는 경우 아밀로이드 부하가 더 높을 수 있으므로 치료를 시작하면서 임상적 호전을 관찰하는 것이 적절할 수 있다. Mrs Cheng의 경우 교육 수준이 낮으므로 6개월 동안 관찰한 후 악화가 분명해지면 치료를 시작하는 것이 좋을 것 같다. 여기서 기억상실성 경도인지장애(알츠하이머병과 비교)라는 진단명을 붙이는 것은 진단상의 이유이다, 이 사례는 임상적으로 전형적인 징후와 증상이 있고 일상생활능력 수행 능력이 부합하는 역치 이하의 초기 알츠하이머병 사례로 간주할 수 있다. 일차의료팀은 낯선 사람이 자신의 물건을 훔쳐간다는 Mrs Cheng의 망상적 사고에 주의를 기울여야 하며, 이는 Mrs Cheng의 기분에 부정적인 영향을 미쳐 더 심각한 문제 행동 및 정신행동증상이 나타날 경향을 증가시킬 수 있다. 망상과 합병증에 대한 조기 개입과 예방이 필요하다.

사례 069 5 아니면 10 mg?

77세의 Mrs Fong는 기억력 문제에 대한 우려로 딸과 함께 내원하였다. 그녀의 딸은 단기 기억력(예: 먹은 것을 잊어버리는 것)과 길 찾기 능력(예: 마을버스에서 내린 후 딸의 집을 찾지 못하는 것)이 저하되었다고 보고했다.

선별 평가 결과

인지기능	MMSE는 18/30점으로 교육 수준을 감안하였을 때에도 인지 저하가 있다. Mrs Fong는 지연 회상(0/3)과 계산(0/5)에 장애가 있었고, 시간 지남력(3/5)과 장소 지남력(4/5), 3단계 명령(2/3)에 약간 장애가 있었다. 그러나 기억 등록(3/3), 언어(5/5), 시공간 감각(1/1)은 정상이었다. 시계 그리기 검사에서는 선과 숫자의 간격만 약간 손상된 것으로 나타났다.
일상생활능력	Mrs Fong는 시력이 좋지 않아 물 온도를 설정하는 데 도움이 필요했고, 샤워를 했다는 사실을 잊어버릴 수 있어 가끔 샤워를 했다는 사실을 말로 상기시켜주는 등 ADL 설정 지원이 필요했다. 그녀는 다른 ADL에서 독립적이었다(바텔 지수 점수 99/100). 세탁과 집안일은 간병인이 하였고, 복약(딸이 준비; 약을 복용한 것을 잊어버릴 수 있음)에도 도움이 필요했으며, 식사 준비, 커뮤니티 접근(가까운 지역만 이동), 재정 관리(은행 업무에 도움 필요), 식료품 쇼핑에도 감독이 필요했다(Lawton IADL 점수 32/56점).
임상평가 및 단계	GDS는 5단계에 가까운 4단계로 경증 치매로 평가되었다. 시사에 대한 지식이 저하되어 있었고, 자신의 개인사에 대한 기억력 결함을 보였다; 연속 뺄셈에서 집중력 결함을 보였다. 여행 및 재정 관리 능력 저하가 관찰되었다. 그러나 시간과 장소에 대한 일반적인 감각을 유지하였고 집 근처의 익숙한 장소로는 이동할 수 있었다. 가끔 샤워한 사실을 잊어버리는 등 기억력 장애가 ADL 수행에 영향을 미치기 시작하였다.

보호자로부터 얻은 병력

Mrs Fong의 딸은 약 2년 전부터 어머니의 기억력 문제를 발견했다고 보고했다. 망상적 사고는 보고되지 않았다. GPCOG 정보 제공자 면담을 통해 약 2년 전에 비해 다음 영역에서 더 많은 어려움을 보이거나(×) 보존된(○) 것으로 나타났다:

× 최근 사건 기억하기

× 최근 대화 회상하기

○ 단어 찾기
× 금전 및 재정 관리
× 독립적으로 약물 관리하기
× 교통수단 이용하기

알츠하이머병 치매가 아닌 다른 치매를 의심할 만한 추가적인 임상 소견은 없었다. Mrs Fong의 왼쪽 눈은 실명 상태였고, 오른쪽 눈은 약간 시력 저하가 있다. 정신질환이나 치매에 대한 가족력은 보고되지 않았다. 정확한 교육 수준은 불분명하지만 2년 이상의 교육을 받았을 가능성이 높다.

검사

비타민 B_{12} 및 갑상선기능검사를 시행했다. 모든 검사는 정상이었다. 뇌 CT 스캔 결과 경미한 뇌 위축이 발견되었다.

진단

알츠하이머병

치료

경피용 리바스티그민 5 mg을 격일로 처방받았다. 그녀는 인지 기능을 유지하기 위해 인지 자극 활동이 포함된 센터 기반 프로그램에 참여하도록 권유 받았다.

일차의료팀을 위한 제안

Mrs Fong의 증세는 초기 알츠하이머병과 맞아 떨어지고, 시각 능력은 온전하였다. 양측 시각 장애를 고려할 때 시계 그리기 검사에서 우수한 성적을 보였다. 만약 그녀가 안과 전문의로부터 관리를 받아오지 않았다면, 시각 장애에 대한 적절한 관리가 있어야 한다. 저용량으로 치료를 시작하는 것이 권장되며, 리바스티그민 패치 5 mg (또는 10 mg)은 시작 용량으로 충분하고, 약물에 대한 반응을 관찰해야 한다. 인지기능이 더 떨어진다면 리바스티그민의 용량을 늘려야 한다. 여기서 고려해야 할 사항은 약물 부작용과 일상생활능력 기능 유지의 균형을 맞추는 것이다.

Mrs Fong의 현재 일상생활능력 장애는 복약을 했는지, 샤워를 했는지를 잊어버리는 등 기억장애에서 기인한다. 그럼에도 불구하고 그녀는 여전히 놀아다니거나 대중교통을 이용하는 등의 작업을 만족스럽게 수행할 수 있다. 따라서 일차의료팀은 리마인더 기능을 활용하고, 루틴 스케줄을 짜고, 환경을 개선하여 가능한 한 오랫동안 기존 기능을 유지할 수 있도록 가족 조호인을 지도해야 한다. 안전 방책으로 실종 방지 및 위치 추적 장치를 사용하면 그녀가 지역사회에서 계속 활기차게 살아 갈 수 있도록 도울 수 있다.

사례 070 주관적 인지 장애

88세 Mrs Tsang는 기억력 문제로 조카와 함께 내원하였다. 전화번호를 잊어버리고 물건을 잘못 놓는 등 기억력 저하와 지남력에 문제가 있다는 것이었다. Mrs Tsang 역시 대화 내용을 잊어버리고 물건을 잘못 놓거나 단어 찾기의 어려움을 겪는 등 기억력 감퇴를 스스로 자각하고 있었다.

선별 평가 결과

인지기능	MMSE는 19/30점으로 교육수준을 감안할 때, 인지 장애의 징후는 없었다. MoCA는 14/30점으로 인지 장애가 있음을 나타낸다. 검사 결과 주의력, 실행 기능, 언어 유창성, 지연 회상 과제(자유 회상: 0/5, 객관식 단서: 3/5)에 손상이 있었다. 시계 그리기 검사에서는 정확한 시각을 표시하지 못하였고, 시계 화면을 비정상적으로 그렸다(그림 2.45).
일상생활능력	Mrs Tsang는 보행과 계단 오르기에는 약간의 도움이 필요했지만 다른 ADL은 독립적이었다(바텔 지수 점수 95/100). 약물 복용, 식사 준비, 세탁, 집안일, 재정 관리, 식료품 쇼핑에 도움이 필요했고 지역사회 접근에 있어서도 감독이 필요했다(Lawton IADL 23/56).
임상평가 및 단계	GDS는 4단계로 경도 치매로 평가되었다. 연속 빼셈에서 집중력 결핍이 나타났고, 여행과 재정 관리 능력이 저하된 것으로 나타났지만 시간과 장소에 대한 일반적인 지남력과 집 근처의 친숙한 장소로 이동하는 능력은 유지되었다.

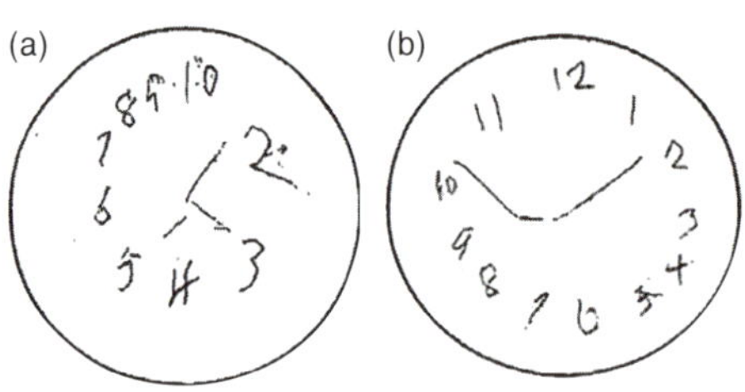

그림 2.45 Mrs Tsang의 시계 그리기 검사 결과. **(a)** 시계 그리기(3시 방향). **(b)** 시계 따라 그리기(10시 10분 방향)

보호자로부터 얻은 병력

Mrs Tsang의 조카는 약 1-2년 전부터 이모의 기억력 문제로 염려해왔다고 보고했다. 망상적 사고는 보고되지 않았다. GPCOG 정보 제공자 면담을 통해 약 2년 전

에 비해 다음 영역에서 더 많은 어려움을 보이거나(×) 보존된(○) 것으로 나타났다:

× 최근 사건 기억하기
× 최근 대화 회상하기
× 단어 찾기
× 금전 및 재정 관리
× 독립적으로 약물 관리하기
× 교통수단 이용하기

알츠하이머병 치매가 아닌 다른 치매를 의심할 만한 추가적인 임상 소견은 없었다. Mrs Tsang는 고혈압, 심장 질환, 왼쪽 눈 백내장(수술), 역류성 위식도 질환, 골다공증을 앓고 있었다. 판토프라졸과 골다공증 보충제를 복용하고 있었다. 정신 질환이나 치매의 가족력은 보고되지 않았다. 교육 수준은 불분명 했지만 6개월 미만의 교육을 받은 것으로 보인다.

검사

CBP, 비타민 B_{12}, 갑상선기능검사를 시행했다.

진단

초기 알츠하이머병

치료

혈액 검사 결과를 기다리는 동안에는 약을 처방하지 않았다. 그녀는 인지 능력과 삶의 질을 유지하기 위해 인지 자극 활동이 포함된 센터 기반 프로그램에 참여할 것을 권유 받았다.

일차의료팀을 위한 제안

Mrs Tsang의 증상은 초기 알츠하이머병의 전형적인 증상이다. 이 사례에서 MMSE는 음성이지만 MoCA 결과는 양성인 것처럼 다양한 인지 검사 결과가 서로 다른 경우가 종종 있다. 인지 기능을 보다 정밀하게 검사하기 위해 개발된 상세한 신경심리검사와는 달리, MMSE와 MoCA는 임상적 판단과 분류를 용이하게 하기 위한 빠른 선별 도구로 개발되었으며, 인지 장애 수준에 따라 빈삼도와 득이도가 다를 뿐만 아니라 각기 다른 장점과 단점(예: 교육이 수행 능력에 미치는 영향)이 있다. 따라서 일차의료팀은 최선의 조치와 관리 계획을 수립할 때 임상적 판단과 함께 여러 출처의 정보를 참고해야 한다. Mrs Tsang의 경우, MMSE 점수는 경계선 정도였지만, MoCA 및 시계 그리기 검사(그리기 부분에서는 악화되고 따라그리기 부분에서는 개선됨)에서 양성 반응은, IADL 장애와 더불어 인지기능이 악화되어 있다는 증거가 된다. 콜린에스테라아제 억제제가 Mrs Tsang에게 도움이 될 것이다. 도네페질 2.5 mg 정도의 저용량 콜린에스테라아제 억제제로 시작하여 경과를 관찰하는 것이 적절할 것이다.

일차의료팀은 또한 환자의 인지 평가의 결과에서 예상했던 것보다 IADL 수행능력이 더 나빠 보였다는 사실에 주목해야 하며, 이는 병적인 생활방식이나 습관에 기인할 수 있다. 추가 검사는 치료 계획과 전략을 세우는 데 유용할 것이다. 주목해야 할 또 다른 사항은 Mrs Tsang의 나이를 고려할 때 노쇠에서 오는 연령-관련 인지 저하가 영향을 미쳤을 수 있다는 점이다. 알츠하이머병에 대한 치료와 개입이 준비되는 동안 노쇠에 대한 관리가 최적화되어야 한다.

사례 071 사회적 고립 증가

85세 Mrs Ip는 함께 사는 친구가 기억력 문제에 대해 염려하면서 함께 내원하였다. 친구는 Mrs Ip의 기억력 저하(예: 물건을 잘못 놓거나 대화 내용을 잊어버리는 등)와 인지기능 감퇴를 호소했다. Mrs Ip도 자신의 기억력 저하(예: 냉장고에 무엇이 있는지 잊어버림)와 외출 의욕 저하를 알고 있었다.

선별 평가 결과

인지기능	MMSE는 17/30점으로 교육수준을 고려할 때 인지 장애가 있었다. Mrs Ip는 지연 회상(0/3), 단서를 주어도 회상하지 못하였고, 시간 지남력(2/5), 계산(1/5)에 장애가 있었고, 장소 지남력(3/5)과 3단계 명령(2/3)에 장애가 약간 있었다. 그러나 기억 등록(3/3), 언어(5/5), 시공간 감각(1/1)은 정상이었다. 시계 그리기 검사에서는 시각 표시가 정확하지 못하였고 시계 화면도 비정상적으로 그렸다(그림 2.46).
일상생활능력	Mrs Ip는 계단을 오를 때에 약간의 도움이 필요했지만 다른 ADL은 독립적이었다(바텔 지수 점수 98/100). 집안일, 약물 복용(스스로 약을 관리할 수 있지만 복약 시간을 잊거나 혼동함), 세탁, 커뮤니티 이용, 재정 관리에서 도움이 필요했다, 식사 준비와 식료품 쇼핑(혼자서 관리할 수 있지만 더 많이/반복적으로 구매하기도 함)은 오류가 있지만 독립적이었다(Lawton IADL 39/56점).
임상평가 및 단계	GDS는 4단계로 초기 치매로 평가되었다. 새로운 사람을 소개받을 때 이름을 기억하는 능력이 저하되었고, 자신의 개인사에 대한 기억력이 떨어졌고, 연속 빼셈에서 집중력 저하가 나타났으며, 여행, 재정 관리 등의 능력이 저하되었다.

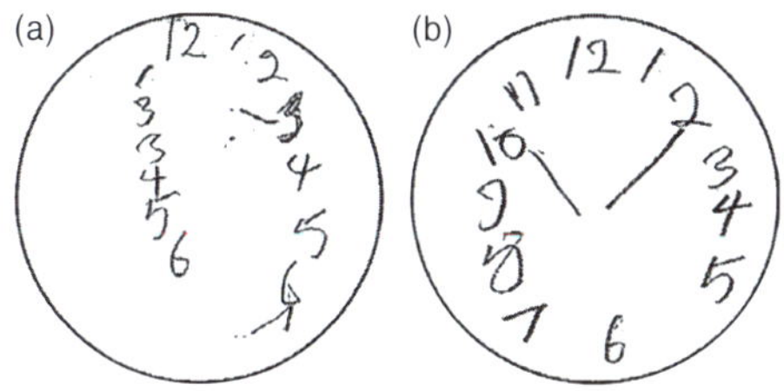

그림 2.46 Mrs Ip의 시계 그리기 검사 결과. **(a)** 시계 그리기(3시 방향). **(b)** 시계 따라그리기(10시 10분 방향)

보호자로부터 얻은 병력

Mrs Ip의 친구는 약 2년 전부터 친구의 기억력 문제를 발견했다고 보고했다. 망상적 사고도 보고되었다: Mrs Ip은 공동 거주자가 자신의 음식을 훔친다고 비난하였다. 외출하고 싶은 의욕이 저하되었다고 스스로 말하였다. GPCOG 정보 제공자 면담을 통해 약 2년 전과 비교하여 다음 영역에서 더 많은 어려움을 보이거나(×) 유지(○)된 것으로 나타났다:

× 최근 사건 기억하기
× 최근 대화 회상하기
× 단어 찾기
× 금전 및 재정 관리
○ 독립적인 약물 관리
× 교통수단 이용하기

알츠하이머병 치매가 아닌 다른 치매를 의심할 만한 추가적인 임상 소견은 없었다. Mrs Ip는 고혈압과 고콜레스테롤혈증이 있었다. 정신질환이나 치매에 대한 가족력은 보고되지 않았다. 교육 수준은 불확실 했지만 6개월 미만의 교육을 받았을 가능성이 높았다.

검사

CBP, ESR, R/LFT, 칼슘, 비타민 B_{12}, 엽산, 공복 혈당, 공복 지질, 소변검사 및 배양 검사, 흉부 X-선, 심전도 및 T4를 검사했다. 뇌 CT(비조영 + 대조용) 스캔도 시행했다.

진단

초기 알츠하이머병

치료

검사 결과가 나오기 전이라 약물은 처방 되지 않았다. 그녀는 인지 능력과 삶의 질을 유지하기 위해 인지 자극 활동이 포함된 센터 기반 프로그램에 참여할 것을 권유 받았다.

일차의료팀을 위한 제안

이는 전형적인 초기 알츠하이머병의 사례로, 노화와 관련된 인지 쇠약이 동반되었을 가능성이 있다. Mrs Ip의 MMSE에서 시지각 기능(즉, 오각형 겹쳐그리기 검사)은 정상으로 보였지만 시계 그리기 검사(그리기에서는 실력이 떨어지고 따라 그리기에서는 실력이 향상됨)에서는 장애가 분명하게 나타났다. 저용량 콜린에스테라아제 억제제로 치료를 시작하는 것이 적절할 것이다. 더이상 스스로를 돌볼 수 없게 되는 지경에 이르면 돌봄 필요성이 늘어날 것이 예상되기 때문에, 이에 대비하여 삶의 질과 돌봄의 질을 유지할 수 있는 조호 계획이 필요하다. 집안이 어수선한지 또는 소지품이 잘 정리되어 있는지 알아보기 위해 가정 환경 평가가 필요하다. 일차의료팀은 다른 사람이 자신의 물건을 훔쳤다고 의심하지 않고 쉽게 찾을 수 있도록 단서를 추가하거나 소지품을 더 직관적이고 눈에 잘 띄는 곳에 두는 등의 전략을 수립하는 데 도움을 줄 수 있다. Mrs Ip는 아파트에서 다른 노인들과 함께 살고 있어서 사회적 지원이 제한적이다. 일차의료팀은 Mrs Ip의 사회적 배경을 검토하고 우울 증상에 주의를 기울여야 한다. 한편, Mrs Ip의 도둑 망상으로 갈등이 발생할 수 있기 때문에 다른 공동거주자와 관계가 잘 유지되는 지를 알기 위해 친구에게 지원을 요청할 수 있다. 아파트 공동거주인에게 치매에 대한 정보를 제공하거나, 도둑 망상의 원인이 될 수 있는 아파트 내 물건 분실 가능성을 최소화하기 위한 전략을 수립하는 것이 도움이 될 수 있다.

사례 072 약물 복용 알림이 필요한 91세 노인

91세 Mrs Chong는 기억력 문제를 걱정하는 딸과 함께 내원하였다. 반복되는 질문, 물건은 제자리에 놓지 못하고, 방향 감각 상실, 익숙한 장소에서 길 찾기 어려움, 단어 찾기 문제 등 기억력이 떨어지고 인지 기능이 저하되었다는 것이다.

선별 평가 결과

인지기능	MMSE는 15/30점으로 교육수준을 감안하여도 인지 장애를 보였다. 지연 회상(0/3)과 시공간 감각(0/1), 시간 지남력(2/5), 계산력(1/5)에 장애가 있었고, 장소 지남력(3/5), 기억 등록(2/3), 3단계 명령(2/3)에 약간의 장애가 있었다. 그러나 언어 능력은 정상(5/5)이었다. 시계 그리기 검사에서는 시계에 시각을 표시하는 방식에 명백한 오류가 있었다, 이들은 실행 기능과 개념적 결함을 시사한다(그림 2.47).
일상생활능력	Mrs Chong는 도움이 없으면 계단을 오르는 것이 안전하지 않았고, 화장실 이용하기, 보행, 배변 조절, 방광 조절에 미미한 정도의 도움이 필요했지만, 다른 ADL은 독립적이었다(바텔 지수 점수 83/100). 식사 준비, 세탁(옷 걸기 및 개기는 가능), 집안일은 의존적이었으며, 약물 복용(구두 알림 필요) 및 외부 의사소통에 도움이 필요했고, 지역사회 접근, 재정 관리, 장보기(간단한 물품 구매는 가능)에도 감독이 필요했다(Lawton IADL 24/56점).
임상평가 및 단계	GDS는 4단계로 경도 치매 단계로 평가되었다. 홍콩의 현직 행정장관의 이름을 말하지 못하는 등 중요한 뉴스를 따라잡지 못하였고, 자신의 개인사에 대한 기억이 다소 떨어졌으며, 연속 빼기 검사에서 집중력 저하를 보였고, 여행과 재정 관리 능력도 저하된 것으로 나타났다.

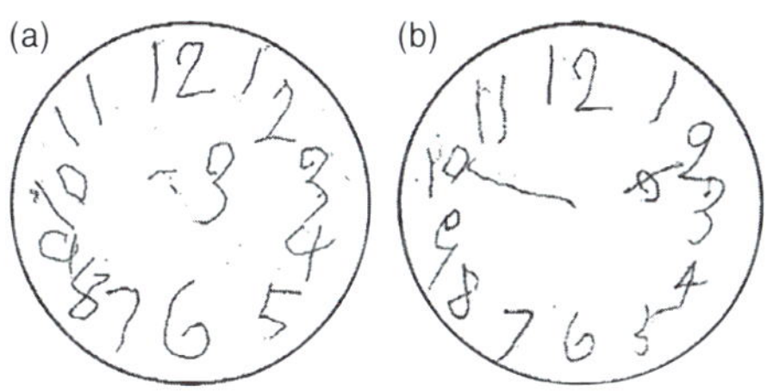

그림 2.47 Mrs Chong의 시계 그리기 검사 결과. **(a)** 시계 그리기(3시 방향). **(b)** 시계 따라그리기(10시 10분 방향)

보호자로부터 얻은 병력

Mrs Chong의 딸은 어머니의 기억력 문제가 약 2년 전부터 시작했다고 보고했다. 망상적 사고는 보고되지 않았다. GPCOG 정보 제공자 면담을 통해 약 2년 전에 비해 다음 영역에서 더 많은 어려움을 보이거나(×) 보존된(○) 것으로 나타났다:

× 최근 사건 기억하기

× 최근 대화 회상하기

× 단어 찾기

× 금전 및 재정 관리

× 독립적으로 약물 관리하기

○ 교통수단 이용하기

알츠하이머병 치매가 아닌 다른 치매를 의심할 만한 추가적인 임상 소견이 있었는데, 그녀는 약 1년 전 한두 차례 복잡한 환시를 경험한 적이 있었다. Mrs Chong는 고혈압이 있었고, 올해 좌측 고관절 골절로 교환 수술을 받았다. 정신질환이나 치매에 대한 가족력은 보고되지 않았다. 교육 수준은 불분명 했지만 3-4년 정도 교육을 받았을 가능성이 있다.

검사

CBP, ESR, R/LFT, 칼슘, 비타민 B_{12}, 엽산, 공복 혈당, 공복 지질, 소변검사 및 배양 검사, 흉부 X-선, 심전도 및 T4 검사를 시행했다. 뇌 CT (일반) 스캔이 처방되었다.

진단

경도인지장애 또는 경도 알츠하이머병

치료

이 단계에서는 약물을 처방하지 않았다. Mrs Chong는 인지기능과 삶의 질을 유지하기 위해 인지 자극 활동이 포함된 센터 기반 프로그램에 참여하도록 권유받았다.

일차의료팀을 위한 제안

이 사례는 알츠하이머병의 느린 진행에 더해 노화와 관련된 인지 쇠약의 사례로, 시공간 감각의 손상(예: MMSE에서 오각형 겹쳐그리기)과 시계 그리기 검사 결과가 양성으로 나타났다. 일차의료의사는 환자의 복잡한 환시에 주의를 기울여서, 환시의 성격을 명확히 파악하고, 피질성 루이소체병과 관련이 있는지 검토해야 한다. 어떤 경우에는 소위 환시가 단순히 생생한 기억을 회상하고 언어화 하는 것일 수도 있다. 도네페질 2.5 mg과 같은 저용량 콜린에스테라아제 억제제를 시작하는 것이 적절할 수 있다.

Mrs Chong의 고령을 고려하면, 일차의료팀은 Mrs Chong 및 가족과 함께 치료 계획을 세울 때 그녀의 체력을 염두에 두어야 한다. 고강도 인지 자극만 권장하기보다는 일상 생활의 한 부분으로 사회 활동과 여가 활동을 추가하는 것이 좋다. 이것은 Mrs Chong가 힘겨운 활동에서 회복할 수 있는 좀 더 편안한 시간을 확보해 줄 수 있다. 이 단계에서는 기분을 안정적으로 유지하고, 초조 행동과 신경정신과적 치매 증상을 유발할 수 있는 혼란을 피하는 것이 중요하다.

사례 073 독립적 IADL

75세 여성인 Mrs Cheng는 기억력 감퇴에 대해 걱정하는 아들과 함께 내원하였다. 그녀는 약 복용을 잊어버리고 약속(예: 모임 및 자원봉사)을 놓치는 등 자신의 기억력 감퇴를 스스로 자각하고 있었다.

선별 평가 결과

인지기능	MMSE에서 28/30점을 받았고, 학력을 고려하여도 인지 장애의 징후는 없었다. Mrs Cheng는 장소 지남력에 약간의 어려움이 있었다(4/5). 지연 회상(3/3, 세 가지 항목 모두 회상 가능), 계산(5/5), 시간 지남력(5/5), 기억 등록(3/3), 3단계 명령(2/3), 언어(5/5), 시공간 감각(1/1)에서는 양호한 결과를 보였다. MoCA에서 18/30점을 받아 경미한 인지 장애를 나타냈다. 시계 그리기 검사에서는 숫자 배치에 오류가 있어 약긴의 어려움을 보였다. Mrs Cheng는 시공간 감각에 문제가 있음을 알아차리고 재시험을 요청했지만, 문제점을 충분히 인식하고 있음에도 불구하고 여전히 그림을 그릴 수 없었다. 시계 따라 그리기는 대체로 정상이었다(그림 2.48).
일상생활능력	Mrs Cheng는 ADL에서 모두 독립적이었다(바텔 지수 점수 100/100). 가끔 복약하는 것을 잊어버리고, 쇼핑 센터를 나와서 귀가하는 길을 찾는 데 어려움을 겪는다는 점을 제외하면 대부분 IADL도 독립적으로 수행했다(Lawton IADL 55/56점).
우울 증상	GDS-15에서 0/15점으로 우울증 징후는 없었다.
임상평가 및 단계	Mrs Cheng는 가족이나 정보제공자와 동반 없이 평가 세션에 참석했으므로 CDR 점수는 매길 수 없었다. 평가로부터 받은 인상은 Mrs Cheng는 치매가 의심스러웠고 지남력과 판단력, 문제 해결 능력에 경도의 장애가 있다는 것이었다.

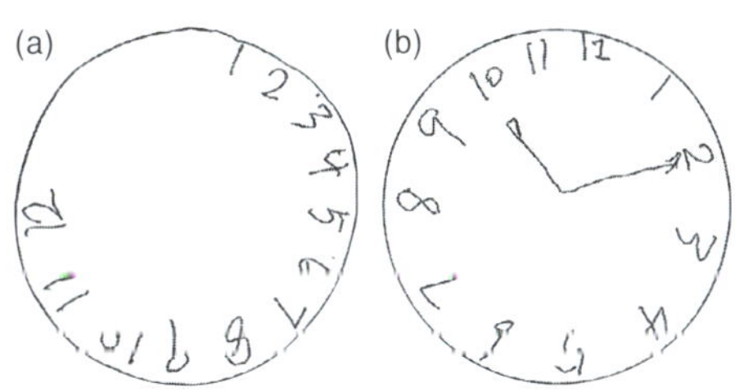

그림 2.48 Mrs Cheng의 시계 그리기 검사 결과. **(a)** 시계 그리기(3시 방향). **(b)** 시계 따라그리기(10시 10분 방향)

보호자로부터 얻은 병력

Mrs Cheng의 아들은 어머니의 기억력 문제를 약 1년간 걱정해 왔다고 보고했다. 망상적 사고는 보고되지 않았다. GPCOG 정보 제공자 면담을 통해 약 2년 전에 비해 다음 영역에서 더 많은 어려움을 보이거나(×) 보존된(○) 것으로 나타났다:

× 최근 사건 기억하기

× 최근 대화 회상하기
○ 단어 찾기
○ 돈과 재정 관리
× 독립적으로 약물 관리하기
○ 교통수단 이용하기

알츠하이머병 치매가 아닌 다른 치매를 의심할 만한 추가적인 임상 소견은 없었다. Mrs Cheng는 당뇨병, 고혈압, 이상지질혈증, 자궁경부암(방사선 치료), 방사선 방광염을 앓고 있었다. 암로디핀 5 mg을 매일 복용하고 메트포르민 50 mg을 하루 두 번 복용하고 있었다. 정신질환이나 치매의 가족력은 보고되지 않았다. Mrs Cheng는 교육을 받은 적이 없다. 그녀는 노인을 위한 커뮤니티 센터에 나가서 자원봉사 활동에 참여했다.

신체 진찰

전반적으로 진찰한 결과에서 특이 소견이나 위생 문제는 발견되지 않았다. Mrs Cheng는 심혈관계 검사에서 심방세동, 심잡음, 경동맥 기형 등의 문제는 없었고 심전도에서 심장의 신경 전도도 정상이었다. 중추신경계 검사에서는 국소 추체(pyramidal) 징후, 추체외로(extra-pyramidal) 징후, 보행 이상 또는 언어 문제가 발견되지 않았다.

검사

CBP, ESR, R/LFT, 칼슘, 비타민 B_{12} 및 VDRL이 처방되었다. 뇌 CT (일반) 스캔에서 질환 관련 소견은 발견되지 않았다.

진단

경도인지장애

치료

약물은 처방 되지 않았다. 그녀는 일주일에 이틀 동안 전문 데이 케어 서비스에 참여하여 악화를 지연시키고 삶의 질을 유지하기 위해 구조화된 맞춤형 중재 프로그램과 인지 자극 활동을 받을 것을 권유 받았다.

일차의료팀을 위한 제안

이는 기억상실 유형의 경도인지장애일 가능성이 높다. Mrs Cheng는 비교적 이른 나이였고, 기억력 문제를 자각하였으며 MMSE는 거의 정상에 가까운 성적을 보였지만, MoCA와 시계 그리기 검사에서 장애가 드러났다. MMSE와 MoCA 점수의 차이를 고려할 때, 불일치하는 부분을 확인하기 위해 손상된 영역을 자세히 비교하면 통찰을 얻을 수도 있다. 경도인지장애 단계에서 현재로서는 약물 치료가 필요하지 않지만, Mrs Cheng는 인지기능의 변화와 알츠하이머병의 임상적 발현 여부를 관찰하기 위해 추적 관찰을 해야 한다. 6개월 후에 인지 감퇴가 발생한다면 콜린에스테라아제 억제제를 시작해야 한다. 메코발라민이나 메트포르민을 하루 두 번 처방할 수 있다.

시계 그리기 검사에서 확인한 명백한 실행 기능 장애를 고려할 때, 일상생활능력을 잘 유지하고 스스로 자각하는 능력은 중요하다. 일차의료팀은 6개월 후에 이 기능을 재평가하는 것이 좋겠다. 동시에 Mrs Cheng와 가족에게 일상 생활에서 발생하는 기억력 문제의 빈도 및 특성을 포함한 일기나 차트를 작성하도록 하면, 향후 검사와 관리의 방향성을 설정하는데 도움이 될 것이다.

사례 074 현관 문에 걸려있는 열쇠

84세 Ms Kwan는 기억력 문제, 계산력 저하, 의욕 저하, 성질 난동을 딸이 걱정하며 내원하였다. 딸은 약 12개월 전부터 기억력 문제(예: 문에 열쇠를 꽂아둔 채로 이동함)와 계산 능력 저하가 있었고, 지난 6개월 동안 더욱 뚜렷해졌다고 말했다. Ms Kwan도 자신의 기억력 감퇴를 인지하고 있었다.

선별 평가 결과

인지기능	MMSE는 24/30점으로 교육수준을 감안할 때 인지 장애 징후는 없었다. Ms Kwan는 장소 지남력(2/5)에서 장애가 있었지만, 오각형 그리기(1/1)는 완료할 수 있어 정상적인 시공간 감각을 보여주었다. 계산 능력도 만족스러운 수준이었다(4/5). 지연 회상(1/3)에 장애가 있었지만 시간 지남력(5/5), 기억 등록(3/3), 3단계 명령(3/3), 언어(5/5)에는 장애가 없었다. 시계 그리기 검사에서는 숫자의 간격과 시각의 표시가 양호하여 집행 기능이 정상임을 시사했다. 시계 따라 그리기 역시 숫자 간격과 시각의 표시가 양호하였다.
일상생활능력	Ms Kwan는 모든 ADL에서 독립적이었다(바텔 지수 점수 100/100). IADL은 반-독립적이었는데, 지난 6개월 동안 약 복용에 대한 알림이 필요했고, 쇼핑 목록에서 사야 할 물건을 잊어버리고 열쇠를 문에 두고 오는 경우가 종종 있었다(Lawton IADL 48/56).
우울 증상	GDS-15에서 2/15으로, 명백한 우울감은 발견되지 않았다.
임상평가 및 단계	CDR에서 0.5/3점을 받아 인지장애가 의심되는 상태였다. 기억력, 지남력, 판단력과 문제 해결력에 경미한 장애를 보였다.

보호자로부터 얻은 병력

Ms Kwan의 딸은 약 1년 전부터 어머니의 기억력 문제를 발견했다고 보고했다. 추가적인 망상 증상은 보고되지 않았다. GPCOG 정보 제공자 면담을 통해 약 2년 전과 비교하여 다음 영역에서 더 많은 어려움을 보이거나(×) 보존된(○) 것으로 나타났다:

× 최근 사건 기억하기
× 최근 대화 회상하기
○ 단어 찾기
× 금전 및 재정 관리
○ 독립적인 약물 관리
○ 교통수단 이용하기

알츠하이머병 치매가 아닌 다른 치매를 의심할 만한 추가적인 임상 소견은 없었다. Ms Kwan는 고혈압과 이상지질혈증이 있어 노인병 외래 진료소에서 추적 진료를 받고 있었다. 그녀는 매일 암로디핀 10 mg, 발사르탄 40 mg, 미니프레스 2 mg 3회 복용하였고, 판토프라졸 40 mg을 필요에 따라 복용하고 있었으며, 클로트리마졸 크림을 사용하고 있었다. 정신질환이나 치매의 가족력은 보고되지 않았다. 그녀는 6년 정도 초등 교육을 받았다.

신체 진찰

일반적인 검사에서 기분이나 위생상의 문제는 발견되지 않았다. 심혈관계에서 특이 소견은 없었다. 중추신경계 검사 결과 손바닥턱끝반사(palmomental) 및 미간반사(glabella reflex) 등 전두엽 유리 징후(frontal lobe releasing sign)가 나타났다.

검사

CBP, ESR, R/LFT, 칼슘, VDRL, 비타민 B_{12}, 그리고 갑상선기능검사가 처방되었다. VDRL은 음성이었고 다른 검사는 정상이었다. 뇌 CT (일반) 스캔 결과 뇌하수체에서 0.8 × 0.7 × 0.8 cm 크기의 결절이 관찰되었는데, 뇌하수체 선종일 가능성이 있었다.

진단

경도인지장애/초기 알츠하이머병

치료

경피용 리바스티그민 5 mg을 매일 처방받았다. 그녀는 2년 동안 매주 이틀씩 전문 데이 케어 서비스에 참여하여 체계적이고 맞춤화된 중재 프로그램과 인지 자극 활동을 통해 악화를 지연시키는 치료를 빈도록 추천받았다.

일차의료팀을 위한 제안

이 사례는 매우 초기의 알츠하이머병과 경계에 있는 경도인지장애의 사례이다. Ms Kwan는 병력이 1년 정도로 비교적 짧지만 IADL에 장애가 있으므로 치료를 시작하는 것이 좋다. 일차의료팀은 노인우울척도(GDS-15) 평가가 음성이지만 우울 증상이 나타날 수 있으므로 주의해야 한다. 리바스티그민 패치와 함께 분노 조절을 위한 메만틴 처방도 고려해야 한다. 의욕이 저하되어 있기 때문에 항우울제도 고려할 수 있다.

Ms Kwan의 인지 평가 결과는 일상생활 수행 능력과 일치한다, 현재로서는 단기기억에 주로 영향을 받는 일상생활능력에서 문제가 되는 정도이다. 이 초기 단계에서는 단서와 알림이 여전히 유용할 수 있다. 한편, Ms Kwan의 무의욕 및 분노 발작을 유발하거나 기여할 수 있는 심리사회적 문제를 파악하면 원인(예: 우울증 발현)에 대한 단서를 얻고 적절한 개입 전략을 맞춤화 할 수 있을 것이다.

사례 075 자각 증상은 호소하는 독거노인

78세 여성인 Ms Ng는 기억력 문제에 대해 조카가 걱정하여 함께 내원하였다. 그녀는 자신의 기억력 감퇴를 자각하고 있었고 자신의 기억력에 대해 걱정하고 있었다.

선별 평가 결과

인지기능	MMSE에서 17/30점을 받았고, 교육 수준을 고려하면 인지 장애를 시사했나. Ms Ng는 시간 지남력(2/5) 및 장소 지남력(2/5), 지연 회상(1/3), 3단계 명령(1/3) 수행에 장애가 있었으며, 종이를 집어 들고 다음에 무엇을 해야 할지 물었다. 계산에 약간의 어려움이 있었으며 나머지 값을 기억하지 못했다(3/5). 기억 등록(3/3), 언어(5/5), 시공간 감각(1/1)은 정상이었다. 시계 그리기 검사에서는 시각 표시에 약간의 어려움을 보였다. 3시를 가리키는 시계를 그릴 때에는 12시가 아닌 9시를 가리키는 부침을 그렸다, 시계 따라 그리기 어느 정도 향상되었는데, 그녀는 시계를 읽을 수 있었지만 처음에 시침 그리는 것을 잊어버렸다(그림 2.49).
일상생활능력	우측 무릎 통증으로 인해 작업을 완료하는 데 시간이 오래 걸린다는 점을 제외하면 대부분의 ADL (바텔 지수 점수 92/100)에서 독립적이었다. Ms Ng는 가끔 약 복용을 잊어버리고 같은 물건을 반복해서 구매하기도 하며, 돈을 관리하는 데 어려움을 겪고 있다고 스스로 호소하였다.

우울 증상	GDS-15에서 2/15점을 받았으며, 명백한 우울감은 발견되지 않았다.
임상평가 및 단계	CDR에서 0.5/3점을 받아 치매가 의심스러운 정도로 나타났다. 기억력, 지남력, 판단력과 문제 해결력에 경미한 장애를 보였다.

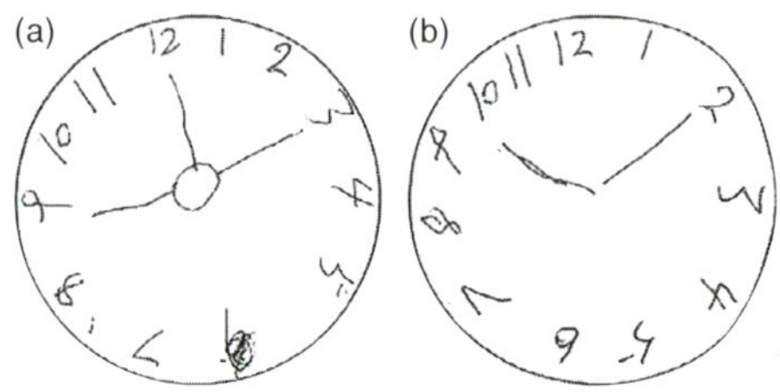

그림 2.49 Ms Ng의 시계 그리기 검사 결과. **(a)** 시계 그리기(3시 방향). **(b)** 시계 따라그리기(10시 10분 방향)

보호자로부터 얻은 병력

Ms Ng의 조카는 약 2-3년 전부터 이모의 기억력 문제를 발견했다고 보고했다. 망상적 사고는 보고되지 않았다. GPCOG 정보 제공자 면담을 통해 약 2년 전에 비해 다음 영역에서 더 많은 어려움을 보이거나(×) 보존된(○) 것으로 나타났다:

× 최근 사건 기억하기
× 최근 대화 회상하기
○ 단어 찾기
× 금전 및 재정 관리
× 독립적으로 약물 관리하기
× 교통수단 이용하기

알츠하이머병 치매가 아닌 다른 치매를 의심할 만한 추가적인 임상 소견은 없었다. Ms Ng는 글루코사민 보충제를 매일 복용하고 있었다. 정신과적 장애의 가족력은 보고되지 않았다. 그러나 Ms Ng는 치매 가족력이 있었는데 아버지와 여동생이 치매를 진단받았다. 그녀는 교육을 받지 않았다. Ms Ng는 독신으로 혼자 살고 있다.

신체 진찰

전반적으로 진찰한 결과에서 특이 소견이나 위생 문제는 발견되지 않았다. Ms Ng는 혈압도 정상이었다. 다른 심혈관계 또는 중추신경계에 특이 소견은 없었다.

검사

CBP, R/LFT, 칼슘, 비타민 B_{12}, 공복 혈당, 공복 지질, 흉부 X-선, 심전도, 갑상선기능검사를 시행했다.

진단

알츠하이머병

치료

도네페질 2.5 mg을 매일 처방받았다. 그녀는 일주일에 이틀 동안 전문 데이 케어 서비스에 참여하여 체계적이고 맞춤화된 중재 프로그램과 인지 자극 활동을 통해 악화를 지연시키고 삶의 질을 유지할 것을 권유 받았다.

일차의료팀을 위한 제안

이것은 초기 알츠하이머병의 전형적인 사례이다. 기억력 문제를 스스로 인지하고 있는 지금이 개입하기에 좋은 시기이다. 약물 치료에 있어서 주치의는 인지기능이 감퇴되는 경우 도네페질을 증량하는 것을 고려해야 한다. 병전 독립적 일상생활 수행 능력과 생활 습관을 고려할 때, Ms Ng는 비교적 오랫동안 기능 수준을 유지할 수 있을 것으로 예상할 수 있다. 자동 전등 스위치, 가스레인지가 과열되거나 싱크대에 물이 가득 차면 알려주는 안전 센서, 전자식 조리 장치, 가족들이 집안 안전을 모니터링할 수 있는 IP 카메라 등의 집안 환경 개선이 권장될 수 있다. Ms Ng의 사회적 지지 체계도 관심을 두어야 한다. 그녀는 혼자 살고 있고 사회 지원 네트워크가 취약해 보였다. 이 시기에 사회복지 서비스에 연계하여 그녀의 지원 네트워크를 강화해야 한다. 그녀의 자기 인식은 한편으로는 개입 순응도를 고양시키는 강점일 수 있지만, 다른 한편으로는 잠재적인 우울증이나 불안으로 이어질 수 있다. 일차의료팀은 Ms Ng의 기분과 적응 능력에 주의를 기울이고 치료 계획에서 예방 전략을 개발해야 한다.

사례 076 장소에 대한 지남력 장애?

81세 여성인 Ms Lam는 딸이 어머니의 기억력 문제를 호소하여 내원하였다. 딸은 어머니가 약 1년 전부터 기억력 저하로 인해 빈번하게 개인 소지품을 찾으러 다니고, 날 음식을 많이 사서 냉장고에 넣어두고, 수돗물 끄는 것을 잊어버리는 등의 증상을 호소했다. 그녀는 자신의 기억력 감퇴를 인지하고 있었다.

선별 평가 결과

인지기능	MMSE에서 18/30점을 받았고, 교육 수준을 고려할 때 인지 장애를 보였다. Ms Lam는 시간 지남력(3/5)과 장소 지남력(2/5), 3단계 명령(1/3), 계산(2/5), 지연 회상(1/3), 그리고 시공간 감각(0/1)에서 장애가 있었다. 하지만, 기억 등록(3/3)과 언어(5/5)는 정상이었다. 시계 그리기 검사상 실행 기능은 정상이었다.
일상생활능력	Ms Lam은 모든 ADL에서 독립적이었다(바텔 지수 점수 100/100). 대부분의 IADL도 독립적이었다(Lawton IADL 48/56): 다만 그녀는 요리를 할 수 없었고 식사를 위해 외출해야 했다. 외부와의 의사소통에서, 그녀는 번호가 저장되어 있는 일부 가족에게만 전화를 걸 수 있다.
우울 증상	GDS-15에서 2/15점을 받았으며, 명백한 우울 기분은 발견되지 않았다.
임상평가 및 단계	CDR에서 1/3로 평가되어 초기 치매를 나타낸다. 기억력, 지남력, 판단력 및 문제 해결력, 가사일과 취미 생활에 장애를 보였지만, 지역사회 활동과 개인 관리는 어느 정도 유지되었다.

보호자로부터 얻은 병력

Ms Lam의 딸은 어머니의 기억력 문제를 발견하고 약 1년간 걱정해 왔다고 보고했다. 망상적 사고는 보고되지 않았다. GPCOG 정보 제공자 면담을 통해 약 2년 전에 비해 다음 영역에서 더 많은 어려움을 보이거나(×) 보존된(○) 것으로 나타났다:

× 최근 사건 기억하기
× 최근 대화 회상하기
× 단어 찾기
× 금전 및 재정 관리
○ 독립적인 약물 관리
○ 교통수단 이용하기

알츠하이머병 치매가 아닌 다른 치매를 의심할 만한 추가적인 임상 소견은 없었다. Ms Lam는 고혈압이 있었다. 하지만 규칙적으로 약을 복용하지는 않았다. 정신질환이나 치매에 대한 가족력은 보고되지 않았다. 교육을 받은 적이 없었다. 매주 친구들과 수영을 하고 배드민턴과 탁구를 치는 등 사회 활동에는 적극적이었다.

신체 진찰

전반적으로 진찰한 결과에서 특이 소견이나 위생 문제는 발견되지 않았다. Ms Lam의 혈압은 153/80 mm Hg였다. 다른 심혈관계 또는 중추신경계에 특이 소견은 없었다.

검사

비타민 B_{12}, 엽산 검사 및 MRI를 시행했다.

진단

경도인지장애/초기 알츠하이머병

치료

도네페질 2.5 mg을 매일 처방받았다. 그녀는 일주일에 이틀 동안 전문 데이 케어 서비스에 참여하여 체계적이고 맞춤화된 중재 프로그램과 인지 자극 활동을 통해 악화를 지연시키고 삶의 질을 유지할 것을 권유 받았다.

일차의료팀을 위한 제안

이 사례는 기억상실형의 경도인지장애 또는 매우 초기의 알츠하이머병으로, 집행 기능과 단기 기억력이 더 뚜렷하게 감퇴된 전형적인 사례이다. 대부분의 검사 결과가 음성이었기 때문에 Ms Lam의 진단을 결정하는 데 있어 낮은 MMSE 점수를 더 많이 감안하였는데, 결과를 종합하면 경도인지장애 보다는 치매를 시사하고 있다. 그러나 Ms Lam의 장소 지남력에 대한 수행능력은 보호자가 사전에 고지하지 않고 검사 장소로 데려갔을 수 있다는 점을 고려하여 신중하게 해석해야 한다. 이와 같은 경계선상의 사례에서는 콜린에스테라아제 억제제를 시작하기 전에 시간 경과에 따른 변화를 관찰하는 것이 권장되는 전략이다. 한편 데이케어 센터에서 Ms Lam의 높은 인지 수준에 맞는 활동으로 비슷한 기능 수준의 사람들과 그룹을 형성하여 인지 자극을 시행하면 물론 좋겠지만, Ms Lam의 기능을 극대화시키기 위해서 안전과 환경 수정(예: 쇼핑 목록에 대한 안내)에 주의를 조금 기울이면서 건강하고 활동적인 라이프스타일을 유지하도록 권장할 수도 있다.

사례 077 훈련 효과?

74세 여성인 Ms Ng는 며느리가 기억력 문제에 대해 걱정하여 함께 내원하였다. 그녀는 자신의 기억력 감퇴를 인지하고 있었다. 지난 6개월 동안 기억력 저하에 대한 며느리의 호소는 단기 기억력 저하(Ms Ng가 사건을 기억하지 못하고 날짜와 장소 지남력을 혼동하는 경우가 많음)와 잦은 건망증(예: 아들이 알려주면 대부분 잊어버림)이 포함되었다.

선별 평가 결과

인지기능	MoCA는 16/30점, MMSE는 25/30점을 받았다. MMSE 점수가 높은 것은 일기와 활동 일지 작성과 같은 매일 매일의 과제 때문인 것으로 추정된다. Ms Ng는 시간(4/5)과 장소(3/5)에 대한 지남력이 유지되었고, 주소를 기억하고 3단계 명령(3/3)을 따를 수 있었다. 계산(3/5), 기억 등록(3/3), 지연 회상(3/3), 언어(5/5), 시공간 감각(1/1)에서 보통 수준의 수행 능력을 보였다. 시계 그리기 검사에서는 중등도 장애를 보였는데, 이는 MMSE 결과와 일치하지 않았다. 그녀는 시계의 대부분의 숫자를 시계의 한쪽 방향에 그렸다(그림 2.50).
일상생활능력	Ms Ng는 작업을 완료하는 데 추가 시간이 필요하다는 점을 제외하면 대부분의 ADL (바텔 지수 점수 92/100)에서 독립적이었다. IADL에서는 도우미의 도움이 필요했는데, 약물 복용 시 도움과 감독이 필요했고, 돈을 지불하고 나서 거스름돈을 세지 않곤 했다(Lawton IADL 22/56).
우울 증상	GDS-15에서 1/15점으로 우울한 기분은 발견되지 않았다.
임상평가 및 단계	CDR에서 0.5/3점을 받아 치매가 의심스러운 상태로 나타났다. 기억력, 지남력, 지역사회 활동, 개인 관리에서 경미한 장애를 보였다, 판단력 및 문제 해결에 장애가 의심스러운 정도였고, 가사일 및 취미 생활에 중등도의 장애를 보였다.

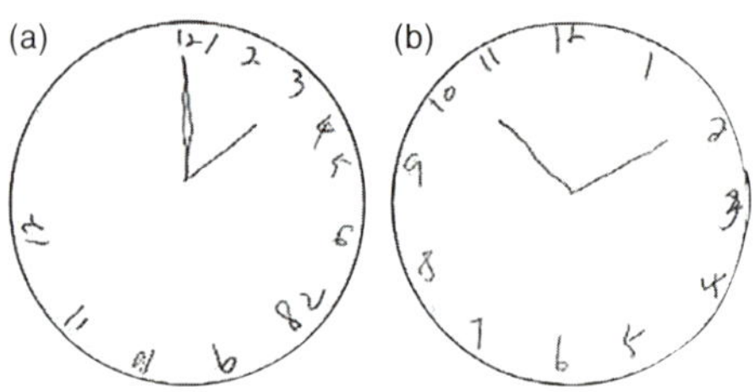

그림 2.50 Ms Ng의 시계 그리기 검사 결과. **(a)** 시계 그리기(3시 방향). **(b)** 시계 따라그리기(10시 10분 방향)

보호자로부터 얻은 병력

Ms Ng의 며느리는 약 2년 전부터 시어머니의 기억력 문제를 발견했다고 보고했다. 망상적 사고는 보고되지 않았다. GPCOG 정보 제공자 면담을 통해 약 2년 전에 비해 다음 영역에서 더 많은 어려움을 보이거나(×) 보존된(○) 것으로 나타났다:

× 최근 사건 기억하기

× 최근 대화 회상하기

○ 단어 찾기

× 금전 및 재정 관리

× 독립적으로 약물 관리하기

× 교통수단 이용하기

알츠하이머병 치매가 아닌 다른 치매를 의심할 만한 추가적인 임상 소견은 없었다. Ng는 공복 혈당 장애, 고혈압, 뇌졸중 과거력, 심근경색/허혈성 심장 질환 과거력, 이상 지질혈증을 앓고 있었다. Ms Ng는 매일 아스피린 80 mg 1회, 메토프롤롤 12.5 mg 2회, 펩시딘 40 mg 2회, 암로디핀 5mg 1회, 플루펜티솔 0.5 mg 과 멜리트라센 10 mg 1회, 클로로르디아제폭사이드 2.5 mg, 스트론튬 1정, 비타민 D_1 1정을 복용하고 있었다. 치매 가족력은 보고되지 않았다. 불면증의 가족력이 있다. 그녀는 중등 교육을 받았다. 아들이 매일 일기와 활동 일지를 작성하는 과제를 주는 등 스스로 개발한 인지 훈련/학습을 제공했다.

신체 진찰

전반적으로 진찰한 결과에서 특이 소견이나 위생 문제는 발견되지 않았다. Ms Ng의 혈압은 132/69 mm Hg였다. 다른 중요한 심혈관계 또는 중추신경계 특이 소견은 없었다.

검사

2년 전에 실시한 CBP는 정상이었고, 1년 전에 실시한 R/LFT는 정상이었다. 2년 전 공복 당은 5.6이었다. 7년 전 뇌 CT (일반) 스캔에서는 낙상 후 발생한 우측 전방 경막하 출혈이 관찰되었고, 6년 전 MRI에서는 경막하 출혈이 양측(전두부) 열공성 경색 안에서 관찰되었다. 비타민 B_{12}, 엽산 검사, VDRL 그리고 MRI를 시행했다.

진단

초기 알츠하이머병일 가능성이 높고 혼합형(mixed) 치매를 감별해야 한다.

치료

도네페질 5 mg을 매일 처방받았다. 그녀는 일주일에 이틀 동안 전문 데이 케어 서비스에 참여하여 구조화된 맞춤형 중재 프로그램과 인지 자극 활동을 통해 악화를 지연시키는 치료를 받도록 권유 받았다.

일차의료팀을 위한 제안

이 사례는 비교적 젊은 나이에 발병하는 초기 알츠하이머병의 전형적인 예이다. IADL 기능뿐 아니라 단기 기억력과 실행 기능에서 보다 뚜렷한 장애가 관찰되었다. 이 사례의 경우 Ms Ng의 오래된 뇌졸중이 뇌의 예비력에 영향을 미쳤고, 아밀로이드 침착에 혈관 부담이 가중되었을 가능성이 있다. 아들이 제공한 인지 훈련을 따라하면서 반복적인 정보 입력과 정신기능을 자극하는 활동을 한 것이 그녀의 악화를 지연시키는 데 도움이 되었을 수 있다. 그러나 일차의료팀은 아들의 간병 스트레스와 부담 수준에 주의를 기울이고 아들의 기대치를 Ms Ng의 사례에서 현실적인 수준으로 관리해야 한다는 점을 명심해야 한다.

사례 078 우울증 동반과 무릎 통증

88세 여성인 Ms Chan는 딸이 기억력 문제와 망상에 대해 우려하며 내원하였다. 딸은 약 1년 전부터 어머니의 기억력 감퇴를 느꼈고, 단기 기억력이 점진적으로 악화되고 있다고 했다. 그녀는 익숙한 작업의 수행 능력이 저하되었고 장소 지남력이 떨어져 있었다. 또한 남편과 가사 도우미 사이의 불륜을 의심한다는 것이다. Ms Chan는 자신의 기억력 감퇴를 인지하고 있었다.

선별 평가 결과

인지기능	MoCA에서 11/30점, MMSE에서 13/30점을 받았다. Ms Chan는 시간(1/5)과 장소(1/5, 프롬프트 없이는 집 주소를 기억하지 못함) 지남력, 지연 회상(0/3), 계산(1/5), 시공간 감각(0/1)에서 장애가 있었지만, 기억 등록(3/3)과 언어(5/5)는 정상이었다. 시계 그리기 검사에서는 정상적인 실행 기능을 보였고 줄 간격에만 약간의 문제가 있었다. 그녀는 시계를 읽을 수 있었다.
일상생활능력	Ms Chan는 배변, 목욕, 이동, 보행, 계단 오르기 등 대부분 ADL에서 도움이 필요했고 요실금도 있었다(바텔 지수 점수 58/100). 또한 모든 IADL 작업에서 도움이 필요하여 대부분 의존적인 상태였다(Lawton IADL 12/56).
우울 증상	GDS-15는 10/15점으로, 상당한 우울 기분이 있는 것으로 나타났다.
임상평가 및 단계	CDR는 1/3점으로 경도 치매를 시사하였다. 그녀는 기억력, 판단력, 문제 해결력, 지역사회 활동, 가사일 및 취미활동에서 경미한 장애를 보였다. 지남력과 개인 관리는 중등도의 장애가 있었다.

보호자로부터 얻은 병력

Ms Chan의 딸은 어머니의 기억력 문제를 약 1년간 걱정해 왔다고 보고했다. 망상적 사고도 보고되었다. GPCOG 제보자 면담 결과, 약 2년 전과 비교하여 다음과 같은 영역이 더 어려워졌거나(×), 유지(○)된 것으로 나타났다:

× 최근 사건 기억하기

× 최근 대화 회상하기

○ 단어 찾기

× 금전 및 재정 관리

× 독립적으로 약물 관리하기

× 교통수단 이용하기

알츠하이머병 치매가 아닌 다른 치매를 의심할 만한 추가적인 임상 소견은 없었다. Ms Chan는 우울증을 진단받았고, 우측 고관절 골절로 수술을 받았다. 정신건강의학과 전문의가 처방한 티아넵틴 6.25 mg 하루 2회, 발프로에이트 100 mg, 디클로페낙 25 mg 하루 3회, 파모티딘 20 mg을 하루 3회를 복용하고 있었다. 정신질환이나 치매의 가족력은 보고되지 않았다. 그녀는 중등 교육을 받았다. 그녀는 두 아들과 세 딸이 있으며 가족의 지원이 잘 이루어지고 있다. 그녀는 보행기를 사용하여 균형 잡힌 실내 보행을 하였다.

신체 진찰

일반적인 검사 결과 기분이나 위생상의 문제는 발견되지 않았다. 심혈관계 검사에서 심방세동, 심잡음, 비정상적인 심박 또는 경동맥 잡음은 발견되지 않았다. 중추신경계 검사 결과 국소 피라미드(pyramidal) 징후, 추체외로(extra-pyramidal) 징후, 전두엽 유리 징후, 언어 문제는 발견되지 않았지만 우측 고관절 골절 후 보행 이상이 있었다.

검사

CBP, R/LFT, 칼슘, VDRL, 비타민 B_{12}, 공복 혈당, 공복 지질을 검사했다. CBP, R/LFT, 칼슘, 비타민 B_{12}, 공복 혈당, 공복 지질은 정상이었고 VDRL도 음성이었다. 뇌 CT (일반) 스캔 결과 내측 측두엽에 뇌 위축과 만성 소혈관 질환이 관찰되었다.

진단

알츠하이머병과 우울증

치료

경피형 리바스티그민 5 mg, 아스피린 100 mg, 판토프라졸 40 mg과 무릎 통증 조절을 위해서 파라세타몰 1 g 1일 2회 PRN을 처방받았다. 그녀는 일주일에 이틀 동안 전문 데이 케어 서비스에 참여하여 악화를 지연시키고 삶의 질을 유지하기 위해 구조화된 맞춤형 중재 프로그램과 인지 자극 활동을 권유 받았다.

일차의료팀을 위한 제안

이 사례는 우울증을 동반한 전형적인 알츠하이머병 사례이고, MMSE 점수가 비정상적으로 낮았지만 알츠하이머병만으로는 설명되지 않는 고도의 신체적 의존도를 보였다. 의사는 고관절 골절과 병원에서 섬망이 있었는지를 물어봐야 한다. 고관절 골절은 80세 이상 노인에서 흔히 발생하며, 환자의 50%에서 섬망이 발생하고 섬망이 발생한 환자의 50%에서 2년 이내에 알츠하이머병 증상이 나타난다.

Ms Chan는 우울증 병력이 있으므로 일차의료팀은 그녀의 치매 증상에서 우울증의 요소를 주의 깊게 살펴야 한다. 그녀의 우울증을 치료하기 위해서 선택적 세로토닌 수용체 억제제를 고려할 수 있다. 일차의료팀은 신경 이완제 중단을 고려하고, 환각 및 램수면행동장애(RBD)가 있는지 확인할 수 있다. 만약 있다면 피질성 루이소체 병의 가능성도 고려해야 한다. 전문의와의 사례 회의를 권장한다.

Ms Chan의 일상생활 수행 능력과 인지 평가 결과는 우울한 기분의 맥락에서 해석되어야 하는데, 이는 의욕이 극도로 저하된 경우 결과에 큰 영향을 미칠 수 있다. 그녀의 망상적 사고는 의학적 치료를 필요로 할 수 있지만, 일차의료팀은 비약물적 개입도 동등하게 중요하다는 점에 유의해야 한다. 보호자에게 망상적 사고에 대한 직접적인 직면이나 교정적 접근을 피하도록 하고 적절한 의사소통 기술을 갖추거나, 망상 내용에 노출을 최소화시키는(Ms Chan의 경우 남편이 가사 도우미와 같이 노출되는 시간을 최소화함) 전략, 그리고 긍정적인 정서를 고양시키기 위해 규칙적으로 사회/인지적 활동을 루틴화 시키는 것이 도움이 될 수 있다.

사례 079 비타민 B12 결핍

74세 여성인 Ms Lau는 손녀가 기억력 문제에 대해 걱정하여 함께 내원하였다. Ms Lau는 자신의 단기 기억력이 좋지 않다는 사실을 스스로 인지하고 있었다. 손녀에 따르면 그녀의 기억력 감퇴는 2-3년 전부터 나타났으며, 작년에 급격히 악화되었는데 단기 기억력도 점진적으로 감퇴하고 있다고 하였다.

선별 평가 결과

인지기능	MMSE에서 22/30점을 받았는데, 교육 수준을 고려할 때 인지 장애를 나타냈다. 그녀는 시간 지남력(3/5)과 장소 지남력(3/5, 집 주소는 기억할 수 있음), 시공간 감각에 장애(0/1)가 있으며, 계산(4/5)과, 3단계 명령(2/3)에 약간의 어려움이 있었으나, 기억 등록(3/3), 지연 회상(3/3), 그리고 언어(5/5)는 정상으로 나타났다. 시계 그리기 검사는 음성으로 정상적인 실행 기능을 보였다.

일상생활능력	Ms Lau는 모든 ADL에서 독립적이었다(바텔 지수 점수 100/100). 약물 복용, 외부 의사소통, 집안 일 하기 및 지역사회 접근에서 가끔 지원이나 도움이 필요했지만 대부분 IADL도 독립적이었다(Lawton IADL 49/56점).
우울 증상	GDS-15에서 2/15점으로, 우울한 기분은 나타나지 않았다.
임상평가 및 단계	CDR에서 0.5/3점을 받아 치매가 의심스러운 정도였다. 기억력은 장애가 있는지 의심스러운 수준이었고 지남력은 경도의 장애가 있었다.

보호자로부터 얻은 병력

Ms Lau의 손녀는 약 3년 전부터 할머니의 기억력 문제를 발견했다고 보고했다. 망상적 사고는 보고되지 않았다. GPCOG 정보 제공자 면담을 통해 약 2년 전에 비해 다음 영역이 더 어려워지거나(×) 보존된(○) 것으로 나타났다:

× 최근 사건 기억하기
× 최근 대화 회상하기
○ 단어 찾기
○ 돈과 재정 관리
× 독립적으로 약물 관리하기
○ 교통수단 이용하기

알츠하이머병 치매가 아닌 다른 치매를 의심할 만한 추가적인 임상 소견은 없었다. Ms Lau는 당뇨병, 고혈압, 오래된 뇌졸중, 두근거림, 이상지질혈증, 비타민 B_{12} 결핍, 신장 기능 장애, 자궁 적출술, 무릎 골관절염을 앓고 있었다. 매일 메토프롤롤 100 mg, 히드라진 10 mg 2회, 암로디핀 10 mg, 리시노프릴 20 mg, 글리클라지드 서방형 120 mg, 빌다글립틴 50 mg, 메트포르민 750 mg 2회, 야간에 심바스타틴 10 mg, T4 75 mg, 비타민 B_{12} 1000 mcg, 아스피린 100 mg, 야간에 조피클론 7.5 mg PRN을 복용하고 있었다. 정신질환이나 치매의 가족력은 보고되지 않았다. 중등 교육을 받았다. 그녀는 사별했고 가사 도우미와 함께 살고 있다. Ms Lau에게는 아들과 세 딸이 있으며 가족의 지원을 잘 받고 있었다. 그녀는 우산을 지팡이 삼아 사용하면서 균형 잡힌 보행을 하고 있었다.

신체 진찰

전반적으로 진찰한 결과에서 특이 소견이나 위생 문제는 발견되지 않았다. 심혈관계 또는 중추신경계에 특이 소견은 없었다.

검사

CBP, R/LFT, 칼슘, 공복 혈당, 공복 지질, HbA1c, FT4, 비타민 B_{12}, 엽산 검사 및 TSH 검사를 시행했다. 검사 결과 공복 지질과 간기능은 정상, CBP에서 Hb 9.6, R/LFT는 정상, 공복 당 5.7, 비타민 B_{12} 98 (낮음), 엽산 36, Hb A1c 5-9%, FTA 17.7, TSH는 0.08이었다. 뇌 CT (일반) 스캔 결과 우측 기저핵, 양측 시상에 열공성 경색과 소혈관질환이 발견되었다.

진단

기억상실형 경도인지장애/초기 알츠하이머병

치료

경피용 리바스티그민 5 mg을 매일 처방받았다. 그녀는 일주일에 이틀 동안 전문 데이 케어 서비스에 참여하여 체계적이고 맞춤화된 중재 프로그램과 인지 자극 활동을 통해 악화를 지연시키고 삶의 질을 유지할 것을 권유 받았다.

일차의료팀을 위한 제안

이는 매우 초기의 알츠하이머병과 경계를 이루는 경도인지장애의 전형적인 사례이다. Ms Lau는 보통의 경우에 비해서 약간 이른 나이에 전형적인 장애 양상을 보였다. 메트포르민으로 인한 비타민 B_{12} 결핍이 인지 장애에 기여했을 수도 있다. 일차의료의사는 그녀의 증상을 모니터링하면서 저용량의 콜린에스테라제 억제제를 시작할 수 있고, 메트포르민과 관련된 비타민 B_{12} 결핍을 교정하고, 갑상선 기능을 안정화시켜야 한다.

Ms Lau의 인지 능력은 정상에 가까웠고, 돈 관리와 기타 일상생활의 복잡한 작업 처리 등 일상생활능력이 양호했으며 인지 평가에서 단기 기억력 장애가 발견되지 않았다. 이러한 결과는 환자의 주관적인 호소와 정보제공자의 호소 사이에 약간의 불일치가 있음을 보여준다. 따라서 일차의료팀은 6개월 후 재평가해서 비타민 B_{12} 수치의 호전과 함께 인지 장애가 개선되었는지 확인하는 것이 좋겠다.

사례 080 MMSE '합격'

83세의 신사 Mr Kwok는 딸이 기억력 문제에 대해 염려하여 함께 내원하였다. 딸은 약 12개월 전부터 아버지의 기억력 감퇴가 시작되었고 최근 6개월 동안 더 뚜렷해졌다고 호소했다. 그는 반복되는 질문에 건망증이 있는 것처럼 보인다고 했다.

Mr Kwok는 자신의 기억력 감퇴를 인지하고 있었다.

선별 평가 결과

인지기능	MMSE는 22/30점으로, 교육 수준에 맞게 보정하면 인지 장애의 징후가 없는 것으로 나타났다. Mr Kwok는 시간에 대한 지남력(2/5)과 지연 회상(0/3)에 장애가 있었다. 장소 지남력(4/5), 계산(4/5), 3단계 명령(2/3)에서는 약간의 어려움이 있었으며, 기억 등록(3/3), 언어(5/5), 시공간 감각(1/1)에서는 정상 수행을 보였다. 시계 그리기 검사에서는 시계 화면을 4등분하여 부정확한 시간 표시를 스스로 수정하였고 숫자 배치를 계획하는 등 정상적인 집행 기능을 보였다.
일상생활능력	Mr Kwok는 모든 ADL에서 독립적이었다(바텔 지수 점수 100/100). 지난 6개월 동안 복약을 위한 알림이 필요했지만 그는 IADL에서 거의 독립적이었다(Lawton IADL 54/56점). 또한 가끔 식사를 했다는 사실을 잊어버리기도 했다.
우울 증상	GDS-15에서 1/15점으로, 명백한 우울 기분은 발견되지 않았다.
임상평가 및 단계	CDR에서 0.5/3점을 받아, 치매가 의심스러운 정도였다. 그는 기억력, 지남력, 판단력과 문제 해결력에 경도의 장애를 보였다.

보호자로부터 얻은 병력

Mr Kwok의 딸은 아버지의 기억력 문제를 발견하고 1년 동안 걱정해왔다고 보고했다. 망상적 사고는 보고되지 않았다. GPCOG 정보 제공자 면담을 통해 약 2년 전과 비교하여 다음 영역에서 더 많은 어려움을 보이거나(×) 보존된(○) 것으로 나타났다:

× 최근 사건 기억하기
× 최근 대화 회상하기
○ 단어 찾기
○ 돈과 재정 관리
× 독립적으로 약물 관리하기
○ 교통수단 이용하기

알츠하이머병 치매가 아닌 다른 치매를 의심할 만한 추가적인 임상 소견은 없었다. Mr Kwok는 당뇨병, 고혈압, 양성 전립선 비대증, 신장암(왼쪽)으로 신장 적출술을 받았다. 그는 현재 암로디핀 2.5 mg과 디아족사이드 40 mg, 그리고 양성 전립선 비대증 치료제를 매일 복용하고 있다. 정신 질환이나 치매의 가족력은 보고되지 않았다. 그는 초등학교 2학년까지(약 2년) 교육을 받았다. Mr Kwok는 사회 활동이 제한적이었고 대부분의 시간을 집에서 지냈다.

신체 진찰

일반적인 검사 결과 기분이나 위생 문제는 발견되지 않았다. 중대한 심혈관계 또는 중추신경계 이상 소견은 없었다.

검사

CRP, R/LFT, VDRL, 비타민 B_{12}, 공복 혈당, 공복 지질, 갑상선기능검사를 측정했다. 비타민 B_{12} 와 갑상선기능은 정상이었다. VDRL은 음성이었다. 뇌 CT (일반) 스캔 결과 우측 기저핵에 열공성 경색이 발견되었다.

진단

초기 알츠하이머병

치료

경피형 리바스티그민 5 mg, 딜티아젬 서방형 100 mg, 오메프라졸 20 mg이 매일 처방되었다. 그는 2년간 주당 2일씩 전문 데이 케어 서비스에 참여하여 체계적이고 맞춤화된 중재 프로그램과 인지 자극 활동을 통해 악화를 지연시킬 것을 권유 받았다.

일차의료팀을 위한 제안

이것은 인지 쇠약, 기억상실 유형의 경도인지장애, 매우 초기의 알츠하이머병을 보여주는 사례이다. 이 경우 평가 및 임상 면담에서는 경도인지장애가 의심되며, 단기기억 및 관련된 인지 기능(지연 회상 및 시간 지남력)을 제외하면 인지 및 일상 생활 기능이 비교적 잘 유지되고 있다. 이 시점에서 일차의료팀은 Mr Kwok의 상태를 관찰하고 모니터링하면서 6개월 후에 평가를 반복해야 한다. 그럼에도 불구하고 Mr Kwok는 식사를 잊어버리는 의미 있는 증상을 고려한다면 지원과 치료가 필요하다.

참고문헌

1. Dickson DW, Davies P, Bevona C, Van Hoeven KH, Factor SM, Grober E, et al. Hippocampal sclerosis: A common pathological feature of dementia in very old (> or = 80 years of age) humans. Acta Neuropathology. 1994;88(3):212-21.
2. Barkhof F, Polvikoski TM, van Straaten EC, Kalaria RN, Sulkava R, Aronen HJ, et al. The significance of medial temporal lobe atrophy: A postmortem MRI study in the very old. Neurology. 2007;69 (15):1521-27.

3. Prasad K, Wiryasaputra L, Ng A, Kandiah N. White matter disease independently predicts progression from mild cognitive impairment to Alzheimer's disease in a clinic cohort. Dementia Geriatric Cognitive Disorders. 2011;31(6):431–44.
4. Livingston G, Huntley J, Sommerlad A, et al. Dementia prevention, intervention, and care: 2020 report of the Lancet Commission [published correction appears in The Lancet. 2023 Sep 30;402(10408):1132]. The Lancet. 2020;396(10248):413–46. doi:10.1016/S0140-6736(20)30367-6
5. Arnold SE, Arvanitakis Z, Macauley-Rambach SL, et al. Brain insulin resistance in type 2 diabetes and Alzheimer disease: Concepts and conundrums. Nature Review Neurology. 2018;14(3):168–81. doi:10.1038/nrneurol.2017.185
6. Talbot K, Wang HY, Kazi H, et al. Demonstrated brain insulin resistance in Alzheimer's disease patients is associated with IGF-1 resistance, IRS-1 dysregulation, and cognitive decline. Journal of Clinical Investment. 2012;122(4):1316–38. doi:10.1172/ JCI59903
7. Clegg A, Young J, Iliffe S, Rikkert MO, Rockwood K. Frailty in elderly people [published correction appears in The Lancet. 2013 Oct 19;382(9901):1328]. The Lancet. 2013;381(9868):752–762. doi:10.1016/S0140-6736(12)62167-9

CHAPTER 3 비전형 알츠하이머병, 기타 치매 및 감별 진단

3.1 뇌영상 검사 및 추가 평가가 필요한 경우

사례 081 뇌졸중일 수도 있을까?

69세의 남자 Mr Chan은 딸이 그의 기억력 문제를 염려하여 병원에 함께 내원하였다. 그는 최근 일을 잘 잊어버린다고 했다.

선별 평가 결과

인지기능	MMSE에서 22/30점을 받아 교육 수준을 보정하면 인지장애에 해당하였다. Mr Chan은 지연회상(0/3)과 계산(2/5)에서 현저한 장애가 있었고, 시간(4/5)과 장소(4/5)에 대한 지남력에 약간의 문제가 있었다. 그러나 기억등록(3/3), 언어(5/5), 3단계명령(3/3), 시공간 감각(1/1)은 정상이었다. MoCA를 사용하여 검사한 결과, 19/30점으로 교육 수준을 보정한 후 경도인지장애에 해당하였다.
일상생활능력	Mr Chan은 약물 복용량에 변화가 있을 때 가끔씩 필요한 언어적 단서를 제외하고는 모든 일상생활 능력(바텔 지수 100/100)과 도구적 일상생활능력(Lawton IADL 척도 56/56)에서 독립적이었다.
임상평가 및 단계	평가 결과, 전반적퇴화척도(Global Deterioration Scale, 이하 GDS) 3단계에서 4단계로 진행 중으로 치매가 의심되는 상태(questionable dementia)에서 경도 치매 사이로 판정되었다. 평가 중에 그리고 지문을 읽으라는 요청을 받았을 때 집중력 결핍이 뚜렷했으며, 상대적으로 적은 정보를 유지할 수 있었다.

보호자로부터 얻은 병력

Mr Chan의 딸은 비록 망상적 사고는 보고하지 않았지만 1년 전부터 아버지의 기억력 문제를 알게 되어 염려했다고 보고했다. GPCOG 정보 제공자 인터뷰를 통해 약 2년 전과 비교했을 때 다음 영역에서 문제가 더 많이 나타나거나(×) 보존된

(○) 것으로 나타났다:

× 최근 사건 기억하기
× 최근 대화 회상하기
○ 단어 찾기
○ 금전 및 재정 관리
× 독립적으로 약물 관리하기
○ 교통수단 이용하기

알츠하이머병 치매가 아닌 다른 치매를 의심할 만한 추가적인 임상 소견은 없었다. 기타 병력으로는 고혈압, 고콜레스테롤혈증, 당뇨병, 이전 뇌졸중 등이 있었다. 정신 장애나 치매의 가족력은 보고하지 않았다. Mr Chan은 교육은 거의 받지 못했으며, 딸에 의하면 2년 이상 6년 미만의 교육을 받은 것으로 추정되었다.

검사

뇌 CT (일반) 스캔을 시행하였다.

진단

경도인지장애

치료

검사 결과가 아직 나오지 않아 약물을 처방하지 않았다. 비약물적 개입이 필요했다. Mr Chan은 인지 및 자기 관리 기능을 유지하기 위해 인지 자극이 포함된 센터 기반 프로그램을 추천받았으며, 전반적인 건강과 삶의 질 향상을 위해 규칙적인 운동, 건강한 식단 및 정신 자극, 스트레스 관리, 활발한 사회생활 유지를 권장받았다.

일차의료팀을 위한 제안

일차의료팀은 때때로 혈관성 경도인지장애와 혈관성 하위 유형의 경도 치매를 구별하기 어려울 수 있다. 이 사례의 경우 일상생활능력(기본 및 도구적 수행 능력)은 경도인지장애만을 시사했지만, Mr Chan의 인지 선별 검사 점수는 경도인지장애에 비해 비정상적으로 낮았다. 그럼에도 불구하고 혈관성 위험 요인의 존재가 혈관성 치매의 진단과 동일한 것은 아니다. 일차의료팀은 시간이 지남에 따른 인지 변화와 중재에 대한 환자의 반응을 모니터링하는 것이 좋다. CT 스캔은 뇌졸중의 정도를 파악하는 데 도움이 될 수 있으며, PET 아밀로이드 스캔도 권장된다.

경도인지장애 단계나 초기 치매는 기억력 향상을 위한 기억력 기술이나 적응 전략을 갖추기에 좋은 시기이다. 혈관성 치매는 아직 명확하게 밝혀지지 않았지만, Mr Chan의 경우처럼 혈관 위험이 높은 경우에는 건강한 식습관과 규칙적인 운동 등 혈관 관련 위험 요소를 최소화하기 위한 예방 조치를 취하는 것이 항상 권장된다. 일차의료팀은 건강한 생활 습관을 기르면서 인지적으로 자극을 주는 활동에 그를 참여시켜야 한다.

사례 082 단것을 좋아하는 사람

79세 여자인 Mrs Kwan은 딸이 그녀의 기억력 문제를 염려하여 병원에 내원하였다. 귀중품을 잃어버리고, 길을 잃어버리고, 집으로 돌아오는 길을 찾지 못한다는 것이었다.

선별 평가 결과

인지기능	MMSE에서 10/30점: 교육 수준에 맞게 보정했을 때 인지 장애를 나타내었다. Mrs Kwan은 시간(0/5) 및 장소(0/5) 지남력, 지연회상(0/3), 계산(0/5), 시공간 감각(0/1)에서 현저한 장애를 보였다. 그녀는 3단계명령(2/3)과 기억등록(3/3) 및 언어(5/5)에서 정상이었다. 시계 그리기 검사에서 부정확한 표시(뒤집힌 숫자)와 실행 기능 장애, 개념적 결함, 시공간적 결함, 보속증적 오류를 동반한 비정상적인 시계 화면 그리기가 발견되었다(그림 3.1).
일상생활능력	Mrs Kwan은 인지 장애로 인해 목욕할 때 감독이 필요한 것을 제외하고는 대부분의 기본적인 ADL(바텔 지수 99/100)에서 독립적이었다. 도구적 일상생활능력(Lawton IADL 척도 10/56)은 의존적이었다.
우울 증상	우울증의 징후가 없음(GDS-15 점수 1/15)
임상평가 및 단계	결과는 GDS 6단계로, 중등도 중증(moderately severe) 치매 단계에 해당했다. 그녀는 최근의 또는 일상 생활의 사건과 경험을 거의 알지 못했다. 치매의 정신 행동 증상은 발견되지 않았다.

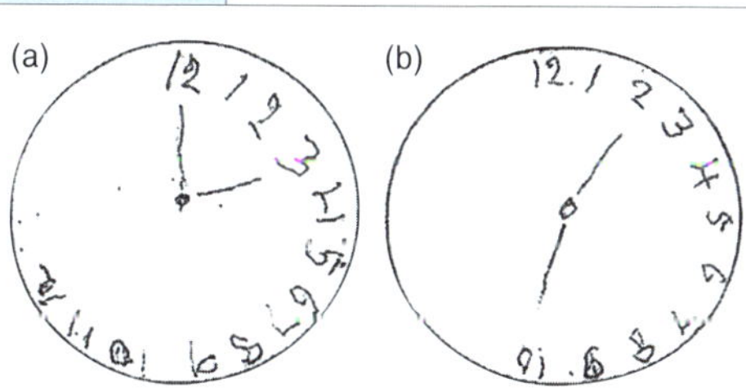

그림 3.1 Mrs Kwan의 시계 그리기 검사 결과. **(a)** 시계 그리기(3시). **(b)** 시계 따라 그리기(10시 10분)

보호자로부터 얻은 병력

Mrs Kwan의 딸은 망상적 사고는 보고하지 않았지만 약 2년 전부터 어머니의 기억력 문제를 발견했다고 보고했다. GPCOG 정보 제공자 면담을 통해 약 2년 전과 비교하여 다음 영역에서 문제가 더 많이 나타나거나(×) 보존된(○) 것으로 나타났다:

× 최근 사건 기억하기
× 최근 대화 회상하기
○ 단어 찾기
× 금전 및 재정 관리
× 독립적으로 약물 관리하기
× 교통수단 이용하기

과식, 특히 단 음식(초콜릿과 사탕 포함)에 대한 과식의 임상적 특징은 비알츠하이머병 치매[행동변이형 전두측두엽 치매(behavior variant frontotemporal dementia, bv FTD)] 가능성을 암시하는 것으로 나타났다. 고혈압, 당뇨병, 고콜레스테롤혈증 등의 동반 질환이 보고되었다. 정신 장애나 치매의 가족력은 보고하지 않았다. 그녀는 중등 교육을 받았다.

검사

CBP, R/LFT, VDRL, 비타민 B_{12}, 엽산, 공복혈당, 공복지질, TFT 검사를 시행했다. VDRL 값 음성과 공복혈당 수치 상승을 제외한 다른 모든 검사는 정상이었다. 뇌 CT 스캔 결과 혈관성 치매가 확인되었다.

진단

혈관성 치매
감별 진단: 전두측두엽 치매와 알츠하이머병의 전두엽 변이형

치료

도네페질 5 mg을 매일 처방했다. Mrs Kwan은 인지 및 자기 관리 기능을 유지하기 위해 인지 자극 활동이 포함된 센터 기반 프로그램에 참여할 것을 권유받았고, 전반적인 건강과 삶의 질을 위해 규칙적인 운동, 건강한 식단, 정신적 자극, 활발한 사회생활을 유지하도록 권장받았다.

일차의료팀을 위한 제안

Mrs Kwan은 단 음식을 좋아하며 MMSE와 Lawton IADL 점수가 비정상적으

로 낮았다. 여러 영역의 인지 결함을 고려할 때 Mrs Kwan은 혈관성 치매, 전두측두엽 치매 또는 알츠하이머병의 전두엽 변이형일 가능성이 있다. 의사는 인지 및 성격 변화는 물론 시간에 따른 기분 변화와 약물에 대한 반응을 관찰할 수 있다. 인지 기능이 계속 저하되는 경우 도네페질에 메만틴을 추가해볼 수 있다.

잔존 인지 기능 측면에서 볼 때 주의력과 언어가 강점인 것으로 나타났으므로 가능한 한 오랫동안 의사소통과 사회 활동을 유지하고 장려해야 한다. 전두측두엽 치매의 경우 앞으로 언어 이해력과 표현력이 더욱 악화되고 기분 및 행동 증상이 ADL에 영향을 미칠 것으로 예상되지만, 이 사례에서 Mrs Kwan의 현재 ADL은 여전히 독립적이었다. 일차의료팀은 Mrs Kwan 및 가족과 협력하여 가능한 한 기존의 생활 방식과 일상을 유지하면서 동시에 사회 활동을 더욱 풍부하게 할 수 있도록 격려해야 한다. 과식 문제의 경우, 특히 전두측두엽 치매의 경우 엄격한 제한이나 금지가 기분 문제를 유발할 수 있다는 점을 가족에게 교육해야 한다. 식사량은 줄이되 식사 횟수를 늘이고 저칼로리의 신선한 핑거푸드/간식을 준비하는 등 상황에 맞는 적절한 케어 팁을 가족에게 제공해야 한다.

사례 083 뇌졸중 후 인지 장애의 오랜 병력

91세의 남자인 Mr Tang은 약 6년 전 뇌졸중 후 시작된 인지 장애에 대해 아내가 걱정하여 병원에 내원하였다. 그의 아내는 최근 사건에 대한 기억력 감퇴와 물건을 잃어버리는 일이 최근 2-3년 동안 더 심해진 것 같다고 보고했다.

선별 평가 결과

인지기능	교육 수준에 맞게 조정한 후 MMSE에서 24/30점을 받아 인지 장애가 없음을 시사했다. MoCA에서 Mr Tang은 21/30점을 받아 경도인지장애로 나타났다. 실행 기능, 언어 유창성, 지연회상(자유 회상 0/5, 범주형 2/5, 객관식 3/5)에 장애를 보였다. 시계 그리기 검사 결과는 정상이었다.
일상생활능력	Mr Tang은 화장실 이용, 목욕, 계단 오르기, 옷 입기에는 중간 정도의 도움이 필요했고 침대/의자 이동, 보행, 대소변 조절에는 최소한의 도움이 필요했다. 다른 기본 ADL은 독립적이었다(바텔 지수 73/100). IADL의 경우 식사 준비, 세탁, 집안일은 의존적이었고, 지역사회 접근, 재정 처리, 장보기는 도움이 필요했으며, 약물 복용(가사 도우미가 약을 준비하고 상기시키지 않으면 잊어버림), 외부 의사소통(전화를 받을 수는 있지만 거의 전화를 걸지 않음)에서 감독이 필요했다(Lawton IADL 척도 22/56점).
임상평가 및 단계	결과에서 GDS 4단계로 경도 치매를 나타냈다. 현재와 최근 사건에 대한 지식이 감소한 것으로 나타났고 연속 뺄셈에 대한 집중력 저하를 보였으며 조호자는 여행 및 재정 처리 능력이 감소했다고 보고했다.

보호자로부터 얻은 병력

Mr Tang의 아내는 약 5-6년 전부터 남편의 기억력 문제를 발견했다고 보고했다. 망상적 사고는 보고하지 않았다. GPCOG 정보 제공자 인터뷰를 통해 약 2년 전에 비해 다음 영역에서 더 많은 문제를 보이거나(×) 보존된(○) 것으로 나타났다:

× 최근 사건 기억하기
× 최근 대화 회상하기
○ 단어 찾기
○ 금전 및 재정 관리
× 독립적으로 약물 관리하기
× 교통수단 이용하기

알츠하이머병 치매가 아닌 다른 치매를 의심할 만한 추가적인 임상 소견은 없었다. 고혈압, 당뇨병, 고콜레스테롤혈증, 뇌혈관 사고(6년 전)의 동반 질환이 보고되었다. 정신질환이나 치매의 가족력은 보고되지 않았다. 고등 교육을 받았다.

검사

칼슘, VDRL, 비타민 B_{12}, TSH 검사를 시행했다. 비타민 B_{12} 결핍을 제외한 모든 검사는 정상이었다.

진단

혈관성 치매와 연령 관련 인지 장애 가능성

치료

매일 도네페질 5 mg과 비타민 B_{12}를 처방했다. 또한 인지 기능을 유지하기 위해 최소 18개월 동안 인지 자극 활동이 포함된 센터 기반 프로그램에 참여할 것을 권장했다.

일차의료팀을 위한 제안

시계 그리기 검사에서 볼 수 있듯이 시공간 기능이 비교적 온전하며 고령의 뇌졸중 후 인지 장애가 있는 경우이다. 이 환자의 병력은 비타민 B_{12} 결핍으로 인한 연령 관련 인지 장애 가능성이 있는 혈관성(뇌졸중 후) 치매를 시사한다. 그러나 심혈관계 위험 요인들도 알츠하이머병을 일으킬 수 있다는 것을 기억해야 한다(1).

메만틴은 추가 요법으로 또는 도네페질에 내약성이 없는 경우에 고려할 수 있다.

91세라는 비교적 고령의 나이에도 Mr Tang의 인지 능력은 만족스러웠고 잘 유지되고 있는 것으로 보였다. 그러나 ADL 및 IADL 수행 능력은 인지 기능 수준에 비해 일관성이 없고 예상보다 좋지 않은 결과를 보였다. 혈관성 치매 환자의 경우 일반적으로 인지 기능과 신체 기능이 동시에 영향을 받는다. 낙상이나 근육 소모와 같은 향후 합병증을 예방하기 위해서는 균형감, 이동성, 근력 등 신체 기능을 유지하는 것이 인지 자극 활동만큼이나 중요하다.

사례 084 단어 찾기의 어려움

75세 남성인 Mr Fung은 인지 기능 저하에 대한 아내의 우려로 병원을 내원하였다. 그의 아내는 Mr Fung이 가벼운 뇌졸중 후 단어 찾기, 최근 사건 기억하기, 물건 잃어버리기, 반응이 느려지고 길을 찾는 데 어려움을 겪는 것을 발견했다.

선별 평가 결과

인지기능	교육 수준을 보정한 후 MMSE에서 21/30점을 받아 인지 장애를 나타내었다. 계산(1/5), 3단계명령(1/3), 시공간 감각(0/1)에 장애를 보였고, 시간 지남력(4/5), 지연된 회상(2/3)에서 약간의 문제를 보였다. 그러나 장소 지남력(5/5), 기억등록(3/3), 언어(5/5)는 정상이었다. 시계 그리기 검사(그림 3.2)는 치매를 나타내며, 계획과 조직화에서 실행 기능의 결함과 개념적 결함을 보였다.
일상생활능력	기본 ADL에서 독립적이었다(바텔 지수 100/100). IADL의 경우 약물 복용에 의존적이고, 외부 의사소통과 재정 처리에서 부분적으로 의존적(modified dependent)이며, 식사 준비, 세탁, 집안일, 지역사회 접근에 감독이 필요했다(Lawton IADL 척도: 40/56).
우울 증상	GDS-15에서 1/15 로 우울증 징후는 발견되지 않았다.
임상평가 및 단계	GDS 4단계로 경도 치매에 해당하는 결과를 나타냈다. 현재와 최근의 지식이 감소한 것으로 나타났다. 낯선 장소로 여행할 때 길을 잃고, 연속된 뺄셈에서 집중력 결핍이 주의력 결핍을 보였다. 하지만 기본적인 일상 생활을 유지하면서 적절한 옷을 선택할 수 있었다.

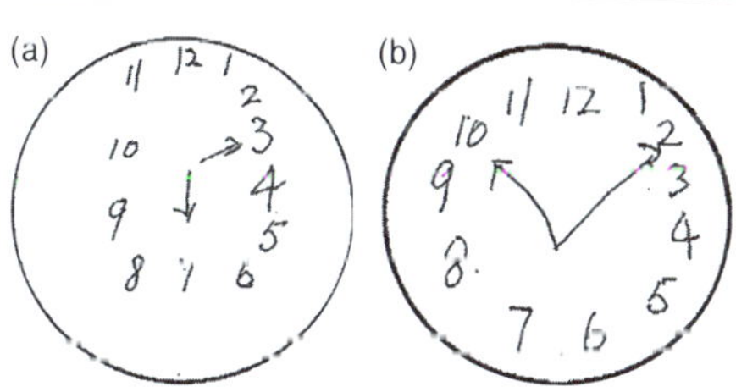

그림 3.2 Mr Fung의 시계 그리기 검사 결과. **(a)** 시계 그리기(3시). **(b)** 시계 따라 그리기(10시 10분)

보호자로부터 얻은 병력

Mr Fung의 아내는 경미한 뇌졸중 이후 약 1년 반 동안 남편의 기억력 문제를 걱정해 왔다. 하지만 지난 두 달 동안 기억력 감퇴가 더욱 두드러졌다. GPCOG 정보 제공자 인터뷰를 통해 약 2년 전과 비교하여 다음 영역에서 문제가 더 많이 나타나거나(×) 보존된(○) 것으로 나타났다:

× 최근 사건 기억하기
× 최근 대화 회상하기
○ 단어 찾기
× 금전 및 재정 관리
× 독립적으로 약물 관리하기
○ 교통수단 이용하기

알츠하이머병 치매가 아닌 다른 치매를 의심할 만한 추가적인 임상 소견은 없었다. 고혈압, 당뇨병, 고콜레스테롤혈증 및 이전 뇌혈관 사고의 동반 질환이 보고되었다. 정신 장애나 치매의 가족력은 발견되지 않았다. 그는 5년의 초등 교육을 받았다.

검사

CBP, R/LFT, 칼슘, 공복혈당, 공복지질을 측정했다. 공복혈당 수치의 상승을 제외하면 모든 검사는 정상이었다. 2년 전 뇌 CT 스캔에서 다수의 양측성 뇌 저밀도 병변이 발견되었고, 이는 허혈성 변화 또는 뇌경색으로 인했을 가능성이 있었다.

진단

치매, 혈관성 치매일 가능성이 있음(혼합성 치매를 배제할 수 없음), 치매의 문제 행동 및 정신행동증상이 없음

치료

보고 당시에는 혈액 검사를 기다리는 중이었기 때문에 약물은 처방하지 않았다. 그는 규칙적인 운동, 건강한 식습관, 정신적 자극, 스트레스 관리, 활발한 사회생활 유지, 거주지에서 가까운 곳에서 열리는 사회 활동 수업(예: 영어 교실 및 중국어 교실)에 계속 참여하도록 권장받았다. 또한 Mr Fung은 인지 기능과 삶의 질을 유지하기 위해 인지 자극 활동을 위한 센터 기반 프로그램에 참여할 것을 권장받았다.

일차의료팀을 위한 제안

기억력 및 언어 장애는 주로 뇌졸중과 관련이 있으며, 병력에는 혈관 관련 요소가 많다. 언어 장애는 위모이랑증후군(superior angular syndrome)에서 전도언어장애(conduction dysphasia)로 인해 발생했을 수도 있는데, 언어 장애의 특성을 파악하기 위해 뇌 CT 스캔을 반복할 수 있다. 콜린에스터라아제 억제제와 메만틴을 병용하는 것이 고려될 수 있다.

알츠하이머병을 암시하는 특징이 있으므로 혼합성 치매를 감별 진단해야 한다. Mr Fung은 기억력과 지남력뿐 아니라 고위인지기능이 먼저 영향을 받은 반면(시계 그리기 검사에서 볼 수 있듯이 그리기 부분의 수행은 저조하고 따라 그리기 부분은 개선됨), ADL 수행 능력은 IADL 능력에 비해 더 보존되어 초기 알츠하이머병에 부합하는 인지기능 저하 패턴을 보였다. Mr Fung은 비교적 활발한 사회생활을 하고 있었으며 이는 강점이었다. 그러나 일차의료팀은 가족에게 외출 시 안전 소치를 위해 GPS 추적 장치나 스마트폰을 사용하고, 지갑에 큐 카드나 리마인더를 넣어두고, 돌봄과 안전을 위해 조호자가 정기적으로 전화 연락을 하는 등 Mr Fung이 최대한 오랫동안 사회생활을 유지할 수 있도록 도와주기 위한 적응 전략을 알려줄 필요가 있다.

사례 085 양호한 시공간 능력

79세의 남성인 Mr Lo는 기억력 감퇴에 대한 아내의 우려로 병원을 찾았다. 그는 익숙한 장소에서 길을 찾는 데 어려움을 겪고, 읽은 책이나 만난 사람 등 최근에 배운 내용을 잊어버리고, 언어 표현과 단어 찾기에 문제가 있다고 했다.

선별 평가 결과

인지기능	MMSE에서 23/30점을 받아 교육 수준을 보정한 후 인지 장애가 없음을 나타내었다. MoCA 결과(19/30)는 교육 수준을 보정한 후 경미한 인지 장애를 나타내었다. Mr Lo는 주의력(3/6), 추상화(0/2), 지남력(3/6) 수행에 장애가 있었다. 이름대기(2/3), 언어(2/3), 지연회상(3/5)에서는 양호한 수행 능력을 보였다. 시계 그리기 검사 결과는 정상이었다.
일상생활능력	Mr Lo는 보행, 계단 오르기, 옷 입기에 필요한 최소한의 도움을 제외하고는 기본적인 ADL (비텔 지수 93/100)에서 대부분 독립적이었다. IADL의 경우 식사 준비, 외부 의사소통, 세탁, 집안일, 식료품 쇼핑에 도움이 필요했으며, 약물 복용, 지역사회 접근(가까운 지역만 외출 가능), 재정 처리 시 감독/상기가 필요했다(Lawton IADL 척도: 30/56).

임상평가 및 단계	검사 결과는 GDS 4단계로 경도 치매를 나타내었다. 현재 및 최근 사건에 대한 지식 감소, 연속 뺄셈에 대한 집중력 저하, 여행 및 재정 처리 능력 저하를 보였으며, 날씨에 맞는 적절한 옷을 선택하지는 못하지만 암기하도록 주어진 주소는 기억할 수 있었다.

보호자로부터 얻은 병력

Mr Lo의 아내는 망상적 사고는 보고하지 않았지만 약 2-3년 전부터 남편의 기억력 문제를 발견했다고 보고했다. GPCOG 정보 제공자 면담을 통해 약 2년 전과 비교하여 다음 영역에서 문제가 더 많이 나타나거나(×) 보존된(○) 것으로 나타났다:

○ 최근 사건 기억하기
× 최근 대화 회상하기
× 단어 찾기
× 금전 및 재정 관리
× 독립적으로 약물 관리하기
× 교통수단 이용하기

알츠하이머병 치매가 아닌 다른 치매를 의심할 만한 추가적인 임상 소견은 없었다. 고혈압, 고콜레스테롤혈증, 오래된 hematologic stroke의 동반 질환이 보고되었다. 정신 장애나 치매의 가족력은 보고하지 않았다. 중등 교육을 받았다.

검사

CBP, ESR, R/LFT, 칼슘, 비타민 B_{12}, 엽산, 공복혈당, 공복지질, 소변검사 및 요배양검사, HbA1C, PSA, 소변 알부민/크레아티닌 비율 검사를 시행했다. MRI 검사 결과 오래된 출혈성 손상/낭성 변화, 소혈관 허혈, 열공성 경색, 경도에서 중등도의 뇌위축이 확인되었다.

진단

혼합 혈관성 및 알츠하이머병

치료

리바스티그민 패치 5 mg을 처방했다. 또한 Mr Lo는 인지 기능과 삶의 질 유지를 위해 인지 자극 활동이 포함된 센터 기반 프로그램에 참여할 것을 권유받았다.

일차의료팀을 위한 제안

이것은 알츠하이머병이 동반된 혹은 동반되지 않은, 시공간 기능이 온전한 혈관성 치매의 전형적인 사례이다. 콜린에스터라아제 억제제에 대한 반응을 지켜봐야 한다. 콜린에스터라아제 억제제 외에 메만틴도 고려할 수 있다. 혈관성 부담(vascular burden)을 확인하기 위해 뇌 CT 스캔을 고려할 수 있다.

Mr Lo의 인지 기능은 전반적으로 만족스러운 수준이었지만, 인지 평가와 일상 생활 보고 모두에서 나타난 질병 초기의 언어 표현 장애는 알츠하이머병의 비전형적인 증상이며 소혈관 허혈이 발생한 위치를 반영하는 것일 수 있다. Mr Lo의 ADL/IADL 작업의 어려움은 주로 단기 기억력 저하로 인해 발생했다. 따라서 이 단계에서는 일차의료팀이 Mr Lo 및 가족과 협력하여 단기 기억력 저하의 영향을 최소화하고 ADL/IADL 기능을 유지할 수 있는 최선의 방법을 찾는 데 집중할 수 있다. 예를 들어, 조호자가 언어적 단서만 제공하면서 Mr Lo가 ADL/IADL 작업을 수행하는 데 더 많은 시간을 허용할 수 있다. 조호자는 공공 시설, 교통, 쇼핑 등을 이용할 때 Mr Lo와 동행하여 안전한 방식으로 지역사회와 연락을 유지할 수 있도록 격려해야 한다. 일차의료팀은 또한 가족에게 Mr Lo 가 인근 지역을 벗어날 수 있도록 위치 추적 장치를 사용하는 등 안전 예방 조치를 취하도록 조언해야 한다.

3.2 가성 치매

사례 086 뚜렷한 우울증과 치매가 의심되는 상태

83세 여성인 Mrs Yip은 딸이 기억력 감퇴에 대한 걱정으로 병원에 모시고 왔다. Mrs Yip 역시 자신의 기억력 감퇴에 대해 불만을 토로했다.

선별 평가 결과

인지기능	교육 수준을 보정한 후 MMSE에서 14/30점을 받아 인지 장애를 나타내었다. Mrs Yip은 지연회상(0/3)과 계산(0/5)에서 현저한 장애가 있었고, 시간(2/5)과 장소(1/5)에 대한 지남력이 떨어졌으며, 3단계명령(2/3)에도 약간의 문제가 있었다. 그러나 기억등록(3/3), 언어(5/5), 시공간 감각(1/1)에서는 정상이었다. 시계 그리기 검사에서는 실행 기능에 명백한 장애가 나타났다(그림 3.3).
일상생활능력	Mrs Yip은 보행 및 계단 오르기(바텔 지수 95/100)를 제외하고 가장 기본적인 ADL에서 독립적이었다. IADL의 경우 약물 복용을 의존하고, 외부 의사소통, 집안일, 지역사회 접근에 감독 또는 간헐적인 도움이 필요했으며, 식사 준비는 부분적으로 독립적(modified independence)이었다(Lawton IADL 척도: 43/56).

우울 증상	GDS-15에서 11/15점, 뚜렷하게 우울한 기분이 관찰되었다.
임상평가 및 단계	임상치매평가척도(Clinical Dementia Rating, 이하 CDR)에서 0.5/3점을 받아 치매 의심 상태(questionable dementia)를 나타내었다. 기억력, 지남력, 판단 및 문제해결에 경도의 장애를 보였으며, 가정생활 및 취미는 불확실한 장애, 개인 일상생활동작과 사회활동 측면에서는 정상이었다.

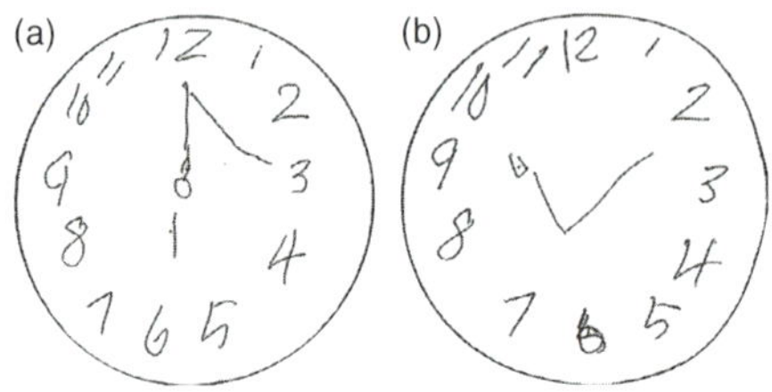

그림 3.3 Mrs Yip의 시계 그리기 검사 결과. **(a)** 시계 그리기(3시). **(b)** 시계 따라 그리기(10시 10분)

보호자로부터 얻은 병력

Mrs Yip의 딸은 망상적 사고는 보고하지 않았지만 반년 전부터 어머니의 기억력 문제를 발견했다고 보고했다. GPCOG 정보 제공자 면담을 통해 약 2년 전과 비교하여 다음 영역에서 문제가 더 많이 나타나거나(×) 보존된(○) 것으로 나타났다:

× 최근 사건 기억하기
× 최근 대화 회상하기
○ 단어 찾기
○ 금전 및 재정 관리
× 독립적으로 약물 관리하기
○ 교통수단 이용하기

알츠하이머병 치매가 아닌 다른 치매를 의심할 만한 추가적인 임상 소견은 없었다. 고혈압으로 노인내과 외래에 내원한 적이 있었다. 메틸도파 500 mg, 아테놀롤 50 mg, 히드로클로로티아지드 25 mg, 발사르탄 160 mg을 매일 복용하고 있었다. 정신 장애나 치매의 가족력은 보고하지 않았다. 그녀는 1년간의 초등 교육을 받았다.

신체 진찰

전반적인 진찰 결과 우울해 보이는 기분/정서 문제가 발견되었지만 위생상 문제는 없었다. 심혈관 질환이나 중추신경계 질환은 발견되지 않았다.

검사

CBP, TSH, 비타민 B_{12}를 검사했다. 결과는 정상이었다.

진단

우울증을 동반한 치매

치료

매일 렉사프로 5 mg을 처방했다. 또한 일주일에 이틀 동안 전문 데이케어 서비스에 참여하여 인지 자극 활동이 포함된 체계적이고 맞춤화된 중재 프로그램을 통해 악화를 지연시키고 삶의 질을 유지할 것을 권유받았다.

일차의료팀을 위한 제안

Mrs Yip은 심한 우울증을 동반한 전형적인 알츠하이머병의 패턴을 보였다. 먼저 우울증에 대한 치료에 집중하고, 사회적 지원을 마련하며, 우울증 증상('가성 치매')의 개선과 함께 인지력이 향상되는지 재평가하는 것이 좋다. 메틸도파는 기저 우울증을 유발하거나 악화시킬 수 있으므로 복용을 중단해야 한다. 의사는 메틸도파를 중단한 후 2-3개월 후에 Mrs Yip의 상태를 재검토할 수 있다.

이 경우 서로 다른 평가 간에 불일치가 관찰될 수 있다: Mrs Yip의 ADL/IADL 수행 능력은 MMSE의 인지 평가 결과에서 예상되는 것보다 높았지만, 임상 치매 평가 결과에서는 경미한 인지 장애만 나타났다. Mrs Yip의 우울한 기분이 인지 평가에서 실제 수행 능력을 크게 가렸지만 일상 생활에는 큰 영향을 미치지 않았을 가능성이 높다. 일차의료팀은 이러한 불일치의 원인이 Mrs Yip의 동기 부여 수준과 관련이 있는지, 아니면 장애를 부정하고 제대로 응답하지 않거나 대답을 거부하는 것과 관련이 있는지 등 그 원인을 더 조사해야 적절한 치료 계획을 수립하는 데 도움이 될 것이다. 또한 Mrs Yip의 기분이 호전되면 재평가를 통해 기존 강점과 약점의 실제 수준을 파악해야 한다. 일차의료팀은 또한 GDS-15에서 11/15는 상당히 심각한 수준의 우울한 기분을 시사한다는 점에 유의해야 하며, Mrs Yip의 높은 우울 증상에 기여하는 원인과 요인을 조사해야 한다.

사례 087 제 아들은 신경 쓰지 않아요

90세 여성인 Mrs Lam은 지역 노인복지관의 사회복지사가 기억력 문제를 우려하여 병원에 모시고 왔다. 그녀는 약속이나 행사 날짜를 잊어버리거나 물건을 잃

어버리고 반복해서 질문하는 등 단기 기억력 장애가 있었다.

선별 평가 결과

인지기능	MMSE에서 25/30점으로 교육 수준을 보정한 후 인지 장애의 징후가 없음을 시사했다. MoCA 결과(14/30)는 교육 수준을 보정한 후 경미한 인지 징애를 시사했다. Mrs Lam은 시공간/실행 능력(1/5), 이름대기(1/3), 주의력(1/2), 언어 유창성(0/1), 추상화(0/2), 지연회상(0/5)에서 장애를 보였다. 시계 그림 그리기 검사 결과는 정상이었다.
일상생활능력	Mrs Lam은 모든 일상활동(ADL)과 도구적 일상활동(IADL)을 독립적으로 수행할 수 있었다.
우울 증상	가벼운 우울증이 발견되었다(Mrs Lam이 작성을 거부하여 GDS-15 등급은 제공되지 않음).
임상평가 및 단계	평가 결과, GDS 3단계로 치매가 의심스러운 상태(questionable dementia)를 시사하였다. 평가 중에는 경도에서 중등도의 불안 증상과 함께 지속적인 주의력 장애가 분명하게 나타났지만, 평가를 완료하는 데는 상당한 동기가 있는 것으로 보였다.

보호자로부터 얻은 병력

Mrs Lam의 사회복지사는 망상적 사고는 보고하지 않았지만 몇 년 동안 내담자의 기억력 문제를 인지하고 우려했다고 보고했다. GPCOG 정보 제공자 면담을 통해 약 2년 전에 비해 다음 영역에서 더 많은 문제를 보이거나(×) 보존된(○) 것으로 나타났다:

○ 최근 사건 기억하기
× 최근 대화 회상하기
○ 단어 찾기
× 금전 및 재정 관리
× 독립적으로 약물 관리하기
× 교통수단 이용하기

알츠하이머병 치매가 아닌 다른 치매를 의심할 만한 추가적인 임상 소견은 없었다. Mrs Lam은 혼자 살았고 사회적 지원이 부족했다. 그녀는 고혈압으로 노인내과 외래 진료소를 방문했다. 동반 질환인 트라코마도 보고되었다. 그녀는 정규 교육을 받지 못했다.

신체 진찰

Mrs Lam은 일반적인 신체 검사에서 우울한 생각을 부인했지만 멀리 떨어져 있는 아들에 대해 이야기할 때 눈물을 흘렸고, 그 외에는 별다른 소견은 없었다.

검사

뇌 MRI에서 급성 또는 아급성 뇌경색은 발견되지 않았다. 대뇌 위축(GCA 점수 2)이 관찰되었으며, 전두두정엽 위축이 더 두드러지게 나타났고, MTL R = 15.8 L + 13.6, Scheltens R = L = 1, 연령 관련 백질 변화(ARWMC, age-related white matter changes) 3. 무증상 갑상선 기능 항진증 가능성은 일반 외래 진료소에서 검토 대기 중이었다.

진단

혼합성 치매, 혈관성 치매, 그리고 뇌소혈관질환(Small vessel disease, SVD) 아형 +/- 경미한 우울증을 동반한 변연계 보존형(limbic sparing-type) 알츠하이머병

치료

매일 도네페질 5 mg을 처방했다. 또한 Mrs Lam은 인지 기능과 삶의 질을 유지하기 위해 인지 자극 활동을 받을 수 있는 센터 기반 프로그램에 참여하도록 권유받았다.

일차의료팀을 위한 제안

이 사례는 사회적 지지가 약한 노인에게 치매를 모방한 기분 문제(불안 그리고/또는 우울증)가 나타나는 전형적인 사례이다. 발병연령의 측면(뚜렷한 증상이 80대 후반에 관찰)과, 시계 그리기 검사 결과가 음성이며, 시공간 기능이 정상인 점을 고려할 때 경도인지장애 또한 노화와 관련이 있을 수 있다. 도네페질 2.5 mg을 매일 복용하는 것을 고려할 수 있으며, 도네페질과 함께 에스시탈로프람과 같은 항우울제를 복용하는 것도 고려할 수 있다.

인지 평가에서 전반적으로 낮은 점수를 받은 점을 고려할 때 Mrs Lam의 ADL/IADL 기능이 독립적이라는 것은 예상 밖이다. Mrs Lam인의 낮은 인지 능력은 우울한 기분과 낮은 동기 부여로 인한 결과일 가능성이 있다. Mrs Lam의 경우 우울한 기분이 관찰될 수 있지만 GDS-15 결과는 확인할 수 없었다. 일차의료팀은 우울한 기분을 가진 노인에서 자신의 문제나 감정을 다른 사람과 공유하지 않으려는 경우가 흔히 나타난다는 점에 유의해야 한다.

팀의 사회복지사는 더 자세히 살펴보고 필요에 따라 개입하여 라포 형성과 신뢰 관계를 구축할 수 있는 좋은 위치에 있을 것이다. Mrs Lam의 기분에 대한 통찰

력을 바탕으로 팀은 Mrs Lam과 협력하여 Mrs Lam이 아들과의 관계가 회복 불가능하다는 사실을 받아들이도록 하는 상담, 가족 개입, 갈등 해결 또는 Mrs Lam의 상황에 맞는 기타 심리 치료 등 최선의 지원/개입을 찾아낼 수 있다.

사례 088 음주 문제와 쿠에티아핀

82세 남성인 Mr Leung은 아내가 기억력 변화에 대해 우려하여 병원에 내원하였다. 그는 같은 질문을 반복하며 기능 저하를 겪고 있었다.

선별 평가 결과

인지기능	교육 수준을 보정한 후 MMSE에서 14/30점을 받아 인지 장애를 나타내었다. 시간(1/5) 및 장소(2/5) 지남력, 지연된 회상(0/3), 계산, 3단계명령(1/3)에서 장애를 보였다. 그러나 기억등록(3/3), 언어(5/5), 시공간 감각(1/1)에서는 정상이었다.
일상생활능력	Mr Leung은 기본적인 ADL에서 독립적이었다(바텔 지수 100/100). Mrs Ko의 경우 식사 준비에 의존하고, 세탁과 집안일은 조호자에게 의존하며, 지역사회 접근, 재정 처리, 쇼핑에 도움이 필요하고, 약물 복용에 감독이 필요했다(Lawton IADL 척도: 24/56).
우울 증상	GDS-15에서 2/15점을 받았으며, 우울증 징후는 없었다.
임상평가 및 단계	결과는 GDS 5단계로, 중등도 치매를 시사했다. 그는 적절한 입을 옷을 선택하는 데 도움이 필요했다. 손자들의 이름과 본인의 전화번호 등 현재 생활과 관련된 부분을 기억하지 못했다. 문제 행동 및 정신행동증상은 발견되지 않았다.

보호자로부터 얻은 병력

Mr Leung의 아내는 망상적 사고는 보고하지 않았지만 약 1-2년 전부터 남편의 기억력 문제를 발견했다고 보고했다. GPCOG 정보 제공자 인터뷰를 통해 약 2년 전과 비교하여 다음 영역에서 더 많은 문제를 보이거나(×) 보존된(○) 것으로 나타났다:

× 최근 사건 기억하기
× 최근 대화 회상하기
○ 단어 찾기
× 금전 및 재정 관리
× 독립적으로 약물 관리하기
× 교통수단 이용하기

알츠하이머병 치매가 아닌 다른 치매를 의심할 만한 추가적인 임상 소견은 없었다. 고혈압, 당뇨병, 고지혈증, 알코올 의존 병력 등의 동반 질환이 보고되었다. 그는 밤에 쿠에티아핀 25 mg을 복용했다. 정신 장애나 치매의 가족력은 보고하지 않았다. 그는 정규 교육을 받지 않았다.

검사

CBP, R/LFT, VDRL, 비타민 B_{12}, 엽산 검사 및 뇌 CT 스캔을 시행했다.

진단

알츠하이머병

치료

매일 비타민 B 복합제를 처방했다. 인지 및 자기 관리 기능을 유지하기 위해 단기 인지 재활 프로그램을 마련했다. 또한 규칙적인 운동, 건강한 식단, 정신적 자극, 활발한 사회생활을 하도록 권장했다. 또한 인지 기능과 삶의 질을 유지하기 위해 인지 자극 활동이 포함된 센터 기반 프로그램에 참여할 것을 권유했다.

일차의료팀을 위한 제안

Mr Leung의 증상과 병력은 알츠하이머병에 부합하며, 인지 장애는 음주 문제 및 쿠에티아핀 사용과 관련이 있을 수 있다. 이전 쿠에티아핀 처방 사유에 대한 문의가 필요하며 뇌 루이소체 질환을 시사하는 환각, 망상, 렘수면 장애와 같은 수면 문제, 또는 파킨슨병 병력이 있는지 확인해야 한다. 아내에 따르면 인지 증상이 최근 1-2년 사이에 처음 발생했다고 하니 알코올 의존 및 관리 병력을 조사해 볼 필요가 있다. 시기가 일치하고 관리의 일환으로 쿠에티아핀이 처방된 경우, Mr Leung의 인지 장애는 음주 문제와 관련이 있을 수 있으며, 따라서 인지 평가에서 예상치 못한 저조한 성적은 보였을 수 있다. 쿠에티아핀이 처방된 또 다른 가능성은 렘수면 장애로, 영향을 받은 사람이 밤에 화를 낼 수 있으며, 이는 초조 행동으로 해석되었을 수 있다. 환자가 여전히 술을 마시고 있는 경우에도 도네페질 2.5 mg과 티아민 50 mg을 매일 처방할 수 있다. 그러나 쿠에티아핀의 부작용을 관찰하고 약물 복용 이유를 확인한 후 복용량을 줄이는 것이 좋다. 알코올은 불안 완화 및 진정 효과가 있으며, 일부 음주 문제가 있는 환자는 불안에 취약한 성격을 가질 수 있으므로 과민성이 나타나면 의사는 메만틴을 고려할 수 있다.

Mr Leung의 사례에서 강점은 여전히 독립적인 일상 생활 수행이 가능하다는 점이다. 그럼에도 불구하고 일차의료팀은 그의 정신의학적 상태로 인한 추가적인 기능 장애를 예방해야 한다. 의욕 저하, 피로감, 정신 신체적 불편함과 같은 부정적인 증상이 쉽게 유발될 수 있다. 일차의료팀은 조호자의 스트레스와 기술도 평가해야 한다. Mr Leung의 아내는 인지 장애와 정신의학적 증상이 있는 배우자를 돌볼 때 흔히 겪는 높은 수준의 스트레스를 겪고 있을 수 있으며, 일차의료팀은 필요할 때 효과적인 지원을 받을 수 있도록 해야 한다.

사례 089 자살 충동과 분노 발작

67세 여성인 Mrs Yuen은 우울한 기분, 자살 사고, 일상생활 능력의 어려움, 분노 발작을 보였다. 그녀의 남편은 그녀가 고집이 세고 쉽게 화를 내며 사소한 일에도 짜증을 낸다고 불평했다. 이전에는 특별한 문제가 없었던 딸을 야단치기도 하고, 해외에서 돌아온 아들을 알아보지 못하거나 소유한 부동산의 임대료를 받는 걸 3개월 넘게 잊어버린 경우도 있었다.

선별 평가 결과

인지기능	MMSE에서 26/30점을 받았으며 인지 장애의 징후는 없었다. 시간 지남력(5/5)은 정상, 장소 지남력(4/5)은 양호, 기억등록(3/3), 지연회상(3/3), 언어(5/5), 시공간 감각(1/1)은 정상이었지만 계산(2/5), 3단계명령(1/3)에서는 장애가 있는 것으로 나타났다. 시계 그리기 검사(그림 3.4)에서도 장애가 나타났다.
일상생활능력	기본적인 일상생활동작의 경우, Mrs Yuen은 아침에 칫솔과 수건을 준비하는 데 남편의 도움이 필요했지만 가끔 남편의 도움을 거부하는 것으로 보고되었다. IADL의 경우, 약 복용에 도움이 필요했고 요리나 재정 관리를 할 수 없었다.
임상평가 및 단계	임상평가 및 단계 결정이 완료되지 않았다.

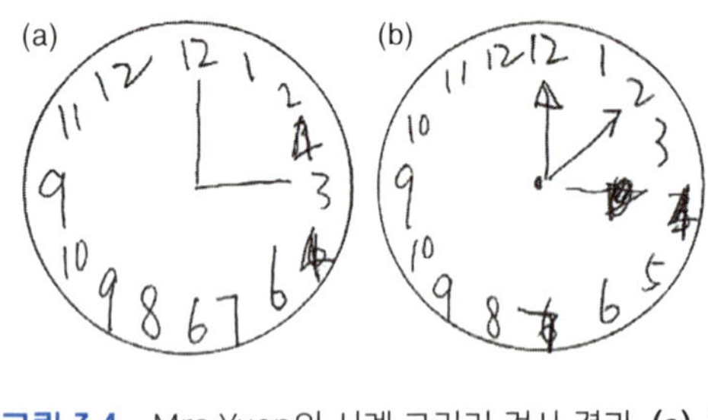

그림 3.4 Mrs Yuen의 시계 그리기 검사 결과. **(a)** 시계 그리기(3시). **(b)** 시계 따라 그리기(10시 10분)

보호자로부터 얻은 병력

Mrs Yuen의 남편은 2년 전부터 돈 관리에 문제가 있음을 알아차렸다고 한다. 그녀는 소극적이 되어 가족들과 거의 대화하지 않았고 단 것을 좋아하게 되었으며 가끔 음식을 계속 달라고 요구했다. 최근에는 체중이 늘었고 혼자 외출했다가 길을 잃은 적도 있었다. GPCOG 정보 제공자 인터뷰를 통해 약 2년 전과 비교하여 다음 영역에서 문제가 더 많이 나타나거나(×), 유지(○)된 것으로 나타났다:

× 최근 사건 기억하기
○ 최근 대화 회상하기
× 단어 찾기
× 금전 및 재정 관리
× 독립적으로 약물 관리하기
× 교통수단 이용하기

Mrs Yuen은 무역회사에서 일했었다. 그녀는 중등 교육을 받았다.

신체 진찰

손바닥턱끝반사(Palmomental reflex) 양성

검사

SPECT에서 일측 우측 전두측두엽 저관류가 나타났다.

진단

전두측두엽 치매

일차의료팀을 위한 제안

이것은 전두측두엽 치매의 사례이다. 조호자는 기분과 성격 문제를 첫 증상으로 보고했다. Mrs Yuen은 알츠하이머병이라면 중등도 정도일 수 있는 실어증을 보였지만, MMSE 점수는 알츠하이머병과 비교할 수 없는 수준이었다. 그녀의 시계 그리기 검사 결과는 보속증을 보여주었다. 게다가 Mrs Yuen은 무감동을 보였다. 검사 결과, 우측 전두엽의 저관류가 발견되었고, 이는 무감동 문제에 부합하였다. SPECT에 나타난 일측성 우측 전두측두엽 저관류는 전두측두엽 치매와 양립할 수 있는 반면, 알츠하이머병에서는 대칭적인 측두두정엽 저관류가 예상될 수 있다. MMSE 점수에서 언어 장애는 나타나지 않았지만 가족 조호자는 단어 찾기 문제를 보고하여 전두측두엽 치매에서는 MMSE가 민감하지 않다는 것을 보여주었다.

따라서 진단은 임상 증상에 의해 주도되고 비전형 증상에 대한 심리 측정 검사와 신경 영상으로 뒷받침된다.

전두측두엽 치매 환자는 발병 초기에 기분, 행동 또는 성격 변화가 나타날 수 있으며, 이는 인지 증상보다 더 일찍 나타날 수 있다. 조호자는 언어 표현의 심각한 기능 장애, 기분의 동요, 인지 기능의 급격한 저하(일반적인 알츠하이머병보다 훨씬 빠르게 진행됨) 등 예상되는 변화에 잘 대비해야 한다. 일차의료팀은 환자의 습관, 선호도, 성격을 이해하고 친숙해지도록 가족과 협력해야 하며 그래야 나중에 언어적 표현이 제한될 때에도 가족이 환자의 요구를 이해할 수 있다. 식사를 금지하면 불안한 기분을 유발할 수 있으므로 식사를 막는 대신 저칼로리 핑거푸드나 간식을 제공하는 것이 도움이 될 수 있다. 자산을 처리할 수 있는 지속적 대리권(enduring powers of attorney, EPOA)이 부여된 사전 의료 계획을 세우는 것이 필요하다.

사례 090 입원 후 악화

87세의 남성인 Mr Ng은 동생이 기억력 문제를 우려하여 병원에 함께 왔다. 그는 단기 기억력 저하(예: 약 복용을 잊어버리는 것)와 이전에 익숙했던 장소를 찾는 데 어려움을 겪고 있다고 했다.

선별 평가 결과

인지기능	MMSE 점수 21/30로 교육 수준에 맞게 보정 후 인지 장애를 시사했다. Mr Ng의 수행 능력은 지연회상(1/3) 및 계산(2/5)에서 손상되어 있었고, 시간지남력(3/5)과 장소지남력(3/5)에서 양호했다. 하지만 기억등록(3/3), 언어(5/5), 3단계명령(3/3), 시공간 감각(1/1)은 정상이었다. 교육 수준을 보정한 후 MoCA에서 13/30점을 받아 인지 장애가 있음을 시사했다. 이름대기(1/3), 추상화(0/2), 지연회상(0/5)에서 장애가 있었고, 시공간/집행능력(3/5), 주의력(4/5), 언어(2/3), 지남력(3/6)은 양호했다.
일상생활능력	Mr Ng은 기본 ADL에서 독립적이었다(바텔 지수 100/100). 약물 복용(간호사가 매주 약을 준비하며 전화로 상기시켜야 함)과 지역사회 접근에 있어서는 감독이 필요했으며, 재정 관리에서는 부분독립적(modified independent)이었고 기타 활동에서는 독립적이었다(Lawton IADL 척도: 51/56).
임상평가 및 단계	결과에서 GDS 4단계로 경도 치매를 나타냈다. 현재 및 최근의 지식이 감소한 것으로 나타났다. 연속 빼셈에서 집중력 저하, 여행 및 재정 처리 능력 저하 등이 있었다. 그는 자신의 결함을 부정하는 것처럼 보였다.

보호자로부터 얻은 병력

Mr Ng의 동생은 Mr Ng에게 약 1년 전부터 기억력 저하가 시작되었고, 올해 초 입원 후 더욱 심각해졌다는 사실을 발견했다고 보고했다. 망상적 사고는 보고하지 않았다. GPCOG 정보 제공자 인터뷰를 통해 약 2년 전에 비해 다음 영역에서 더 많은 문제를 보였거나(×) 보존된(○) 것으로 나타났다:

- ○ 최근 사건 기억하기
- × 최근 대화 회상하기
- ○ 단어 찾기
- × 금전 및 재정 관리
- × 독립적으로 약물 관리하기
- × 교통수단 이용하기

알츠하이머병 치매가 아닌 다른 치매를 의심할 만한 추가적인 임상 소견은 없었다. 동반 질환으로 고혈압과 자발관상동맥박리(spontaneous coronary artery dissection)를 보고하였다. 정신 장애나 치매의 가족력은 보고하지 않았다. 그는 중등 교육을 받았다.

진단

인지적 취약상태에서 발생한 섬망(delirium on cognitive frailty)

감별진단: 경도인지장애

치료

약물은 처방하지 않았다. 그는 인지 기능과 삶의 질 유지를 위해 인지 자극 활동을 하는 센터 기반 프로그램에 참여할 것을 권유받았다.

일차의료팀을 위한 제안

입원 후 악화가 발생했고 인지 장애가 나타난 지 1년밖에 되지 않았으며 시공간 기능은 온전하기 때문에 Mr Ng의 증상은 인지적 취약상태에서 발생한 섬망에 부합한다. 해결되지 않은 섬망은 수술 후 인지 기능 저하로 이어질 수 있다. 퇴원 시점과 평가 시점 사이의 시간 간격을 고려하는 것이 유용할 수 있다. 시간 간격이 길면 섬망으로 인해 수행 능력이 영향을 받았을 가능성이 더 낮다. 섬망은 일반적으로 가역적이기 때문에 3-6개월 후에 인지 검사를 포함한 재평가를 통해 자연적으로 호전되는지 관찰하는 것이 좋다. 팀은 약물 검토도 시행해야 한다.

현재 Mr Ng의 MMSE 인지 능력은 만족스러운 수준이었으며, MoCA에서는 더 뚜렷한 장애가 나타났지만 GDS 등급에서는 경미한 기능 장애만 나타났으며, ADL과 IADL은 대체로 독립적인 것으로 나타났다. Mr Ng이 비교적 고령임을 고려할 때 이 프로파일은 현재로서는 경도인지장애 또는 연령 관련 인지 취약성에 더 적합하지만 건강 상태에 변화가 생길 경우 상태가 진행되거나 악화될 수 있다. 따라서 일차의료팀은 좋은 건강 상태를 유지하는 데 집중하는 것이 좋으며, 이 단계에서는 다른 문제보다 신체 건강에 더 중점을 두는 것이 좋다.

사례 091 반시계 방향 시계

89세 여성인 Ms Lo는 딸이 그녀의 기억력 문제를 걱정하여 병원에 내원하였다. 딸은 약 3년 전부터 그녀가 최근 일을 잊어버리고 개인 소지품을 자주 잃어버리는 증상을 보인다고 했다. Ms Lo는 자신의 기억력 감퇴를 약 1년 전부터 인지하고 있었다.

선별 평가 결과

인지기능	교육 수준을 보정한 후 MMSE에서 20/30점을 받아 인지 장애가 있음을 시사했다. Ms Lo는 지연회상(0/3), 시공간 감각(0/1), 시간 지남력(2/5), 장소 지남력(3/5)에서 장애를 보였고, 계산(4/5)에 약간의 어려움을 보였지만 3단계명령(3/3), 기억등록(3/3), 언어(5/5)는 정상이었다. 시계 그리기 검사에서는 그림을 완성하지 못하고 시계 반대 방향으로 숫자를 배치하는 것으로 나타났다(6/10). 시계 따라 그리기 작업에서는 시계를 읽을 수 있는 것으로 나타났다(4/10)(그림 3.5).
일상생활능력	기본적인 ADL (바텔 지수 87/100)에서 중간 정도의 의존도를 보였고, 우산을 들고 걸을 수 있으며, IADL (Lawton IADL 척도 40/56)에서 반 독립적인(semi-independent) 상태였다. 약 복용, 식사 준비, 집안일에는 도움이 필요하고 지역사회 접근, 재정 처리, 장보기에는 동반자가 필요했다.
우울 증상	GDS-15에서 9/15점을 받아 유의한 우울한 기분을 나타냈다. 건강에 대한 걱정을 표현했다.
임상평가 및 단계	CDR에서 1/3 점으로 경도 치매를 시사했다. 판단 및 문제 해결, 사회활동, 가정생활 및 취미, 개인 관리에서 경미한 장애를 보였다.

(a)

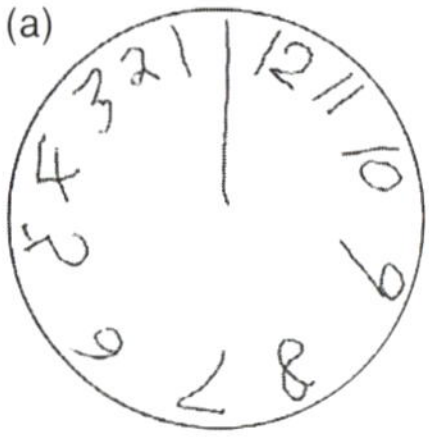

(b)

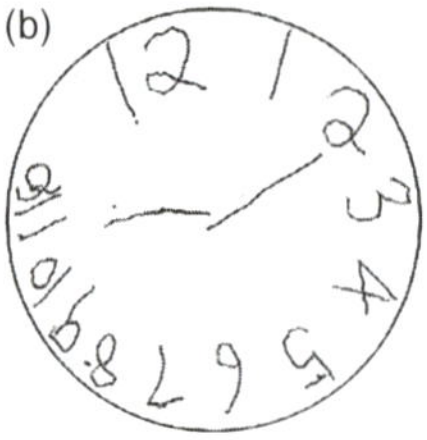

그림 3.5 Ms Lo의 시계 그리기 검사 결과. **(a)** 시계 그리기(3시). **(b)** 시계 따라 그리기(10시 10분)

보호자로부터 얻은 병력

Ms Lo의 딸은 약 1-2년 전부터 어머니의 기억력 문제를 발견했다고 보고했다. 망상적인 생각도 보고했다. GPCOG 정보제공자 인터뷰 결과, 약 2년 전과 비교하여 문제가 더 많이 발생(×)하거나 보존(○)된 것으로 나타난 영역은 다음과 같다:

× 최근 사건 기억하기

× 최근 대화 회상하기

○ 단어 찾기

○ 금전 및 재정 관리

× 독립적으로 약물 관리하기

× 교통수단 이용하기

알츠하이머병 치매가 아닌 다른 치매를 의심할 만한 추가적인 임상 소견은 없었다. Ms Lo는 고혈압이 있었다. 매일 암로디핀 2.5 mg, 에날라프릴 10 mg, 아스피린 100 mg을 하루 한 번, 피페리딘 20 mg을 하루 두 번, 심바스타틴 20 mg을 취침전에 복용하고 있었다. 정신 장애나 치매의 가족력은 보고하지 않았다. Ms Lo는 현재 가사 도우미와 함께 살고 있다. 그녀는 초등 교육을 받았다.

신체 진찰

전반적으로 진찰한 결과에서 특이 소견이나 위생 문제는 발견되지 않았다. 심혈관계 및 중추신경계 검사 결과 유의미한 소견은 없었다.

진단

경도에서 중등도의 알츠하이머병

치료

매일 리바스티그민 경피 패치 4.6 mg을 처방했다. Ms Lo는 일주일에 이틀 동안 전문 데이케어 서비스에 참여하여 체계적이고 맞춤화된 중재 프로그램과 인지자극 활동을 통해 치매 악화를 지연시키고 삶의 질을 유지할 것을 권유받았다.

일차의료팀을 위한 제안

Ms Lo는 고령(89세)의 나이에 전형적인 장애 패턴을 보였지만, MMSE 점수는 상당히 보존되어 있었다. 단기 기억력을 제외한 모든 인지 영역의 수행 능력은 대체로 양호했다. 연령, 우울한 기분, 허약함의 영향을 고려해야 하지만 IADL보다 기본 ADL에서 장애가 더 심각하게 나타나 알츠하이머병에서는 일반적이지 않은 양상이었다. 명백한 우울증은 인지 기능 약화와 관련이 있을 수 있으므로 치료를 받아야 한다. 망상적 사고와 우울한 기분 사이의 관계에 대한 추가 조사가 필요하고, 가성 치매 또한 감별이 필요하다. 에스시탈로프람 5 mg과 같은 항우울제를 야간에 처방할 수 있다. 카드 게임, 공 게임, 보드 게임(또는 마작)과 같이 인지적으로 자극을 주는 사교 및 여가 활동은 Ms Lo의 흥미에 맞는 것이 더 매력적이고 효과적일 수 있으므로 더 공식적인 인지 훈련이나 운동 대신 권장할 수 있다. Ms Lo의 전반적인 기능 향상과 함께 기분 개선도 기대할 수 있다.

3.3 알츠하이머병 치매 아니면 기타 치매? 의뢰가 필요한 경우

사례 092 3개월 만에 기억력 감소

72세 여성인 Mrs Kong은 딸이 기억력 감퇴에 대해 우려하여 병원에 내원하였다. 그녀는 물건을 잃어버리거나 방금 전해들은 약속 날짜를 잊어버리는 일이 잦아졌다고 한다.

선별 평가 결과

인지기능	MMSE에서 26/30점으로 교육 수준을 보정한 후 인지 장애의 징후가 없음을 나타내었다. MoCA에서 20/30점으로 경미한 인지 장애를 시사했다. 장애는 주로 지연된 회상 능력에서 나타났다. 시계 그리기 검사 결과는 정상이었다.
일상생활능력	Mrs Kong은 모든 기본 ADL (바텔 지수 100/100)과 대부분의 IADL (Lawton IADL 척도 53/56)에서 독립적이며 식사 준비, 지역사회 접근, 재정 처리에서 부분독립적(modified independent)이었다.
임상평가 및 단계	결과는 경미한 인지 장애를 나타내는 GDS 3단계로 나타났다. 정보 제공자는 고객의 인지 기능이 상대적으로 저조하다는 사실을 알게 되었다. 평가 중에 집중력 결핍이 분명했다. 또한 새로운 친구를 소개받을 때 이름을 기억하는 능력도 저하된 것으로 나타났다. 경도에서 중등도의 불안 증상이 있었다.

보호자로부터 얻은 병력

Mrs Kong의 딸은 망상적 사고는 보고하지 않았지만 약 2-3개월 전부터 어머니의 기억력 문제를 발견했다고 보고했다. GPCOG 정보 제공자 면담을 통해 약 2년 전과 비교하여 다음 영역에서 문제가 더 많이 나타나거나(×) 보존된(○) 것으로 나타났다:

× 최근 사건 기억하기

× 최근 대화 회상하기
○ 단어 찾기
○ 금전 및 재정 관리
× 독립적으로 약물 관리하기
× 교통수단 이용하기

알츠하이머병 치매가 아닌 다른 치매를 의심할 만한 추가적인 임상 소견은 없었다. 30년 이상의 저혈압과 무릎 골관절염의 동반 질환이 보고되었다. Mrs Kong은 혼자 살았다. 그녀는 중등 교육을 받았다.

진단

저혈압을 동반한 심한 서맥

치료

Mrs Kong은 이미 일차의료의사가 처방한 메만틴 5 mg을 복용하고 있었다. 정밀검사를 받을 때까지 추가 약물은 처방하지 않았다. 그녀는 인지 기능 및 삶의 질 유지를 위해 인지 자극 활동이 포함된 센터 기반 프로그램에 참여할 것을 권유받았다.

일차의료팀을 위한 제안

이 경우에는 전문가가 참여하는 사례 회의가 필요하다. 몇 가지 주목할 만한 점이 있다. 인지 기능 저하의 병력이 3개월로 짧다는 점이다. 시공간 기능이 온전하고 전반적인 일상 활동에서 만족스러운 수행 능력을 보이는 등 MMSE의 수행 능력은 대체로 보존되어 있었다. 비전형적인 증상을 고려할 때 다른 요인을 배제할 때까지 치매 진단을 내릴 수는 없다. 인지적 취약성이 관련되어 있을 수 있으며, 병기 결정을 위한 임상 면담 중에 주의력 저하 및 불안 증상이 나타나면 숨겨진 기분 문제가 있을 수 있다. 일차의료팀은 Mrs Kong을 면담하고 가족에게 정보를 요청하여 기분을 포함한 Mrs Kong의 정신 건강 상태를 추가로 조사할 필요가 있다. 서맥과 저혈압은 콜린에스터라아제 억제제가 금기이므로 추가 검사가 필요하다. 약물 검토, 저혈압 및 서맥 관리, 신경 영상 촬영, 면밀한 모니터링이 권장된다.

사례 093 개인 위생에 대한 무관심

82세의 남성인 Mr Cheng은 딸이 기억력 문제를 우려하여 병원에 내원하였다. 그는 최근 있었던 일(예: 식사 여부)에 대한 기억력이 감퇴하고 길을 찾는 데

어려움을 겪고 있으며 개인 위생과 복장에 대해 거의 신경 쓰지 않는 것으로 나타났다.

선별 평가 결과

인지기능	교육 수준을 보정한 후 MMSE에서 21/30점을 받아 인지 장애가 있음을 시사했다. Mr Cheng은 장소 지남력(1/5)과 지연회상(0/3)에 장애가 있었지만 단서가 있는 항목(범주형)은 회상할 수 있었고, 시간 지남력(3/5)과 기억등록(3/3), 계산(5/5), 언어(5/5), 3단계명령(3/3), 시공간 감각(1/1)은 정상으로 평가되었다. 시계 그리기 검사 결과는 정상이었다.
일상생활능력	Mr Cheng은 방광 조절(양성 전립선 비대증으로 인한 누출)과 대변 조절(가끔 실수)을 제외한 대부분의 기본적인 일상 생활 수행 능력에서 독립적이었다(바텔 지수 96/100). 약물 복용, 식사 준비 및 지역사회 접근에 있어 감독이 필요했고, 집안일에서 부분적으로 의존적인(modified independent)이었으며, 기타 IADL에서 독립적이었다(Lawton IADL 척도 49/56).
우울 증상	검사 결과는 GDS 4단계로 경도 치매를 시사했다. 그는 연속 빼셈에서 집중력이 떨어지고 이동 및 재정 처리 능력이 저하된 것으로 나타났다.
임상평가 및 단계	다른 행동 문제들도 확인되었다. 예를 들어, 길거리에서 더러운 휴지와 담배꽁초를 자주 줍고 위생 상태와 개인 복장이 불량하다는 보고가 있었다(소변과 대변이 집안 곳곳에 있고, 더러운 옷과 누더기 옷을 입음). 이러한 행동은 심각한 수준(물건을 쌓아두고 싶은 충동이 매우 심하고 주의를 돌리는 데 어려움을 겪음)으로 자주(하루에 한 번 이상) 발생하며, 다른 사람에게도 심각한 고통을 주었다(그의 행동은 가족 구성원에게 매우 지장을 주며 큰 고통의 원인이라고 설명됨).

보호자로부터 얻은 병력

Mr Cheng의 딸은 약 1년 전부터 아버지의 기억력 문제를 발견했다고 보고했다. 망상적 사고는 보고하지 않았다. GPCOG 정보 제공자 인터뷰를 통해 약 2년 전과 비교하여 다음 영역에서 문제가 더 많이 나타나거나(×) 보존된(○) 것으로 나타났다:

○ 최근 사건 기억하기
× 최근 대화 회상하기
× 단어 찾기
○ 금전 및 재정 관리
× 독립적으로 약물 관리하기
○ 교통수단 이용하기

알츠하이머병 치매가 아닌 다른 치매를 의심할 만한 추가적인 임상 소견은 없었다. 양성전립선비대증과 지중해빈혈 성향의 동반 질환이 보고되었다. 테라조신을 복용 중이었다. 정신 장애 또는 치매의 가족력은 보고되지 않았다. 그는 중등 교육을 받았다.

신체 진찰

Mr Cheng은 전반적인 진찰에서 위생 상태가 양호한 것으로 보였고, 별다른 이상은 없었다. 심장 소리는 정상이었으며 심잡음이나 경동맥잡음도 들리지 않았다.

검사

CBC, MCV, 혈소판, 공복혈당, LDL, UA, 크레아티닌 및 ALT 검사를 시행했다. 그 결과 CBC Hb 12.2, MCV 69, 혈소판 114, 공복혈당 93.6, LDL 2.5, UA 0.15, 크레아티닌 81, ALT 23이었다. 심전도 및 CSR 검사 결과 경미한 상부 흉추 측만증이 발견되었다.

진단

수집 행동이 있는 치매

치료

이 단계에서는 정밀 검사가 진행 중이기 때문에 약물을 처방하지 않았다. Mr Cheng은 인지 기능 및 삶의 질 유지를 위해 인지 자극 활동이 포함된 센터 기반 프로그램에 참여할 것을 권유받았다.

일차의료팀을 위한 제안

Mr Cheng은 시공간 능력은 온전하지만 탈억제 증상이 두드러지고 개인 위생에 대한 인식이 부족하여 알츠하이머병보다는 전두측두엽 치매에 더 잘 부합하는 증상을 보였다. 낮은 MCV도 주목할 만한데, 이는 경미한 지중해빈혈이나 철분 결핍일 수 있다. 음주력 및 정신과적 증상의 가족력이 있는지 확인하는 것이 좋다. 행동 증상 관리를 위해 선택적 세로토닌 재흡수 억제제 그리고/또는 발프로에이트의 사용을 고려할 수 있다. 이 사례는 정신장애를 배제하기 위해 사례 회의와 정신건강의학과 진료 의뢰가 필요할 것이다.

습관과 관련된 문제 행동 및 정신행동증상, 즉 물건 수집이나 불결한 위생 같은 것은 일반적으로 단기간에 발생하지 않는다. 옷을 갈아입으라는 알림이 필요하거나, 더러운 옷을 깨끗한 것으로 착각하거나, 집에 자신의 소지품을 숨기거나, 쓰레기를 버리지 않는 등 사소한 문제나 이슈의 형태로 시작되는 경우가 많다. 물건을 쌓아두는 행동은 근본적으로 우울 및 불안 증상을 반영할 수 있다. Mr Cheng의 경우, 수집 행동과 정신의학적 증상이 심각하고 아주 고착되어 있으며 판단력, 문제해결능력 등의 인지 기능은 양호하지만 단기 기억력이 저하되었거나 저하되어가는 중이므로 이러한 강점과 약점을 고려하여 개입 전략을 설계해야 한다. 이미 아주 고착된 행동을 교정하고 없애는 것을 목표로 하는 대신, 개입의 초점은 이러한 행동이 Mr Cheng과 조호자에게 미치는 부정적인 영향을 최소화하는 것을 목표로 적응적이어야 한다.

Mr Cheng에게 주 6일 동안 주간보호센터에서 사전 계획된 활동으로 종일 서비스를 제공하는 등 체계적이고 규칙적인 일상 생활 활동에 완전히 참여하게 하는 것이 도움이 될 수 있다. 필요하지 않은 물건(더러운 옷, 사용하지 않는 도구 등)을 눈에 띄지 않게 치우는 등 환경을 개선하는 것도 좋다. 부적절한 장소에서 배변 행동을 최소화하기 위해 일차의료팀은 조호자에게 Mr Cheng이 화장실을 쉽게 찾을 수 있도록 하면서, 편리한 접근 시설을 갖추고, 규칙적인 배변 일정(예: 한 시간에 한 번 이상 배변 알림)을 도입하고, 매일 같은 시간에 샤워나 목욕을 하도록 할 것을 조언할 수 있다. 더러운 휴지나 담배꽁초를 줍는 습관에 대해 조호자는 비현금성 인센티브를 제공하고 Mr Cheng을 의미 있는 활동에 참여시켜 관심을 돌릴 수 있다.

사례 094 자면서 아내를 때림

80세 남성인 Mr Chan은 약 2년에 걸쳐 기억력 장애와 이상 행동을 보였다. 그는 스토브를 끄는 것을 잊어버리고, 거리에서 길을 잃고, 부적절한 장소에서 소변을 보고, 환시를 보았다.

선별 평가 결과

인지기능	교육 수준을 보정한 후 MMSE에서 21/30점을 받아 인지 장애가 시사되었다. Mr Chan은 시간지남력(3/5)과 장소지남력(3/5), 계산(3/5), 3단계명령(1/3), 시공간감각(0/1)에서 장애를 보였다. 그러나 기억등록(3/3)과 지연회상(3/3)에서는 정상이었다. 시계 그리기 검사에서는 심각한 장애를 보였다(그림 3.6).
일상생활능력	Mr Chan은 일반적인 일상생활동작에서 독립적이었으며, 요의를 느낄 때마다 부적절한 장소에서 갑자기 소변을 보는 것을 제외하고는 요실금 증상은 발견되지 않았다. IADL에서 부분독립적(modified independent)이었고, 혼자 외출할 때 길을 잃는 경우가 있었으며, 집안일과 식사 준비에 보통은 도움이 필요했다.
임상평가 및 단계	임상평가 및 단계 결정이 완료되지 않았다.

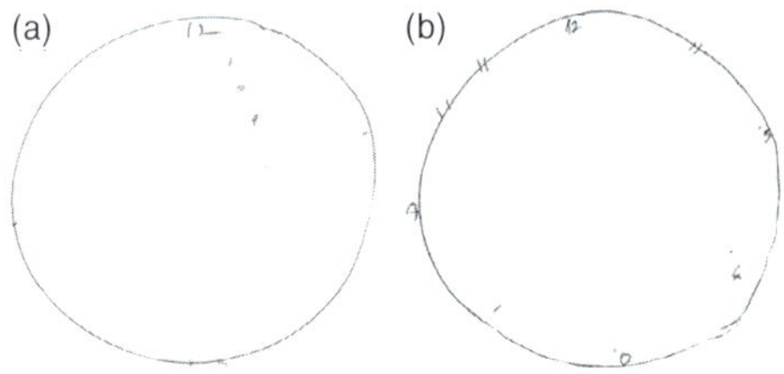

그림 3.6 Mr Chan의 시계 그리기 검사 결과. **(a)** 시계 그리기(3시). **(b)** 시계 따라 그리기(10시 10분)

보호자로부터 얻은 병력

Mr Chan의 딸은 기억력 장애와 이상 행동은 약 2년 전부터, 파킨슨병 증상은 1-2년 전부터 알게 되었다고 보고했다. 망상적 사고는 없었으나 환시를 보고했다:

Mr Chan은 가끔 자신의 아파트에서 아이들을 보곤 했는데, 이를 무서운 경험으로 보고하지는 않았다. 그는 3년 동안 렘수면 행동 장애를 앓았으며, 자다가 아내(지금은 고인이 됨)를 때리기도 했다. GPCOG 정보 제공자 인터뷰를 통해 약 2년 전과 비교했을 때 다음 영역에서 문제가 더 많이 나타나거나(×) 보존(○)된 것으로 나타났다:

× 최근 사건 기억하기
× 최근 대화 회상하기
○ 단어 찾기
× 금전 및 재정 관리
× 독립적으로 약물 관리하기
× 교통수단 이용하기

알츠하이머병 치매가 아닌 다른 치매를 의심할 만한 추가적인 임상 소견은 없었다. 고혈압과 양성 전립선 비대증의 동반 질환이 보고되었다. 정신 장애나 치매의 가족력은 보고하지 않았다. 그는 2년간의 교육을 받았다.

신체 진찰

신체 검사 결과, Mr Chan은 파킨슨병 증상, 가면얼굴, 구부정한 자세, 서동증, 발을 끌며 걷는 걸음을 보였다.

진단

피질 루이소체병(Cortical Lewy body disease)

치료

콜린에스터라아제 억제제와 저용량 카비도파/레보도파를 처방했다. Mr Chan은 기분과 삶의 질을 위한 체계적인 활동과 개입, 조호자 지원 및 교육 프로그램을 갖춘 치매 전문 데이케어 서비스에 참여할 것을 권유받았다.

일차의료팀을 위한 제안

피질 루이소체병의 주요 증상은 신체 기능 장애와 정신 및 심리적 증상으로 시작될 수 있으며, 이는 인지 증상보다 더 일찍 나타날 수 있다. Mr Chan의 경우 기억력 문제가 나타난 것과 같은 시기(즉, 최근 1-2년 내)에 이상 행동, 파킨슨 증상, 환각 등의 형태로 증상이 시작되었다. 이 단계에서 일차의료팀은 먼저 낙상 위험, 수면의 질, 안전과 같은 신체 기능에 미치는 질병의 영향에 주의를 기울여야 한다. Mr Chan의 ADL 기능 저하는 이동성 제한과 느린 반응으로 인해 발생할 수 있으며, ADL 작업을 완료하는 데 충분한 시간을 주는 것이 도움이 될 수 있다. 다른 한편으로, 그의 상태는 신체적 장애로 인해 복잡해질 수도 있다. 예를 들어, 지속적인 환각과 수면의 질 저하가 부정적인 기분을 유발할 수 있다. 일차의료팀은 조호자의 스트레스에 주의를 기울이고 그에 따라 개입해야 한다.

사례 095 사망한 친척을 봄

92세 여성인 Mrs Yeung은 반복적인 질문, 물건을 잃어버림, 식사 여부를 잊어버리고 지남력이 저하되는 등 기억력 문제에 대한 남편의 염려로 병원에 내원하였다.

선별 평가 결과

인지기능	교육 수준을 보정한 후 MMSE에서 12/30점을 받아 인지 장애를 나타내었다. Mrs Yeung은 시간 지남력(0/5), 지연회상(0/3), 계산(1/5), 3단계명령(1/3), 시공간 감각(0/1)에서 장애가 있었고, 장소 지남력(3/5)과 기억등록(2/3)에서는 양호했다. 그러나 언어(5/5)는 정상이었다. 시계 그리기 검사에서는 시간 표시에 명백한 오류가 나타났다(그림 3.7).
일상생활능력	Mrs Yeung은 계단을 오를 때 최소한의 도움이 필요하다는 점을 제외하면 기본적인 ADL (바텔 지수 98/100)에서 대체로 독립적이었다. IADL에서 식사 준비는 의존적이었고, 약물 복용, 외부 의사소통(전화 받기만 가능), 세탁(자기 옷만 손빨래 가능), 집안일(간단한 청소만 가능), 재정 처리, 식료품 쇼핑에 도움이 필요했으며, 지역사회 접근에 감독이 필요했다(Lawton IADL 척도 24/56).

임상평가 및 단계	검사 결과, GDS 5단계로 중등도 치매를 나타냈다. 현재 및 최근 사건에 대한 지식이 감소하고, 개인사에 대한 기억이 손상되어 있으며, 현재 생활과 관련된 주요 측면을 기억하지 못하는 것으로 나타났다. 집 주소를 말할 때 힌트가 필요했고(이전 주소를 말함) 가까운 가족의 이름을 기억하지 못했다. 시간 지남력이 자주 떨어지고 날씨에 맞는 옷을 선택하는 데 가끔 어려움을 겪거나 식사 여부를 잊는다고 보고되었다.

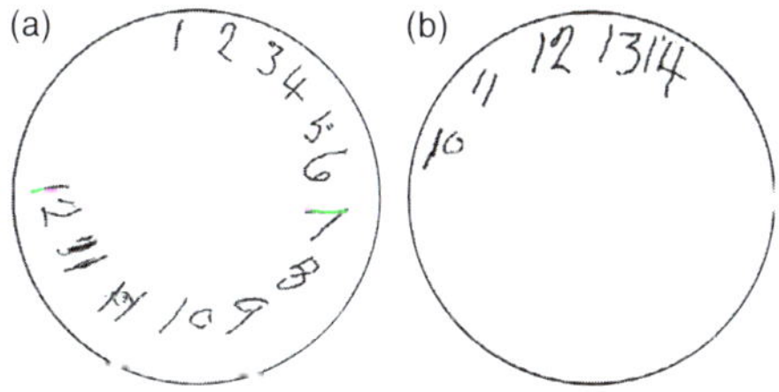

그림 3.7 Mrs Yeung의 시계 그리기 검사 결과. **(a)** 시계 그리기(3시). **(b)** 시계 따라 그리기(10시 10분)

보호자로부터 얻은 병력

Mrs Yeung의 남편은 아내의 기억력 문제를 발견하고 1년 넘게 걱정을 해왔다고 보고했다. 망상적인 생각도 보고했다. GPCOG 정보 제공자 인터뷰를 통해 약 2년 전과 비교하여 다음 영역에서 문제가 더 많이 나타나거나(×) 보존된(○) 것으로 나타났다:

○ 최근 사건 기억하기
× 최근 대화 회상하기
○ 단어 찾기
× 금전 및 재정 관리
× 독립적으로 약물 관리하기
× 교통수단 이용하기

비알츠하이머성 치매(루이소체 치매)의 임상적 특징인 복잡한 환시(때때로 사망한 친척을 보는 것)가 발견되었다. 동반 질환으로 부정맥을 보고하였다. 정신 장애나 치매의 가족력은 보고하지 않았다. 그녀는 3-4년의 교육을 받았다.

검사

CBP, ESR, R/LFT, 칼슘, 비타민 B_{12}, 엽산, 공복 혈당, 공복지질, 소변검사 및 요배양검사, CXR 및 심전도 검사를 했다. 뇌 CT 스캔도 시행했다.

진단

경도 알츠하이머병

치료

이 단계에서는 어떤 약물도 처방하지 않았다. Mrs Yeung은 인지 기능 및 삶의 질 유지를 위해 인지 자극 활동이 포함된 센터 기반 프로그램에 참여하도록 권유받았다.

일차의료팀을 위한 제안

이 사례는 노화로 인한 인지기능의 쇠약이 동반된 알츠하이머병의 경우이다. 비전형적인 증상(환각이 있고 비교적 나이가 많은 나이에 발병)에도 불구하고 Mrs Yeung의 경우 알츠하이머병과 마찬가지로 치료하는 것이 좋다. 환각과 인지의 변화를 관찰하기 위해 도네페질 2.5 mg을 처방할 수 있다. Mrs Yeung은 환시와 관련된 스트레스나 기타 부정적인 감정이 없으므로 항정신병약은 필요하지 않다.

환각의 존재는 알츠하이머병의 병리, 인지기능의 쇠약 또는 기타 이유와 관련이 있을 수 있으며, 이에 대한 추가 조사가 필요하다. 이 사례에서 사망한 친척을 본다는 설명은 알츠하이머병에서는 매우 드물게 나타나는 복합적인 환각으로 보인다. 의사는 환각의 특성을 더 자세히 조사해 볼 수 있다. 예를 들어 일차 경험이 단순 환각(예: 그림자)을 사망한 친척으로 착각한 것에 좀 더 부합한다고 간주하기 위해서는 더 많은 정보가 필요하다. 환각이 특정 맥락에서 발생하는지, 만약 그렇다면 특정한 시간, 장소 및 유발 요인을 확인해 볼 수 있다. 이러한 환각이 수면 전후에 발생하거나(입면 및 각성환각), 꿈의 기억과 현실을 혼동하고 있을 가능성도 살펴봐야 한다. 특히 환각이 부정적인 기분이나 행동을 유발하는 경우에 그렇다.

인지 기능 저하 및 기타 증상은 1년 이상 지속되었을 가능성이 높다. Mrs Yeung의 인지 장애 수준은 경도 치매와 비슷하지만, 장소에 대한 지남력은 예상보다 양호하다. 주의력과 사회적 의사소통은 유지되고 있으며 이는 현재 Mrs Yeung의 강점이다. 양호한 ADL, 만족스러운 IADL, 간단한 집안일을 처리할 수 있는 능력을 고려할 때, 가족에게 Mrs Yeung을 일상 생활 활동에 계속 참여시키도록 권유해야 한다. 인지 훈련이나 인지 향상에만 초점을 맞춘 운동보다 인지적으로 자극을 주는 사회 활동 및 여가 활동이 인지와 삶의 질을 모두 향상시키는 데 더 나은 선택이다.

사례 096 혈관성인가 비타민인가?

89세 여성인 Mrs Lau는 딸이 기억력 문제를 우려하여 병원에 내원하였다. 그녀는 감정 기복이 심하고 자신의 가족을 알아보지 못하며 *대화 내용을 잊어버리고 화장실 대신 부엌에 가는 경우가 있었다. 딸은 또 단어를 찾는 데 어려움을 있고 말이 어눌해졌다고 보고했다.*

선별 평가 결과

인지기능	교육 수준을 보정한 후 MMSE에서 6/30점을 받아 인지 장애를 시사했다. Mrs Lau는 시간(0/5)과 장소(0/5), 기억등록(1/3), 지연회상(0/3), 주의력 및 계산(0/5), 시공간 감각(0/1)에서 장애가 있었으며 언어(3/5)와 3단계명령(2/3)에서는 양호했다. Mrs Lau는 시계 그리기 검사를 완료하지 않으려 했고, 완료하는 데 어려움을 겪을 가능성이 높아 보였다.
일상생활능력	기본적인 ADL의 경우, Mrs Lau는 계단 오르기에서 의존적이었고, 옷을 입는 데 안전하지 않았으며, 목욕할 때 중간 정도의 도움이 필요했고, 침대/의자 이동, 위생, 화장실 이용, 보행, 대소변조절에서 최소한의 도움이 필요했다(바텔 지수 67/100점). IADL의 경우 식사 준비, 세탁, 집안일, 재정 처리, 식료품 쇼핑을 의존하고 있었으며 약물 복용(약은 딸이 준비), 외부 의사소통(가끔 전화 받기 가능), 지역사회 접근에 도움이 필요했다(Lawton IADL 척도 14/56).
임상평가 및 단계	검사 결과 GDS 5단계로 중등도 치매를 나타냈다. 장기 거주지 주소와 가족 구성원 이름 등 현재 생활과 관련된 주요 사항을 기억하지 못했고, 시간이나 장소에 대한 지남력 상실도 자주 보였다. 화장실 이용이나 식사에는 도움이 필요하지 않았지만 적절한 옷을 고르는 데 어려움을 겪었고 1부터 10까지 세는 데 어려움을 겪었다.

보호자로부터 얻은 병력

Mrs Lau의 딸은 약 3-4년 전부터 어머니의 기억력 문제를 발견했으며, 망상적 사고는 보고하지 않았지만 몇 달 동안 급격한 기억력 저하가 있었다고 보고했다. GPCOG 정보 제공자 인터뷰를 통해 약 2년 전과 비교하여 다음 영역에서 문제가 더 많이 나타나거나(×) 보존된(○) 것으로 나타났다:

× 최근 사건 기억하기
× 최근 대화 회상하기
× 단어 찾기
× 금전 및 재정 관리
× 독립적으로 약물 관리하기
× 교통수단 이용하기

알츠하이머병 치매가 아닌 다른 치매를 의심할 만한 추가적인 임상 소견은 없었다. 당뇨병, 고혈압, 고콜레스테롤혈증, 통풍, 뇌혈관 사고, 비타민 B_{12} 결핍, 양측성 백내장, 고관절 치환술의 과거력을 보고하였다. 그녀는 비타민 B_{12} 보충제를 복용하고 있었다. 정신 장애나 치매의 가족력은 보고하지 않았다. 중등 교육을 받았다.

검사

CBC, R/LFT, 칼슘, 비타민 B_{12}, 엽산, 공복혈당, 공복지질을 검사했다. CBC 결과 Hb 11.4, R/LFT BUN 9.2 크레아티닌 151, 칼슘 2.27, 비타민 B_{12} 결핍, 공복혈당 135, 공복지질 TC 5.7 LDL 3.5, TG 2.8, HDL 0.9였다. CT 스캔 결과 소혈관 질환이 발견되었다.

진단

치매, 혈관성 치매 혹은 비타민 B_{12} 부족으로 인할 가능성; 급성 악화; 거의 확실한 섬망(probable delirium).

치료

추가 검사를 기다리는 단계였기 때문에 약물은 처방하지 않았다. Mrs Lau는 인지 기능 및 삶의 질 유지를 위해 인지 자극 활동이 포함된 센터 기반 프로그램에 참여하도록 권유받았다.

일차의료팀을 위한 제안

Mrs Lau의 사례는 혈관성(뇌졸중 후) 인지장애 또는 혼합성 치매일 가능성이 높다. 급성 인지기능 저하는 작은 뇌졸중일 가능성이 있으며 이후 개선된 것으로 나타났다. 한편 비타민 B_{12} 결핍은 동시에 발생한 소견으로 보인다. 저용량 도네페질 2.5 mg을 투여하여 인지 변화를 관찰하고 비타민 B_{12} 수치가 낮은 경우 대체할 수 있다. 혈관성 치매에 콜린에스터라아제 억제제와 함께 메만틴을 복용하는 것도 고려할 수 있다.

어눌한 말투와 기타 언어 표현의 문제는 Mrs Lau가 치매 말기에 접어들고 있음을 시사한다. 이 단계에서는 초점을 환자의 기능 개선에서 조호자들의 돌봄 기술과 치매 환자에 대한 돌봄의 질 향상으로 옮겨야 한다. 집에서 환자가 좋아하는 노래를 연주하기, 가족 모임, 정원이나 공원 산책과 같은 야외 활동 등 환자의 관심사에 수동적으로 참여시켜 안정적인 기분을 유지하는 것이 도움이 될 수 있다. 가족 조호자들은 식사보조 및 식사 중 질식 여부 모니터링, 이동 기술(예: 침대에서 의자 이동),

피부 상태 모니터링 등 신체 기능 장애에 대한 돌봄 기술도 갖추고 있어야 한다.

사례 097 공격성이 주된 호소일 때

92세 남성 Mr Yan은 인지 및 버럭 화내는 문제에 대한 우려로 아내와 함께 내원하였다. 그의 아내는 그가 공격적인 언어와 신체적 공격성을 사용하고, 물건을 잃어버리고 남이 훔쳐갔다고 비난하며, 약 복용을 잊고, 전날 있었던 일을 잊는다고 불평했다. 또한 그는 대화를 이해하는 데 어려움을 겪는 것으로 나타났다.

선별 평가 결과

인지기능	MMSE에서 17/30점을 받아서 교육 수준에 맞게 보정하면 인지 장애를 시사했다. Mr Yan의 수행 능력은 시간 지남력(1/5), 지연회상(1/3), 계산(1/5)에서 손상되었으며 장소 지남력(3/5)과 3단계명령(2/3)에서는 양호했다. 그러나 기억등록(3/3), 언어(5/5), 시공간 감각(1/1)에서는 정상이었다.
일상생활능력	Yan은 식사, 보행, 계단 오르기에서 최소한의 도움이 필요했고 다른 기본적인 ADL에서는 독립적이었다(바텔 지수 93/100). IADL의 경우 식사 준비(보통 센터에서 점심과 저녁 식사), 세탁(세탁기 사용 불가), 집안일, 재정 처리(돈 사용 거의 없음), 장보기에서 의존적이었고 쇼핑, 약 복용(약은 아내가 준비), 외부 의사소통(청각 장애로 인한 어려움), 지역사회 접근에는 도움이 필요했다(Lawton IADL 척도 14/56).
임상평가 및 단계	결과에서 GDS 4단계로 경도의 치매를 나타냈다. 현재 및 최근 사건들에 대한 지식의 감소와 연속 뺄셈에 대한 집중력 부족, 여행 및 재정 처리 능력 저하 등을 보여주었다.

보호자로부터 얻은 병력

Mr Yan의 아내는 약 2-3년 전부터 남편의 기억력 문제를 발견했다고 보고했다. 망상적인 생각(다른 사람이 남편의 물건을 훔친다는 생각)을 보고했다. GPCOG 정보 제공자 인터뷰를 통해 확인된 약 2년 전에 비해 문제가 더 많이 나타나거나(×) 보존된(○) 영역은 다음과 같다:

× 최근 사건 기억하기
× 최근 대화 회상하기
× 단어 찾기
○ 금전 및 재정 관리
○ 독립적으로 약물 관리하기
○ 교통수단 이용하기

비알츠하이머성 치매에 대해 고려해야 할 추가적인 임상적 특징은 없었다. 고혈압, 고콜레스테롤혈증, 양성 전립선 비대증, 뇌혈관 사고(약 40년 전, 정보 제공자는 날짜는 잘 모르겠다고 함), 골관절염(정보 제공자는 확신하지 않음)의 동반 질환을 보고했다. 정신 장애나 치매의 가족력은 보고하지 않았다. 그는 2-3년의 교육을 받았다.

검사

칼슘, VDRL, 비타민 B_{12}, 엽산 검사, CT 스캔을 시행했다.

진단

전두측두엽 치매

치료

추가 검사를 기다리는 단계였기 때문에 약물은 처방하지 않았다. Mr Yan은 인지 기능 및 삶의 질 유지를 위해 인지 자극 활동이 포함된 센터 기반 프로그램에 참여하도록 권유받았다.

일차의료팀을 위한 제안

이 사례에서는 망상적 사고와 함께 행동 문제가 주요 증상이었으므로 알츠하이머병이 아닌 전두엽 치매를 고려해야 한다. 이 사례의 관리에는 전문가가 참여하는 사례 회의가 도움이 될 것이다.

Mr Yan의 경우 조호자의 스트레스가 우려된다. 아내가 고령인 점을 고려할 때, 특히 언어적, 신체적 공격으로 인해 그녀에게 큰 고통을 줄 수 있으므로 아내가 주 조호자 역할을 계속할 수 없거나 적합하지 않을 수 있다. 일차의료팀은 장기 간병 준비를 위해 사회복지 서비스에 의뢰할 필요성에 대해 가족과 논의해야 한다. 망상적 사고는 항정신병 약물의 사용과 함께 돌봄 전략을 통해 도움을 받을 수 있다.

항정신병약물 또는 발프로에이트는 심각한 행동 증상에 사용된다. 또한 환자에게 소지품을 보관할 수 있는 잠금형 수납장이나 서랍을 제공하는 등 치매로 인한 문제 행동과 정신행동증상을 최소화할 수 있는 전략에 대해 조언해야 한다. 일차의료팀은 치료 계획을 세울 때 가족의 지원과 관계를 살펴봐야 한다.

사례 098 MRI상 연조직 종괴

77세 여성인 Mrs Chan은 아들이 기억력 문제를 우려하여 병원에 함께 내원하였다. 대화 내용과 약속 날짜를 잊어버리고, 개인 물품을 잃어버리고 다른 사람을 의심하며, 돈 관리에 약간의 어려움을 겪는다고 했다. Mrs Chan도 자신의 기억력 감퇴를 인지하고 있었다.

치매가 의심선별 평가 결과

인지기능	MMSE에서 16/30점을 받아서 교육 수준을 보정한 후 인지 장애를 시사했다. 시간 지남력(1/5)과 장소 지남력(2/5), 계산(1/5), 시공간 감각(0/1)에서 장애를 보였고 지연회상(2/3)과 3단계명령(2/3)에서는 양호했다. 그러나 기억등록(3/3)과 언어(5/5)에서는 정상 수준의 수행 능력을 보였다. 시계 그리기 검사에서는 3시 시계바늘 그리기를 거부하고 실행 기능(6/10)에서 어려움을 보였지만 시계 따라 그리기(2/10)에서는 개선되었다(그림 3.8).
일상생활능력	Mrs Chan은 모든 기본 ADL (바텔 지수 100/100)과 IADL (Lawton IADL 척도 56/56)에서 독립적이었다.
우울 증상	GDS-15에서 4/15점, 유의하게 우울한 기분은 보이지 않았다.
임상평가 및 단계	CDR에서 0.5/3점을 받아 치매가 의심스러운 상태(questionable dementia)를 나타냈다. 기억력, 지남력, 사회활동 영역에서 경도의 장애가 있었다.

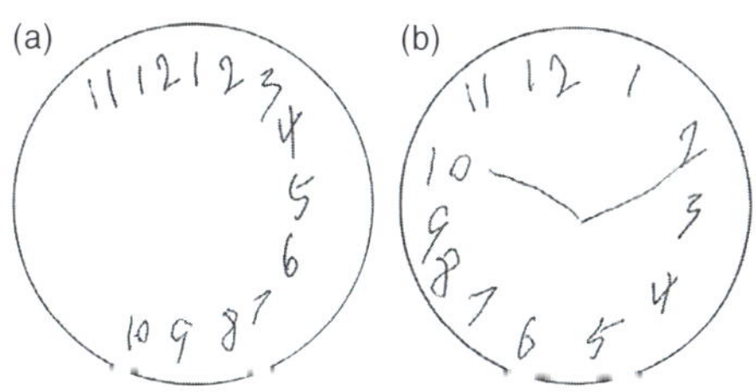

그림 3.8 Mrs Chan의 시계 그리기 검사 결과. **(a)** 시계 그리기(3시). **(b)** 시계 따라 그리기(10시 10분)

보호자로부터 얻은 병력

Mrs Chan의 아들은 어머니의 기억력 문제를 약 1년 전부터 걱정해 왔다고 보고했다. 망상적인 생각(다른 사람이 어머니의 물건을 훔치는 것)을 보고했나. GP-COG 정보 제공자 인터뷰를 통해 약 2년 전과 비교하여 다음 영역에서 문제가 더 많이 나타나거나(×) 보존된(○) 것으로 나타났다:

× 최근 사건 기억하기

- 최근 대화 회상하기
- 단어 찾기
- 금전 및 재정 관리
- 독립적으로 약물 관리하기
- 교통수단 이용하기

알츠하이머병 치매가 아닌 다른 치매를 의심할 만한 추가적인 임상 소견은 없었다. 동반질환은 없었고 정신의학적 장애 또는 치매의 가족력은 보고되지 않았다. 환자는 정식 교육을 받은 적이 없었다.

신체 진찰

전반적으로 진찰한 결과 우울감과 같은 정서/기분 문제는 확인되지 않았지만, 전반적인 위생 문제가 보였다. 심혈관계 검사 결과 혈압이 114/65 mmHg로 나타났다.

검사

CBC, ESR, R/LFT, 칼슘, VDRL, 비타민 B_{12}, 공복혈당, 소변검사 및 요 배양검사, CXR 및 심전도 검사를 시행했다. 모든 검사는 정상이었으나 CXR에서 심비대가 발견되었고 심전도 검사에서 LVH와 ST분절 하강이 발견되었다. MRI 일반 스캔 결과 소뇌교뇌각 확장 부위(the cerebellopontine angle extension)에서 우측 내측 측두엽 축외부위(the right medial temporal extra acid region)에 걸쳐 2.4 cm × 1.5 cm의 소엽모양 연조직 종괴가 발견되어 수막종 가능성이 있었다.

진단

두개강 내 종양

치료

추가 검사 결과가 나오지 않았기 때문에 약물은 처방하지 않았다. Mrs Chan은 인지 기능 저하를 지연시키고 삶의 질을 유지하기 위해 체계적이고 맞춤화된 중재 프로그램과 인지 자극 활동을 제공하는 전문 데이케어 서비스에 주당 이틀씩 참여할 것을 추천받았다.

일차의료팀을 위한 제안

비정상적인 MRI 결과와 Mrs Chan의 비교적 젊은 나이, 임상적 의심, 특이한 증상 및 자각 증상을 고려할 때 알츠하이머병은 아닐 가능성이 높다. 정밀 영상 촬영이 권장된다. 이 사례는 전문의가 참여하는 사례 회의가 도움이 될 것이며, 신경외과 전문의에게 의뢰하는 것이 좋다. 아들이 잘 돌보고 있고 인식 수준이 높아 Mrs Chan의 부양은 양호한 것으로 보이며, 인지, 신체 및 ADL/IADL 기능을 포함한 전반적인 기능이 만족스럽고 장애가 매우 경미한 것은 그 덕택으로 보인다. 일차의료팀은 뇌종양에 대한 명확한 그림이 나올 때까지 그녀의 인지 상태를 관찰하고 뇌종양이 치료된 후 재평가하여 종양이 그녀의 기능에 미치는 실제 영향을 파악할 것이 권장된다.

사례 099 TV를 향해 소리 지름

65세의 남성 Mr Chan은 2년 전쯤부터 성격 변화에 대한 염려가 있어 아내와 함께 내원하였다. 그는 감정 기복이 심하고 쉽게 분노가 폭발했다. 또한 잘 잊어버리고, 질문을 반복하고, 점심에 무엇을 먹었는지 등 최근 일을 기억하지 못한다고 보고하였다.

선별 평가 결과

인지기능	MMSE에서 18/30점을 받아 교육 수준을 보정한 후 인지 장애를 나타냈다. Mr Chan은 장소 지남력(2/5), 계산(1/5)에서 장애가 있었고, 지연회상(2/3), 시간 지남력(3/5), 3단계명령(2/3)에서는 양호했다. 그러나 기억등록(3/3), 언어(5/5), 시공간 감각(1/1)에서는 정상이었다. 시계 그리기 검사에서는 약간의 장애가 나타났다(그림 3.9).
일상생활능력	기본 ADL의 경우, 지팡이를 짚고 걷고 목욕, 옷 갈아입기, 몸단장(가사 도우미가 수건과 칫솔을 준비함)에 도움이 필요했다. IADL의 경우 부인이 모든 재정 문제를 처리하는 것으로 나타났다.
임상평가 및 단계	임상평가 및 단계 결정이 완료되지 않았다.

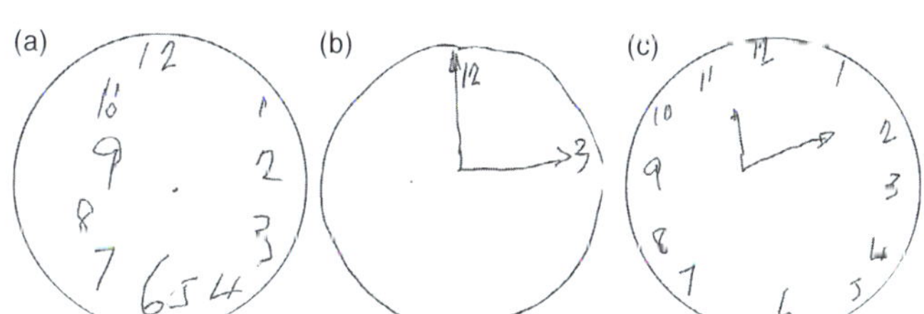

그림 3.9 Mr Chan의 시계 그리기 검사 결과. **(a)** 시계 그리기(3시). **(b)** 시계 그리기(3시). **(c)** 시계 따라 그리기(10시 10분)

보호자로부터 얻은 병력

Mr Chan의 아내는 망상적 사고는 보고하지 않았지만 약 2년 전부터 성격 변화와 분노 폭발을 알아차렸다고 보고했다. 폭력적인 장면이 나오면 TV를 향해 소리를 지르고, 우산으로 아내를 때리고, 화장실에 갈 때마다 화장지를 너무 많이 가져가는 등 아내에게 이상하게 보이는 Mr Chan의 행동이 있었다. 또한 30분 이상 가만히 앉아 있지 못하고 돌아다니는 증상을 보였다. 그는 5년 전에 경미한 뇌졸중을 겪었다. 그는 중학교(F.3) 수준의 교육을 받았다. GPCOG 정보 제공자 인터뷰를 통해 약 2년 전과 비교했을 때 다음 영역에서 문제가 더 많이 나타나거나(×) 보존된(○) 것으로 나타났다.

× 최근 사건 기억하기
× 최근 대화 회상하기
○ 단어 찾기
× 금전 및 재정 관리
× 독립적으로 약물 관리하기
○ 교통수단 이용하기

정신질환이나 치매의 가족력은 보고되지 않았다. Mr Chan은 상인이었고 광고회사를 소유하고 있었다. 그는 은퇴했고 회사는 두 아들 중 한 명에게 물려주었다. 그는 아내와 가사 도우미와 함께 살았다. 그의 아내는 높은 수준의 스트레스를 호소했다. Mr Chan은 약 9년 동안 정규 교육을 받았다.

진단

전두측두엽 치매

일차의료팀을 위한 제안

이 조기 발병 치매(65세)의 경우, 가장 먼저 관찰된 증상은 성격과 관련된 것이었다. 시공간 능력의 장애도 시계 그리기 검사에서 분명하게 나타났다. 조호자는 폭력적인 장면을 본 후 폭력성과 감정적 반응이 촉발되었다고 보고했다. 이는 전두측두엽 치매의 사례로, 일반적으로 기능적 스캔(예: SPECT)이 포함된 전문 뇌 영상을 비롯한 정밀평가를 위해 2차 의료기관에 의뢰하는 것이 좋다. 전두측두엽 치매의 주요 증상은 인지 장애가 아닌 기분 및 행동과 관련된 경우가 많다. Mr Chan의 전반적인 기능은 만족스러웠지만, 일차의료팀은 조호자들과 협력하여 언어, 기분 변화, 인지 및 기타 기능의 급격한 저하와 같은 다양한 기능 장애의 발병을 포함한 향후 상태 변화에 대비해야 하며 이는 알츠하이머병에서 예상되는 점진적인 기능 저하와 다르다.

참고문헌

1. Livingston G, Huntley J, Sommerlad A, Ames D, Ballard C, Banerjee S, et al. Dementia prevention, intervention, and care: 2020 report of the Lancet Commission. The Lancet. 2020;396 (10248): 413–46.

CHAPTER 4

조기 개입 서비스에서 유용한 도구와 자원

이 장에서는 훈련된 일차 진료 의사와 건강 및 사회복지 전문가(1)가 분야 간 소통을 촉진하기 위해 사용하는 지역사회 기반 치매 조기 발견 서비스(**1.5절 참조**)의 경험을 바탕으로 일차의료 치매 진단 및 관리를 위한 도구와 자원을 소개한다. 치매의 결과 평가 및 조기 발견에 사용할 수 있는 검증된 도구가 점점 더 많아지고 있다는 점을 고려할 때, 여기서는 사용 가능한 도구와 자원에 대한 종합적인 요약보다는 신속한 참조를 위한 유용한 자원을 공유하는 것을 목표로 한다(추가 자료는 Box 4.1 참조).

4.1 병력 조사를 용이하게 하는 양식 예시

Box 4.2는 일차의료팀과의 첫 상담 또는 도움을 구하는 과정에서 필수 정보를 기록하는 데 도움이 되는 양식 예를 보여준다. 이 양식에 포함된 정보는 다음과 같은 이유로 중요하다.

연령

치매는 연령 관련 질병으로, 65세 이상의 연령군에서 국가별로 연령별 유병률이 2%에서 41%까지 다양하다(3). 따라서 치매가 의심되는 대상자의 나이를 확인하면 치매 가능성에 대한 유의미한 정보를 제공한다.

- 65-69세: 2%
- 70-74세: 4%
- 75-79세: 7%
- 80-84세: 12%
- 85-89세: 20%
- 90세 이상 41 %

조기 발병 치매(65세 이전 발병으로 정의)의 경우, 추정 유병률은 10만 명당 42명에서 98명 사이이다(4)].

Box 4.1 초기 개입 서비스에 사용할 수 있는 유용한 참고자료들

- **치매 공개: 1차 진료에서 알아야 할 사항. 일반 진료를 위한 기초 가이드(Dementia Revealed: What Primary Care Needs to Know. A Primer for General Practice)**
  www.england.nhs.uk/wp-content/uploads/2014/09/dementia-revealed-toolkit.pdf
  치매 진단 및 치료 경험이 없는 일반의와 실무 간호사를 위한 교육 도구로, 보건부와 영국 보건부의 지원을 받아 영국 국민 건강 서비스(NHS)와 임상 위원회 그룹(Hardwick CCG)이 협력하여 제공한다. 이 도구는 치매의 식별 및 진단, 인지 평가, 일상생활능력(ADL), 뇌 영상, 의뢰할 시기, 약물 및 기타 치료, 사회 서비스, 그리고 조호 제공자 평가와 같은 주제를 다룬다.
- **1차 진료를 위한 치매 도구 모음, 시나이 헬스(Dementia Toolkit for Primary Care, Sinai Health)**
  www.mountsinai.on.ca/care/psych/patient-programs/geriatric-psychiatry/prc-dementia-resources-for-primary-care/dementia-toolkit-for-primary-care
  캐나다 마운트 시나이 병원에서 다운로드할 수 있는 일차 진료용으로 고안된 도구와 자원자원이다. 이 도구들은 인지장애 평가 및 선별 도구, 치매 진단, 섬망, 약물 관리, 우울증, 치매의 반응 행동, 운전 안전, 조호자 지원, 완화 치료 등을 다룬다.
- **치매 상태 측정 도구 모음(Dementia Outcomes Measurement Suite, DOMS)**
  https://dementiaresearch.org.au/doms/
  치매의 다양한 측면을 평가하기 위한 검증된 도구 모음집. 다양한 유형의 치매, 장애의 중증도, 및 평가 방법을 다루며, 임상 진료(일차 진료 포함)에 초점을 맞춘 사용자 친화적인 웹사이트이다. 이 웹사이트에서 검토된 치매관련 측정 도구들은 치매 징후와 증상을 선별하고, 진행 상태와 치료 효과를 모니터링하며, 서비스 계획을 수립하는 데 사용할 수 있다. 이 장에서 권장하는 여러 도구(예: 임상 치매 등급(CDR) 및 Functional Assessment Staging Test, FAST)에 대한 업데이트된 웹 연결 및 목록은 DOMS에서 확인할 수 있다.

교육 수준

교육 수준은 인지 예비력(cognitive reserve)의 주요 대리 지표로서 병력 조사에서 중요한 부분을 차지한다(5, 6). 높은 교육 수준은 치매 발병 위험이 낮아지는 것과 관련이 있다(7). 인지 예비력 이론 (8)에 따르면, 교육 수준이 높은 사람(따라서 인지 예비력이 높은 사람)이 임상적 기준을 초과하는 기능적 손상을 나타내기 위해서는, 교육 수준이 낮은 사람보다 더 큰 병변을 가져야 한다. 마찬가지로, 인지 예비력이 높은 사람이 경미한 알츠하이머병 증상을 나타낼 경우, 유사한 증상 수준을 보이는 인지 예비력이 낮은 사람보다 더 심각한 기저 병리가 있을 가능성이 크다. 따라서 교육은 유사한 증상에 대해 뇌 병리학의 심각도를 추정하는 데 도움을 준다. 또한, 교육 수준은 인지 평가 결과에 크게 영향을 미치며(**4.3절 참조**), 이러한 검사 결과를 해석하기 위해서는 교육 연수(years of education)가 필요하다.

직업 성취도

교육 수준과 마찬가지로, 직업력도 인지 예비력(cognitive reserve)의 주요 대리 지표이다(5, 6). 따라서 증상/손상 표현 및 기저 병리와 관련된 위의 설명은 개인의 직업 이력, 특히 직업의 복잡성과 직업적 성취도에도 적용된다.

결혼 상태, 거주 형태, 정보 제공자와의 관계

결혼 상태, 거주 형태, 그리고 정보 제공자와의 관계는 대상자의 지역사회 생활에서의 지원과 안전을 신속하게 평가하는 데 필요하다. 거주 형태와 대상자의 관계를 이해하면 정보 제공자의 신뢰성과 잠재적인 조호 제공자의 스트레스와 부담에 대한 정보를 얻을 수 있다.

Box 4.2 조기 개입 서비스의 첫 상담 기록 양식 예시

Seen by [ ] Date:

개인 정보

이름 [ ] 나이 [ ]

성별 [ ] 교육 수준 [ ]

결혼 상태: □ 단독 □ 결혼 □ 별거/이혼/사별 직업력 [ ]

거주 형태: □ 배우자와 함께 □ 가족과 함께 □ 다른 사람과 함께(구체적으로 명시)/혼자 [ ]

정보 제공자와의 관계(정보 제공자 이름) [ ] 관계: [ ]

주요 호소		**증상 발현 시기**
대상자		
정보 제공자		

정보 제공자와의 인터뷰(GPCOG에서 수정됨)

정보 제공자에게 물어보십시오.	예	아니오	모름	해당없음
1. 최근 사건 기억하기 최근 사건을 기억하는 데 어려움이 있었습니까?	□	□	□	□
2. 최근 대화 회상하기 약속을 잊거나 며칠 후에 대화를 기억하는 데 어려움이 있었습니까?	□	□	□	□
3. 단어 찾기 말할 때 적절한 단어를 찾는 데 더 많은 어려움을 겪었습니까?	□	□	□	□
4. 금전 및 재정 관리 금전이나 재정을 관리하는 데 어려움을 겪었습니까? (예: 청구서 지불, 생활비 관리)	□	□	□	□
5. 독립적으로 약물 관리하기 약을 혼자 복용하고 관리하는 데 어려움을 겪었습니까?	□	□	□	□
6. 교통수단 이용하기 교통수단을 이용하는데 도움이 필요합니까(자가 또는 대중 교통)? [만일, 원인이 신체적인 문제인 경우(예를 들어 하지 위약), 아니오에 체크]	□	□	□	□

정보 제공자와의 인터뷰(기타 병력)

7. 망상
   대상자가 망상적 사고를 보입니까? (예: 그렇지 않은 상황에서 다른 사람들이 물건을 훔친다고 호소) 구체적으로 기술 [ ]
8. 치매 가족력
   대상자의 가까운 가족 구성원 중에 치매 병력이 있나요? 구체적으로 기술 [ ]
9. 정신과적 병력
   대상자에게 정신 질환 병력이 있나요? 만약 있다면, 약물이나 다른 치료를 받고 있나요? 구체적으로 기술 [ ]
10. 의학적 병력
   대상자에게 다른 의학적 상태가 있나요? 만약 있다면, 약물이나 다른 치료를 받고 있나요? 구체적으로 기술 [ ]

질문 1에서 6은 GPCOG (General Practitioner Assessment of Cognition)의 일부임

핵심 호소(개방형 질문)

개방형 질문 방법은 자발적인 호소을 포착하기 위한 비구조적/비유도적 접근 방식이다. 정보 제공자가 자발적으로 보고하는 증상의 유형과 범위는 임상적 심각도를 예측하는 데 도움이 된다. 이는 환자에 있어 우선순위를 신속하게 결정하는 데 유용할 수 있다(4.4절 참조).

정보제공자와의 면담(GPCOG에서 수정됨)

GPCOG는 일차 진료에서 사용하기 위해 설계된 간단하고 효율적인 치매 선별 도구이다(2). 이 도구를 개발하게 된 배경은 일차 진료의나 일반의가 치매를 발견하고 진단해야 할 필요성이 크지만, 기존의 선별 검사로는 이를 만족스럽게 해결하지 못했기 때문이다. 원래 GPCOG는 인지 검사와 정보 제공자와의 병력 조사를 위한 항목으로 구성되어 있다. 이 양식 예에는 정보 제공자의 병력 조사 부분만 포함되어 있다. 치매 초기 개입을 위한 다학제적 일차의료팀 환경에서 인지 검사는 훈련된 의료 및 사회 복지 전문가에 의해 수행되고, 결과는 팀 내에서 공유될 것을 권장한다(4.3절 참조). GPCOG의 정보 제공자 부분은 연령, 교육 수준, 또는 우울 기분에 따른 편향이 없다는 것도 확인되었다(10). 교통 수단 사용에 대한 항목에서는 인지 문제 때문이 아닌 신체적 문제로 인한 어려움을 구별하기 위한 주석이 추가되었다.

망상

망상은 일반적으로 상충되는 증거에도 불구하고 수정되지 않는 고정된 신념으로 정의된다(11). 망상은 치매의 정신행동증상에서 나타나는 주요 신경정신과적 증상이다(예시는 4.4절 참조). 치매에서 흔히 나타나는 망상의 형태는 다른 사람들이 자신에게서 물건을 훔치려 한다고 주장하는 것이다(12). 망상의 유무를 탐색하는 것은 치매 선별, 단계, 그리고 관리 우선순위를 정하는 데 도움이 될 수 있다. 망상은 가족에게 스트레스를 유발하는 원인이 되고 종종 도움을 요청하게 되는 계기가 되며, 그 삽화의 특성이 질병기간을 추정할 수 있는 기준을 제공하기도 한다.

가족 및 개인 이력

여기에는 현재 및 과거의 정신 질환 및 신체적 문제(뇌졸중, 두부 손상 등), 최근 입원력, 감각신경 문제, 알코올 및 약물 사용 여부 등이 포함된다.

비알츠하이머성 치매를 암시하는 임상적 특징

위에서 언급한 기본적인 병력 조사 정보 외에도, 일차의료팀은 알츠하이머병 치매가 아닌 다른 치매를 시사할 수 있는 다음과 같은 임상적 특징들에 대해 주의해야 한다(Box 4.3 참조).[1)]

Box 4.3 비알츠하이머성 치매에 대해 고려해야 할 추가 임상적 특징

기능		가능한 경우 고려
☐ 복잡한 시각적 환각	➡	DLB, PDD
☐ 자기 관리 영역 실행증(예: 옷을 입거나 식사 도구를 사용하는 능력 상실)	➡	CBD
☐ 편측의 통증 및 경직	➡	CBD
☐ 기분과 공격성을 조절하지 못하는 증상	➡	bvFTD
☐ 과식, 특히 단 음식에 대한 과도한 섭취	➡	bvFTD
☐ 뇌졸중 또는 공간 점유 병변의 증거가 없는 초기 언어 문제	➡	PPA/tvFTD
☐ 조기 삼킴 문제	➡	PSP

DLB = dementia with Lewy bodies; PDD = Parkinson'sdisease dementia; CBD = corticobasal degeneration; bvFTD = behavioural variant of frontotemporal dementia; PPA = primary progressive aphasia; tvFTD = temporal variant of frontotemporal dementia; PSP = progressive supranuclear palsy

---

1) 더 자세한 비알츠하이머성 치매의 임상적 특징에 대한 논의는 『The Lancet』 "Non-Alzheimer's dementia"와 리뷰 기사(13)나 교과서, 또는 의료 및 사회복지전문가를 위한 『Promoting Psychological Wellbeing for People with Dementia and Their Carers: An Enhanced Practice Resource』(14)와 같은 자료를 참조할 수 있다.

복잡한 시각적 환각

시각적 환각은 초기 단계 치매에서 루이소체 치매(DLB)와 알츠하이머병을 가장 명확하게 구별하는 임상적 특징이다(15). 루이소체 치매에서는 알츠하이머병에 비해 시각적 환각이 다중적이며, 말하는 모습이 보이거나 지속적인 경우가 많다(16). 루이소체 치매의 핵심 특징에는 주의력/각성 수준의 변동, 잘 형성되고 세밀한 반복적인 시각적 환각이 있으며, 이는 일반적으로 질병 초기 단계에서 나타나고, 서동증이나 경직과 같은 파킨슨병증의 자발 증상도 포함된다(17, 18).

파킨슨병 치매(PDD)와 루이소체 치매는 겹치는 특징과 유사한 환각 특성을 가지고 있으므로(19), 파킨슨병 치매 또한 고려해야 한다. 또 다른 특징적인 증상으로는 빠른 안구 운동(REM) 렘수면행동장애(RBD)가 있으며, 이는 치매 증상이 나타나기 몇 년 전에 나타날 수 있다(20). 임상 환경에서 루이소체 치매 환자는 입원 후 섬망의 형태로 환각을 경험할 수 있는데, 이는 꿈의 내용이 의식으로 넘쳐 들어와 환각으로 나타나는 것으로 이해될 수 있다.

자기관리 영역 내 실행증

기본적인 자기관리(예: 옷 입기 등)의 결핍은 알츠하이머병에서 초기보다는 중등도 단계에서 나타나는 특징이다. 그러나 자가관리에서의 실행증은 진행성 핵상마비(PSP)와 피질기저변성(CBD) 모두에서 나타날 수 있으며, 후자에서 더 심각하다(22). 따라서 자가관리 영역에서 실행증을 보이며 초기 치매를 시사하는 평가 결과가 있는 사람의 경우, 피질기저변성과 같은 알츠하이머병이 아닌 치매를 고려해야 한다.

편측의 통증 및 경직

자가 관리 영역에서의 실행증 외에도, 비대칭적인 경직/강직과 통증은 피질기저변성의 또 다른 흔한 특징이다(23). 이와 함께 일반적으로 상하지의 서두른 운동과 떨림이 편측 상하지 경직 이전에 관찰된다.

기분 및 공격성 조절 장애

알츠하이머병 초기에는 기분변화 및 불안 증상이 나타날 수 있으며, 질병이 진행됨에 따라 이러한 증상이 두드러질 수 있다(24). 그러나 과도한 기분 변화와 공격적인 행동은 알츠하이머병의 초기 단계에서는 흔하지 않으며, 이는 성격 변화, 행동 조절력 상실, 그리고 무관심을 보일 수 있는 행동 변이형 전두측두엽 치매(bvFTD)를 시사할 수 있다(25).

Box 4.4 전두측두치매(FTD)의 다양한 변형

전두측두엽 치매는 다음과 같이 세분화할 수 있다:

- 행동 변이형 전두측두엽 치매(bvFTD)
- 비유창성 변이형 원발성 진행성 실어증(nfvPPA)
- 의미 변이형 원발성 진행성 실어증(svPPA)

과식, 특히 단 음식에 대한 선호

과식과 단 음식에 대한 선호는 행동 변이형 전두측두엽 치매의 흔한 특징으로, 행동 변이형 전두측두엽 치매 환자의 25%에서 80% 이상에서 나타날 수 있다(25). 충동 억제와 기본적인 욕구 조절의 상실은 전두엽 및 집행 기능의 장애로 이해될 수 있으며, 이는 성적 충동 조절 상실, 위생 불량, 그리고 초기 요실금으로도 나타날 수 있다. 비교적 젊은 나이(특히, 50~60대)에 발생하는 초기 치매의 경우, 전두엽 병리를 포함하는, 알츠하이머병이 아닌 치매를 고려해야 한다.

뇌졸중이나 공간 점유 병변(space-occupying lesion)의 증거 없이 나타나는 초기 언어 문제

언어 문제는 일반적으로 알츠하이머병의 진행된 단계에서 나타난다(21). 만약 초기 치매에서 언어 문제가 나타난다면, 특히 언어가 조기에 영향을 받는 경우, 원발성 진행성 실어증이나 측두엽 변이형 전두측두엽 치매(temporal variant FTD, tvFTD)를 고려해야 한다(25).

초기 연하 문제

연하 문제는 알츠하이머병에서 매우 늦게 나타난다(21). 초기 연하 문제와 파킨슨증이 함께 나타난다면, 진행성 핵상 마비를 의심할 수 있다. 진행성 핵상 마비의 다른 증상으로는 주시 마비(gaze palsy)와 자세 불안정이 포함된다(26).

Box 4.5 알츠하이머병이 아닌 치매들

전두측두엽 치매, 원발성 진행성 실어증, 진행성 핵상 마비 및 피질기저변성은 유사한 병리학적 특징을 가진 질환 그룹에 속하며 다양한 증상을 갖는다. 간단히 요약하면 다음과 같은 특징이 있다.

- 전두측두엽 치매: 행동 및 언어 관련 증상
- 원발성 진행성 실어증: 언어 관련 증상
- 진행성 핵상 마비: 시선 및 삼킴 관련 증상
- 피질기저변성: 실행증 관련 증상

이러한 치매들은 이차적인 진단으로 진전될 수 있으므로, 2차 및 3차 진료로의 의뢰가 필요하다.

Box 4.6 중년기 및 노년기의 치매 위험 요인*

중년기	노년기
☐ 청력 손실	☐ 흡연
☐ 외상성 뇌 손상	☐ 우울증
☐ 고혈압	☐ 사회적 고립
☐ 알코올(주 21단위 이상)	☐ 신체 활동 부족
☐ 비만	☐ 대기 오염
	☐ 당뇨병

* 2024년 The Lancet 보고서에 높은 LDL cholesterol과 시력 손실(Visual loss)이 위험 요인으로 추가되었음.

고려할 추가 징보

위에서 다룬 교육 수준과 직업력을 대리 지표로 하는 '수동적' 인지 예비력 외에도, 알려진 수정 가능한 위험 요소들을 이해하는 것은 신경병리학적 손상(예: 혈관성 또는 염증성 손상)의 가능성에 대한 정보를 제공하고, '능동적' 인지 예비력(예: 사회적 접촉 증가)의 잠재력을 높이는 데 도움이 된다(7). Box 4.6에는 중년기와 노년기의 주요 위험 요소들이 나열되어 있다(7). 운전이 일상 생활의 중요한 부분을 차지하는 지역에서는 대상자의 현재 운전 습관에 대한 정보도 안전성 평가에 필요하다. 의료 계획을 위해 가족 구조, 관계 및 기타 지지 체계를 평가하는 것도 유용하다.

4.2 치매가 의심되는 경우 이학적 및 진단 검사 체크리스트

Box 4.7에는 치매가 의심되는 경우에 대해 관련 검사를 위한 권장 순서를 제시하고 있다. 진찰 및 검사에 대한 구체적인 권상 사항은 영국 국립보건임상연구소(NICE)의 『치매: 치매 환자 및 간병인을 위한 평가, 관리 및 지원』 등 임상 가이드라인을 참조할 수 있다(27). 요약하자면, 치매전문의가 아닌 경우 인지 장애의 가역적 원인을 배제하기 위해 혈액 및 기타 검사를 실시한다. 플루오르데옥시글루코스 양전자 방출 단층 촬영-컴퓨터 단층 촬영(FDG-PET- CT)과 같은 추가 검사는 치매 아형 파악을 용이하게 하고 하위 유형정보가 치매관리에 유용한 정보를 제공할 수 있는 경우에만 고려해야 한다. 일차의료의사는 실험실 검사 및 뇌 영상 결과는 임상적 판단을 내리기 위한 참고 자료일 뿐이라는 점에 유의해야 한다. 예를 들어

- 비타민 B12 결핍 소견이 있다고 해서 반드시 비타민 B12 결핍이 치매 증상의 원인이라는 것을 의미하지 않는다.
- 알츠하이머병은 CT 또는 MRI 소견만으로 배제해서는 안 된다.
- 혈관성 치매는 혈관 병변의 부담만으로 진단할 수 없다.

Box 4.7 일차의료의사가 고려해야 할 검사 체크리스트

☐ CBP	☐ MSU x R/M and culture test
☐ ESR	☐ CXR
☐ R/LFT	☐ ECG
☐ Calcium	☐ Others (specify: ________________)
☐ VDRL	**Brain imaging**
☐ Vitamin B12, folate	☐ CT
☐ Fasting sugar	☐ MRI
☐ Fasting lipids	☐ Further tests (specify: ________________)

CBP = complete blood picture; ESR = erythrocyte sedimentation rate; R/LFT = renal and liver function tests; VDRL = venereal disease research laboratory test; MSU x R/M = midstream urine routine microscopy; CXR = chest X-ray; ECG = electrocardiography; CT = computed tomography; MRI = magnetic resonance imaging

참고: 신경 영상은 비정상적인 임상 징후가 있는 경우 고려할 수 있다. 예를 들어, (i) 공간 점유 병변(SOL)이 의심되는 경우, (ii) 발병이 짧은 기간(3-4개월) 동안 발생한 경우, 특히 머리 부상 이력이 명확한 경우(경막하 혈종을 배제하기 위해), (iii) 알츠하이머병 치매가 아닌 치매에 대해 MRI가 필요한 경우(뇌간 침범 여부를 확인하기 위해, 예: FTD의 전두엽 위축, PSP의 벌새 징후), 그리고 (iv) 조기 발병 알츠하이머병에서 아밀로이드 PET이 필요한 경우 필요한 경우

4.3 조기 개입 서비스의 인지 및 기능 보고서 예시

Box 4.8에는 일차의료팀 내에서 인지 및 기능 평가 결과를 신속하게 전달하기 위한 간략한 보고서 예시가 나와 있다. 가능한 경우, 상세한 평가 결과는 서비스 기록의 일부로서 부록에 포함시켜야 한다.

Box 4.8 인지 및 기능 평가 보고서 예시

이름&아이디 ______ 날짜 ______

정보 제공자(관계)

	평가	점수	비고
인지기능	☐ MMSE	__/30	
	☐ MoCA		
	☐ CDT	__/10	
	☐ 기타		
일상생활능력	☐ BI		
		__/100	
	☐ Lawton		
		__/56	
	☐ 기타		
우울증상	☐ GDS-15		
		__/100	
		__/27	
	☐ PHQ-9		
	☐ 기타		
임상평가 및 단계	☐ GDS	Stage__	
	☐ CDR	__/3	
	☐ 기타		

MMSE=간이 정신 상태 검사; MoCA=몬트리올 인지 평가; CDT=시계 그리기 검사; ADL=일상 생활 능력; IADL=도구적 일상 생활 능력; BI=바텔 지수; GDS-15=15개 항목 노인 우울증 척도; PHQ-9=환자 건강 설문지-9; GDS=전국 치매 악화 지수; CDR=임상치매 등급

인지 기능

조기 발견 서비스를 위해서는 경도인지장애, 초기 알츠하이머병, 기타 치매(뇌졸중 후 인지 장애 등) 등 다양한 범위의 인지 장애를 감지하는 데 민감도와 특이도가 높고, 심리측정적 속성이 우수하고 지역 인구 표본에서 검증된(즉, 해당 인구에서 '정상' 수행 능력을 확인), 빠른 인지 선별 검사가 필요하다. 또한 다양한 분야의 숙련된 인력이 쉽게 관리할 수 있어야 확장된 서비스와 커뮤니케이션을 제공할 수 있다.

전통적으로 간이 정신 상태 검사(MMSE)(28)는 이러한 이유로 자주 사용되는 도구 중 하나이다. 몬트리올 인지 평가(MoCA, www.mocatest.org/ 참조)도 널리 사용되는 또 다른 도구이다(29). 따라서 이 보고서 양식에 포함되어 있지만, 검사 선택 시 서비스 맥락(예: 전문성 수준 및 진료 경로) 및 기타 지역적 요인도 고려해야 한다. 보고 시 다음 사항에 유의해야 한다:

- 교육 수준

  MMSE와 MoCA의 점수는 교육 수준에 따라 조정되어야 한다(30). 특히 MoCA에서는 교육 수준이 다른 사람들에게 매우 다른 절단점이 보고되었으며(31), 일부 인구에서는 단일 절단점이 잘못된 분류의 위험이 있다는 것이 밝혀졌다(32). 보고서에는 가능하다면 지역에서 검증된 절단점을 포함하고, 항상 점수가 대상자의 교육 수준에 맞게 조정되었는지 확인해야 한다.
- 인지 영역별 수행

  2장과 3장에서 설명한 바와 같이, 인지 영역별 장애 패턴은 알츠하이머병과 기타 치매 및 관련 상태를 식별하고, 치료 및 개입 전략을 맞춤화하는 데 중요한 정보를 제공한다(33). 총점과 절단점만 보고하는 것은 인지 장애에 대한 이진법적 접근 방식을 취하는 것이며, 이는 분류와 서비스 계획에 유용한 정보를 잃게 한다. 따라서 보고서에는 영역별 점수를 보고하는 것이 권장된다. 나이에 따른 변화는 인지 영역별로 균일하지 않기 때문에(34), 이상적으로는 영역별 인구 특화 기준점이 있는 신경심리학적 평가가 더 정확한 정보를 제공할 수 있지만, 시간과 테스트 부담도 고려해야 한다. 인지 프로파일링을 강조하는 간단한 선별 평가, 예를 들어 옥스퍼드 인지 스크린 플러스(OCS-Plus)(36, 37)와 같은 도구를 고려할 수 있다.
- 특기할 만한 세부 사항

  평가자는 종종 결과 해석을 용이하게 할 수 있는 과정에서의 세부 사항을 관찰하게 된다. 예를 들어, 평가에 대한 대상자의 이해는 언어, 거동, 기분, 신체적 불편에 영향을 받을 수 있다. 대상자가 평가에 의욕을 갖고 협조적이었는가? 검사 중에 눈에 띄는 인지 장애가 있었는가? (예: 지침을 기억하는 데 어려움을 겪거나 쉽게 산만해지는 경우) 일부 선별 도구(MoCA와 같은)에는 점수화되지 않지만 대상자의 인지 수행에 대한 유용한 정보를 제공하는 항목이 포함되어 있다. 예를 들어, 단서 제시 후 지연 회상과 재인에 대한 항목은 정보 저장이 유지되고 있는지를 시사하며, 회상 부하를 줄임으로써 수행이 향상되는지 여부를 검사할 수 있다.

시계 그리기 검사는 임상 진료 및 연구에서 널리 사용되는 또 다른 검사이다. 예를 들어 MoCA에는 시계 그리기의 간소화된 버전이 검사의 일부로 포함되어 있다. 많은 연구에서 시계 복사하기와 지시 조건에서의 시계 그리기를 비교한 결과(38, 39), 지시 조건에서의 시계 그리기가 시계 따라 그리기보다 더 어렵고, 따라서 인지 기능의 초기 변화를 감지하는 데 더 민감하다는 것이 밝혀졌다.

일상생활능력(ADL/IADL)

일상생활능력을 평가하는 데 널리 사용되는 도구는 바델 지수(Barthel Index)이다(40). 이 지수는 식사, 화장실 사용, 목욕과 같은 기본 자기관리 기능에 대한 11개의 항목으로 구성되어 있으며, 점수 범위는 0에서 100까지이다. 도구적 일상생활능력의 경우, 독립적인 지역사회 생활에 필요한 식사 준비, 재정 관리, 가사 등의 8개 항목으로 구성된 Lawton IADL 척도를 사용할 수 있다(41). 이 도구들은 다른 노인 의학/노인 케어 서비스 분야에서도 자주 사용되며, 서비스 간의 원활한 소통을 가능하게 하므로, 치매 선별 및 조기발견 서비스에서 유용하다. 치매에 특화된 기본적/도구적 일상생활능력 정보를 제공하는 도구로는 Alzheimer's Disease Cooperative Study – Activities of Daily Living Scale (ADCS-ADL)(42) 및 치매 장애 평가 척도(Disability Assessment for Dementia, DAD)(43) 가 있다.

대상자의 기본적 및 도구적 일상생활능력(ADL 및 IADL) 기능에 대한 정보를 일차의료팀 내에서 전달하는 것은 진단, 치매 단계, 조호/개입 계획 목적으로 유용하다. 후자의 경우, 치매의 생물심리사회적 모델(44)을 기반으로 하여, 이러한 정보는 과도한 장애와 개입 가능한 요인을 식별하는 데 유용할 수 있다(1.5항 참조). 보고할 때, 기본적/도구적 일상생활능력(ADL/IADL) 장애가 인지 장애 가 아닌 신체적 허약/의학적 상태로 인해 발생했을 가능성이 있는지 여부를 언급하는 것이 도움이 될 수 있다.

우울 증상

임상적으로 유의미한 우울 증상은 노년층에서 흔하며(환경에 따라 약 10%에서 15%)(45), 이전 장에서 설명한 바와 같이 진단, 치료 및 중재를 복잡하게 만들 수 있다. 따라서 치매가 의심되는 사람들 사이에서 우울 증상에 대한 정기적인 선별 검사를 권장한다. 15항목으로 구성된 노인 우울 척도(Geriatric Depression Scale)(46)는 노인 집단에서 우울증을 식별하는 데 있어 민감도와 특이도가 높아 노인의학/노인 조호에서 흔히 사용된다(8/15을 초과하면 임상적으로 유의미한 우울 증상을 나타냄). 노인에게 특화되지 않은 다른 평가 도구 중에서도 유용한 도구로는 9항목으로 구성된 PHQ 우울척도(Patient Health Questionnaire-9, PHQ-9)(45)가 있다. 이 도구는 우울증 진단 기준을 항목에 포함하여 개별 우울 증상의 유무와 심각도에 대한 정보를 제공한다.

임상평가 및 단계

이 평가 부분은 정보 제공자와의 면담을 필요로 한다. 임상 치매 척도(CDR)(47)는 치매가 의심되는 사람과 정보 제공자 모두를 대상으로 하는 구조화된 인터뷰 양식으로, 기억력, 지남력, 판단 및 문제 해결, 지역사회 활동, 가정과 취미활동, 개인 관리 능력을 평가한다 (훈련, 점수 채점 및 판본에 대한 자세한 내용은 https://knightadrc.wustl.edu/cdr/cdr.htm 참조). 이 척도는 0 (정상)에서 5 (심각한 치매)까지의 전체 등급을 가진다. 전반적 퇴화 척도(Global Deterioration Scale, GDS)(48)는 치매의 임상적 특성을 반영하기 위해 널리 사용되는 척도로, 1-3단계는 치매 전 단계를 나타내고 4-7단계는 치매 단계를 나타낸다. 보다 구체적인 단계 평가를 위해서는 알츠하이머병에서의 Functional Assessment Staging (FAST)를 고려할 수 있다(21, 49)(1.3절 참조).

4.4 조호자 및 치매가 의심되는 사람들이 보고하는 일반적인 증상

4.1절에서는 호소 증상을 파악하기 위해 구조화되지 않은 개방형 형식으로 병력 조사를 용이하게 하는 양식 예를 제안하였다. 이는 조기 개입 서비스 환경에서 도움을 요하는 증상이 구조화된 인터뷰에서 도출된 증상과 비교할 때 임상적으로 중요한 의미를 갖기 때문이다. 이러한 간단한 개방형 질문에서 정보 제공자가 언

급한 증상의 유형과 언급된 증상의 수는 임상 치매 척도(CDR)(9)을 사용하여 평가된 임상 단계와 연관이 있으며, 따라서 우선순위 결정과 추가적인 검사를 위한 신속한 지표를 제공한다. 이러한 자발적 보고 증상은 Box 4.9에 제시된 범주로 그룹화될 수 있다. 기억력 문제는 자주 보고되지만, 정보 제공자가 언급하는 언어 및 방향 감각 증상과 비교하면 변별력이 떨어진다(9). 정보 제공자가 자발적으로 보고한 증상 범주의 수는 보다 구조화된 방식(예: CDR 사용)으로 평가될 때 더 심각한 치매를 시사할 수도 있다.

Box 4.9 조기 개입 서비스에서 자발적으로 보고되는 일반적인 증상의 분류(9)

증상	예시
□ 기억력	"그는 오래전에 일어난 일들만 기억해요."
□ 집행 기능	"그녀는 더 이상 요리를 할 수 없어요."
□ 언어	"때때로 그녀가 무슨 말을 하려는지 이해할 수 없어요."
□ 지남력	"그는 집에서 가까운 식당으로 가는 길을 찾지 못했어요."
□ 정신행동	"그는 항상 피해망상에 시달려요."
□ 기분	"그녀는 항상 슬픈 이야기만 해요."
□ 무의욕	"그녀는 여가 활동에 참여하려는 동기가 줄었어요."

4.5 치매 진단 및 관리 설명을 위한 인포그래픽(infographic) 및 교육 자료

국제 알츠하이머병 협회 Alzheimer's Disease International (ADI, www.alzint.org/), 치매국제연맹(Dementia Alliance International, DAI, www.dementiaallianceinternational.org/), 알츠하이머 협회(Alzheimer's Association,와 같은 널리 알려진 자료 센터 외에도, 다양한 교육 자료와 인포그래픽이 개발되어 온라인에서 제공되고 있다. Box 4.10에는 치매 조기 개입을 위한 일차의료 환경에서 활용할 수 있는 자료 예시가 나열되어 있다.

Box 4.10 일차 진료 환경에서 활용 가능한 인포그래픽 및 교육 자료

- **업데이트된 NICE 지침의 시각적 요약: 치매 평가, 관리 및 지원(Visual summary of updated NICE guidance Dementia: assessment, management and support)**
  www.bmj.com/content/bmj/suppl/2018/06/27/bmj.k2438.DC1/Dementia_v19_web.pdf 이 간단한 요약본(50)은 The BMJ에서 제공되며, 알츠하이머병 및 기타 치매의 관리에 있어 치매 단계, 내약성, 기존 약물에 따라 제안될 수 있는 약물 치료(도네페질, 갈란타민, 리바스티그민, 메만틴)에 대한 1페이지의 시각적요약을 포함하고 있다.
- **미국 국립노화연구소의 치매 인포그래픽(Dementia infographic by the US National Institute of Aging)**
  www.nia.nih.gov/research/alzheimers-dementia-outreach-recruitment-engagement- resources/dementia-infographics-madrc
  알츠하이머병 및 관련 치매에 대한 다양한 주제를 다루는 단일 페이지 인포그래픽은 미시간 알츠하이머병 연구 센터(MADRC)에서 개발되었으며, 무료로 다운로드할 수 있다. 이용 가능한 자료에는 알츠하이머병과 다른 치매 유형 간의 차이점, 그리고 알츠하이머병이 유전적인지 여부를 설명하는 인포그래픽이 포함된다.
- **치매에 관한 세계보건기구(WHO) 인포그래픽[World Health Organization (WHO) Infographic on Dementia]**
  www.who.int/health-topics/dementia#tab=tab_1
  간단한 2페이지 인포그래픽은 치매의 증상, 원인, 그리고 영향을 받는 사람들의 수를 설명한다. 또한, 글로벌 행동 계획에 대한 정보를 제공하며 치매를 공중 보건 우선 과제로 강조하고 있다.

참고문헌

1. Tang JY, Wong GH, Ng CK, Kwok DT, Lee MN, Dai DL, et al. Neuropsychological profile and dementia symptom recognition in help- seekers in a community early-detection orogram in Hong Kong. Journal of American Geriatric Society. 2016;64(3):584-9.
2. Brodaty H, Pond D, Kemp NM, Luscombe G, Harding L, Berman K, et al. The GP-COG: A new screening test for dementia designed for general practice. Journal of American Geriatric Society. 2002;50(3):530-4.
3. OECD. Dementia Prevalence. Health at a Glance 2017: OECD Indicators. Paris: OECD Publishing. 2017.
4. Rossor MN, Fox NC, Mummery CJ, Schott JM, Warren JD. The diagnosis of young-

onset dementia. Lancet Neurology. 2010;9(8):793–806.

5. Stern Y. Cognitive reserve. Neuropsychologia. 2009;47(10):2015–28.
6. Meng X, D'Arcy C. Education and dementia in the context of the cognitive reserve hypothesis: A systematic review with meta-analyses and qualitative analyses. PLOS ONE. 2012;7(6):e38268.
7. Livingston G, Huntley J, Sommerlad A, Ames D, Ballard C, Banerjee S, et al. Dementia prevention, intervention, and care: 2020 report of the Lancet Commission. The Lancet. 2020;396(10248):413–46.
8. Stern Y. What is cognitive reserve? Theory and research application of the reserve concept. Journal of the International Neuropsychological Society. 2002;8(3):448–60.
9. Xu JQ, Choy JCP, Tang JYM, Liu TY, Luo H, Lou VWQ, et al. Spontaneously reported symptoms by informants are associated with clinical severity in dementia help-seekers. Journal of American Geriatric Society. 2017;65(9):1946–52.
10. Brodaty H, Kemp NM, Low LF. Characteristics of the GPCOG, a screening tool for cognitive impairment. International Journal of Geriatric Psychiatry. 2004;19(9):870–4.
11. American Psychiatric Association. Diagnostic and Statistical Manual of Mental Disorders 5th ed.) Arlington, VA: American Psychiatric Association. 2013.
12. Kaufer DI, Cummings JL, Ketchel P, Smith V, MacMillan A, Shelley T, et al. Validation of the NPI-Q, a brief clinical form of the neuropsychiatric inventory. Journal of Neuropsychiatry Clinical Neuroscience. 2000;12(2):233–9.
13. The Lancet. Dementia – not all about Alzheimer's. The Lancet. 2015;386(10004):1600.
14. NHS Education for Scotland. Promoting Psychological Wellbeing for People with Dementia and Their Carers: An Enhanced Practice Resource. Edinburgh: NHS Education for Scotland. 2012. Available from: www.nes.scot.nhs.uk/media/mvwlrvdt/enhanced_resource_ fullv2.pdf.
15. Tiraboschi P, Salmon DP, Hansen LA, Hofstetter RC, Thal LJ, Corey-Bloom J. What best differentiates Lewy body from Alzheimer's disease in early-stage dementia? Brain. 2006;129(Pt 3):729–35.
16. Ballard C, McKeith I, Harrison R, O'Brien J, Thompson P, Lowery K, et al. A detailed phenomenological comparison of complex visual hallucinations in dementia with Lewy bodies and Alzheimer's disease. International Psychogeriatric. 1997;9(4):381–8.
17. McKeith IG, Boeve BF, Dickson DW, Halliday G, Taylor J-P, Weintraub D, et al. Diagnosis and management of dementia with Lewy bodies: Fourth consensus report of the DLB Consortium. Neurology. 2017;89(1):88–100.
18. Postuma RB, Berg D, Stern M, Poewe W, Olanow CW, Oertel W, et al. MDS clinical diagnostic criteria for Parkinson's disease. Movement Disorders: Official Journal of the Movement Disorder Society. 2015;30(12):1591–601.
19. Mosimann UP, Rowan EN, Partington CE, Collerton D, Littlewood E, O'Brien JT, et

al. Characteristics of visual hallucinations in Parkinson disease dementia and dementia with lewy bodies. American Journal of Geriatric Psychiatry. 2006;14(2):153 - 60.

20. Genier Marchand D, Postuma RB, Escudier F, De Roy J, Pelletier A, Montplaisir J, et al. How does dementia with Lewy bodies start? Prodromal cognitive changes in REM sleep behavior disorder. Annals of Neurology. 2018;83(5):1016 - 26.
21. Reisberg B. Functional assessment staging (FAST). Psychopharmacological Bulletin. 1988;24(4):653 - 9.
22. Pharr V, Uttl B, Stark M, Litvan I, Fantie B, Grafman J. Comparison of apraxia in corticobasal degeneration and progressive supranuclear palsy. Neurology. 2001;56(7):957 - 63.
23. Mahapatra RK, Edwards MJ, Schott JM, Bhatia KP. Corticobasal degeneration. Lancet Neurology. 2004;3(12):736 - 43.
24. Kazui H, Yoshiyama K, Kanemoto H, Suzuki Y, Sato S, Hashimoto M, et al. Differences of behavioral and psychological symptoms of dementia in disease severity in four major dementias. PLOS ONE. 2016;11(8): e0161092.
25. Bang J, Spina S, Miller BL. Frontotemporal dementia. The Lancet. 2015;386(10004): 1672 - 82.
26. Williams DR, Lees AJ. Progressive supranuclear palsy: Clinicopathological concepts and diagnostic challenges. Lancet Neurology. 2009;8(3):270 - 9.
27. National Institute for Health and Care Excellence. Dementia: Assessment, management and support for people living with dementia and their carers 2018. Available from: www.nice.org.uk/ guidance/ng97/chapter/ Recommendations#diagnosis.
28. Folstein MF, Folstein SE, McHugh PR. "Mini-mental state". A practical method for grading the cognitive state of patients for the clinician. Journal of Psychiatric Research. 1975;12(3):189 - 98.
29. Nasreddine ZS, Phillips NA, Bédirian V, Charbonneau S, Whitehead V, Collin I, et al. The Montreal Cognitive Assessment, MoCA: A brief screening tool for mild cognitive impairment. Journal of the American Geriatrics Society. 2005;53(4):695 - 9.
30. Luo H, Andersson B, Tang JYM, Wong GHY. Applying item response theory analysis to the Montreal Cognitive Assessment in a low-education older population. Assessment. 2020;27(7):1416 - 28.
31. Lu J, Li D, Li F, Zhou A, Wang F, Zuo X, et al. Montreal Cognitive Assessment in detecting cognitive impairment in Chinese elderly individuals: A population-based study. Journal of Geriatric Psychiatry and Neurology. 2011;24(4):184 - 90.
32. Wong A, Law LS, Liu W, Wang Z, Lo ES, Lau A, et al. Montreal Cognitive Assessment: One cutoff never fits all. Stroke. 2015;46(12):3547 - 50.
33. Salmon DP, Bondi MW. Neuropsychological assessment of dementia. Annual Review Psychology. 2009;60:257 - 82.

34. Glisky EL. Changes in cognitive function in human aging. In: Riddle DR, editor. Brain Aging: Models, Methods, and Mechanisms. Frontiers in Neuroscience. Boca Raton, FL: CRC Press/Taylor & Francis. 2007.
35. Robotham RJ, Riis JO, Demeyere N. A Danish version of the Oxford cognitive screen: A stroke-specific screening test as an alternative to the MoCA. Neuropsychology Development Cognitive B Aging Neuropsychology Cognition. 2020;27 (1):52－65.
36. Humphreys GW, Duta MD, Montana L, Demeyere N, McCrory C, Rohr J, et al. Cognitive function in low-income and low-literacy settings: Validation of the tablet-based Oxford cognitive screen in the health and aging in Africa: A Longitudinal Study of an INDEPTH Community in South Africa (HAALSI). Journal of Gerontology B: Psychological Science and Social Science. 2017;72 (1):38－50.
37. Demeyere N, Haupt M, Webb SS, Strobel L, Milosevich E, Moore M, et al. The Oxford Cognitive Screen － Plus (OCS- Plus): A digital, tablet-based, brief cognitive assessment 2020. Available from: https://doi.org/10.31234/osf.io/ b2vgc.
38. Rouleau I, Salmon DP, Butters N, Kennedy C, McGuire K. Quantitative and qualitative analyses of clock drawings in Alzheimer's and Huntington's disease. Brain Cognition. 1992;18(1):70－87.
39. Cacho J, Garcia-Garcia R, Arcaya J, Vicente JL, Lantada N. A proposal for application and scoring of the Clock Drawing Test in Alzheimer's disease. Review Neurology. 1999;28 (7):648－55.
40. Collin C, Wade D, Davies S, Horne V. The Barthel ADL Index: A reliability study. International Disability Studies. 1988;10(2):61－3.
41. Barberger-Gateau P, Commenges D, Gagnon M, Letenneur L, Sauvel C, Dartigues JF. Instrumental activities of daily living as a screening tool for cognitive impairment and dementia in elderly community dwellers. Journal of American Geriatric Society. 1992;40 (11):1129－34.
42. Galasko D, Bennett D, Sano M, Ernesto C, Thomas R, Grundman M, et al. An inventory to assess activities of daily living for clinical trials in Alzheimer's disease: The Alzheimer's Disease Cooperative Study. Alzheimer Diseases Association Disorders. 1997;11 Suppl 2: S33－9.
43. Gelinas I, Gauthier L, McIntyre M, Gauthier S. Development of a functional measure for persons with Alzheimer's disease: The disability assessment for dementia. American Journal of Occupational Therapy. 1999;53 (5):471－81.
44. Spector A, Orrell M. Using a biopsychosocial model of dementia as a tool to guide clinical practice. International Psychogeriatrics. 2010;22 (6):957－65.
45. Kroenke K, Spitzer RL, Williams JB. The PHQ-9: Validity of a brief depression severity measure. Journal of General Internal Medicine. 2001;16 (9):606－13.
46. Yesavage JA, Brink TL, Rose TL, Lum O, Huang V, Adey M, et al. Development and

validation of a geriatric depression screening scale: A preliminary report. Journal of Psychiatric Research. 1982;17 (1):37-49.

47. Morris JC. The Clinical Dementia Rating (CDR): Current version and scoring rules. Neurology. 1993;43 (11):2412-14.

48. Reisberg B, Ferris SH, de Leon MJ, Crook T. The Global Deterioration Scale for assessment of primary degenerative dementia. American Journal of Psychiatry. 1982;139 (9):1136-9.

49. Sclan SG, Reisberg B. Functional assessment staging (FAST) in Alzheimer's disease: reliability, validity, and ordinality. International Psychogeriatrics. 1992;4 Suppl 1:55-69.

50. Pink J, O'Brien J, Robinson L, Longson D, Guideline C. Dementia: Assessment, management and support: Summary of updated NICE guidance. BMJ. 2018;361: k2438.

CHAPTER 5

핵심 요점 및 추가 참고자료

이전 장에서 제시된 99가지 사례를 통해 다양한 진단 상황에서 사전 의료 계획, 조호자 스트레스와 필요한 지원, 치매 진단을 알리는 실질적인 팁, 치매관리를 둘러싼 문제, 가정 내 안전 및 치매 친화적인 지역사회에 대해 논의했으며, 이에 대한 일차의료팀을 위한 권장 사항도 제시하였다. 1.3절에서는 치매 평가, 진단 및 관리를 개괄적으로 설명하였다. 이 장은 사례에서 얻은 주요 내용을 요약하고 권장되는 조치 및 추가 참고자료에 대해 논의할 것이다. 이러한 핵심 사항은 다음 5가지 주제로 나누어져 있다: 사전 의료 계획(5.1절), 조호자 스트레스와 지원(5.2절), 치매 진단 공식화 및 고지(5.3절), 치매 관리와 연관된 문제(5.4절), 치매 친화적 지역사회 조성과 치매 예방(5.5절).

5.1 사전 의료 계획

사전 의료 계획은 의사소통 과정이다(1). 의사 결정 능력을 상실할 것으로 예상되는 경우, 사전 의료 계획은 본인, 가족, 조호 제공자 및 기타 관련자들이 적절한 의료에 관해 의사소통하기 위해 중요하다. 1.5 절에서 치매 환자를 위한 사전 의료 계획의 필요성에 대해 언급하였다. 특히 알츠하이머병의 경우, 상대적으로 예측 가능한 기능저하와 필요 사항들로 인해 계획이 가능하며, 다양한 실병 난세에서의 다차원적 요구로 인해 조율된 서비스가 필요하다.

일차의료에서의 주요 고려사항

- 치매의 사전 의료 계획 과정은 결코 단순하지 않다. 치매가 진행됨에 따라 미래를 고려한 생각과 행동 능력이 저하되어 의사 결정 능력이 손상된다. 가족 조호자는 점점 더 치매 환자를 대신해 정보를 제공하거나 직접 결정을 내려야 하는

상황에 놓일 수 있다(2).

- 현재 치매에 대한 사전 의료 계획에 대한 양질의 가이드라인은 제공되지 않고 있다(3). 인지 장애/치매 환자를 위한 사전 의료 계획의 효과에 대한 증거는 제한적이지만 점점 증가하고 있다. 치매 환자와 그들의 조호자에게 사전 의료 계획이 어떻게 결과(예: 임종 시 결과)를 개선할 수 있는지에 대한 대부분의 근거는 서양 문화권에서 나왔지만(4), 대만(5)과 싱가포르(6)와 같은 아시아 지역에서도 점점 더 많은 근거가 쌓이고 있다.
- 치매에서 그럼에도 불구하고 사전 의료 계획의 도입을 가로막는 주요 장벽들이 존재한다. 계획에 대한 불확실성과 의사소통 문제는 조호자의 적극적인 의사결정 참여 의지를 저하시킬 수 있다(7, 8). 의료 제공자는 치매에 대한 지식이 부족하거나, 자신감이 부족하여, 사전 의료 계획을 언제 시작해야 하는지, 의사결정 능력을 어떻게 평가해야 하는지, 그리고 변화하는 의사 선호를 어떻게 반영해야 하는지에 대해 불확실할 수 있다.
- 일반적으로 인지 장애가 아직 경미한 시기에 사전 의료 계획을 조기에 도입하는 것이 도움이 된다. 사전 의료 계획은 지역사회 환경에서 이루어지는 것이 적절하며, 환자가 이미 시설에 입소한 상태에서는 사전 의료 계획을 논의하기에는 너무 늦을 수 있다(9). 진단 시점이 논의를 시작하기에 적절한 시기인지에 대해서는 다양한 견해가 있으며, 이는 환자와 가족의 준비 상태에 따라 달라질 수 있다, 따라서 일차의료팀은 환자 및 가족 중심 접근 방식을 통해 수용성 또는 거부감을 신중하게 고려해야 한다.
- 모든 이해관계자를 포함하고, 정상적인 삶을 유지하기 위한 의료적 및 사회적 문제를 모두 다루는 논의, 그리고 감정적 및 기술적 문제를 통합적으로 지원하는 것이 좋은 임상적 결과를 위해 필요하다(10). 향후 치료에 대한 의사 결정을 공유할 수 있도록 하는 교육 전략은 사전 의료 계획 논의를 강화할 수 있다(11).

임상 포인트 1: 다음 단계의 조호 요구

가족 조호자는 질병의 다음 단계에 대비하는 방법에 대해 미리 생각해야 한다. 사전 의료 계획은 의사소통 과정이며, 단순히 이전에 내린 결정을 기록해 두는 것이 아니다. 일차의료 의사는 지속적으로 의사소통을 하고, 가족이 다음 단계에서 예상되는 새로운 요구 사항을 대비할 수 있도록 지원해야 한다(사례 설명은 **Box 5.1 참조**). 알츠하이머병 환자의 경우, 기본적 및 도구적 일상생활능력의 예상되는 변화를 고려하여 이 과정을 수행할 수 있다(**1.3절의 FAST 단계 참조**). 예를 들어, 환자가 옷을 입는 데 어려움을 겪기 시작하는 옷 입기 실행증이 나타나면 이는 중등도 단계를 시사하며, 목욕과 배변 문제로 도움이 필요할 것으로 예상할 수 있다. 환자가 언어 문제를 겪기 시작하면 이는 치매의 중증 단계임을 의미하며, 가족은 요양원 입소를 고려해야 할 수 있다. 의료 계획을 세우는 사람은 이러한 전형적인 질병 진행 단계를 안내하고, 환자와 그들의 가족 및 조호자의 더 나은 삶을 지원하는 정보를 제공할 수 있다.

Box 5.1 사례 설명

사례 050 (나는 그 돈을 어떻게 썼을까?)의 Mr Hui는 전형적인 초기 알츠하이머병 환자이다. 질병이 진행됨에 따라 현재 돈과 재정을 관리하는 데 어려움을 겪고 있고 향후 인지기능 저하가 예상됨에 따라 재정 관리가 주요 문제가 될 수 있다. 이로인해 갈등과 학대는 잠재저 위험요소 일 수 있다. 반면에 가족 조호자는 Mr Hui가 교통수단을 이용하는 데는 아직 문제가 없다고 보고했지만, 전형적인 질병 경과를 고려할 때 이러한 더 복잡한 도구적 일상생활능력(IADL)에서도 곧 손상이 나타날 것으로 예상할 수 있다. 이는 Mr Hui가 가족과 함께 사전 의료 계획에 대해 논의하기 좋은 시점이며, 가족이 이미 우려하고 있는 기능 영역(예: 이 사례의 경우 재정 관리)에 대한 교육을 제공하는 동시에, 위험이 예상되는 다른 영역(예: 이 사례의 경우 교통수단 사용과 길을 잃는 문제)에 대해 설명하여 사전 의료 계획관련 의사소통 과정을 시작할 수 있다.

임상 포인트 2: 환자가 정신적으로 결정능력에 장애가 있는가?

특정 결정을 내릴 수 있는 정신적 결정 능력이 있는지 여부는 개별 사안별로 판단해야 한다. 정신적 결정 능력 유무는 결정해야 할 주제에 따라 상대적이다. 예를 들어, 어떤 치매 환자는 어떤 음식을 먹을 지에 대한 결정 능력은 있을 수 있지만, 재산을 관리할 능력은 부족할 수 있다. Livingston과 동료들은 정신적 결정 능력을 평가할 때 주요 원칙을 간결히게 요약하였으며, 여기에는 다음이 포함된다(12):

- 달리 증명되지 않는 한, 결정 능력이 있다고 가정한다.
- 결정을 내리는 데 있어 지원 가능한 모든 조치가 취해져야 한다.
- 현명하지 않은 결정을 내리는 것이 곧 결정 능력 장애를 의미하지는 않는다.
- 정신적 결정 능력 평가는 대상자가 관련 정보를 이해하고, 기억 속에 유지하며, 이를 사용하거나 평가하고, 결정을 전달할 능력에 기초해야 한다.

일반적으로 치매 초기 단계에 있는 사람들은 여전히 변호사를 통해 유언장 작성 및 대리인 권한 위임을 할 수 있는 정신적 능력을 가지고 있는 경우가 많다. 따라서 이러한 요소는 사전 의료 계획에서 중요한 고려사항이며, 일차의료팀은 환자 및 가족 구성원과 이러한 문제를 논의할 기회를 가져야 한다.

임상 포인트 3: 대리권(Power of attorney)

법적 계획은 치매 환자와 그 가족에게 복잡한 문제일 수 있으며, 이에 대한 적절한 도움을 제공하기 위해 일차의료팀의 상담과 조언이 필요할 수 있다. 이러한 조언에는 이용 가능한 법적 수단과 남아 있는 치매환자의 법적 능력과 자율성을 바탕으로 결정과 선택을 용이하게 할 방법이 포함된다(13). 치매 치료와 관련된 법적 도구 중 하나는 대리권이다. 지역 법률에 따라 다르지만, 일반적으로 당사자가 정신적 결정능력이 남아있을 때 지속적 대리권(enduring power of attorney, EPA) 또는 지속 권한위임(lasting power of attorney, LPOA)을 통해 향후 정신적 결정능력이 손상될 경우를 대비해 재정 문제를 관리할 사람을 지정할 수 있다(사례 예시는 Box 5.2 참조). 대리권한을 신뢰할 만한 다른 사람에게 넘기는 결정의 복잡성과 재정적 학대와 같은 위험[대리인이 대리권 행사 과정에서 발생할 수 있는 재정적 학대의 위험(14) 때문에 충분한 상담과 초기 계획이 중요하다.

Box 5.2 사례 예시

사례 089 (자살 충동과 분노 발작)에서, Mrs Yuen의 인지 장애는 이미 그녀가 독립적으로 약을 복용하거나 요리를 하거나 재정을 관리하는 능력에 영향을 미치고 있다. 그녀가 소유한 부동산의 임대료를 받는 것을 잊어버린 사건들은 필요할 때 재정 문제를 관리할 대리인을 지정하는 것이 유익할 수 있음을 시사한다. 이 경우 Mrs Yuen이 여전히 그러한 결정을 내릴 정신적 능력이 있다면, 지속적 대리권(EPA)이나 지속 권한위임(LPA)를 통해 Mrs Yuen의 권리와 혜택을 보호하는 것이 하나의 선택이 될 수 있다. 이 사례는 또한 Mrs Yuen이 재정 관리 능력이 감소한 현재 상태에서 발생할 수 있는 불필요한 손실(그리고 가능성 있는 분쟁)을 피하기 위해 사전 의료 계획을 조기에 도입하는 것의 잠재적인 이점을 보여준다.

임상 포인트 4: 사전 지시서

치매 환자는 다른 말기 질환 환자에 비해 말기 단계에서 적극적인 개입을 받을 가능성이 더 높으며, 이는 특히 서양보다 동양 문화권에서 두드러진다(15). 동시에, 보호자는 말기 단계에 있는 환자를 대신하여 내린 치료 결정이 의학적 조언에 근거했더라도 후회할 수 있다(16). 치매 초기 단계에서 환자, 가족 조호자, 그리고 보건 및 사회 복지 전문가들이 함께 참여하는 사전 의료 계획 논의가 이루어질 경우, 결정에 따른 갈등과 후회를 최소화하고, 조호자의 만족도를 높이며, 말기 치료 및 조호의 질을 향상시킬 수 있다(5, 6).

따라서 사전 지시서는 목적을 향한 수단으로 간주되어야 하며, 임종 문제를 포함하여 처음부터 최종단계까지 의료 계획에 대한 선호 사항을 전달할 수 있는 기회를 제공해야 한다(17). 당사자와 가족은 이러한 의사소통을 통해 인지적, 행동적, 그리고 가장 중요한 정서적 준비를 할 수 있다. 초기부터 지속적인 실질적 및 감정적 지원은 가족이 잠재적인 변화를 준비하고, 삶의 말기 치료 및 조호와 관련된 의사 결정을 내리는 데 필수적이다(18). 치매로 인한 죽음의 불확실성을 고려할 때, 관계가 좋은 가족들 사이에서도 말기 치료 및 중재에 대한 합의가 낮은 경향이 있다. 따라서 이 과정에서 중요한 것은 단순한 법적 문서 작성이 아니라, 환자가 결정 능력을 갖고 있을 때 사전 지시서를 작성을 통해 의사소통의 기회를 갖고 사회정서적 측면을 중심으로, 가족간 합의를 이루어 후회를 최소화하는 것이 중요하다.

임상 포인트 5: 사전 대리 의료 계획 수립

사전 지시서는 작성 시점에 개인의 의사 결정 능력이 있는 경우에 효력이 있지

Box 5.3 치매의 사전 치료 계획에 관한 추가 참고자료

- **치매에서의 사전 의료 계획: 의료 전문가를 위한 권장 사항 (Harrison Dening et al. (2019). Advance care planning in dementia: Recommendations for healthcare professionals)(2)**
  치매환자를 위한 완화의료 접근법의 맥락과 중요성에 대해 논의하고, 의료 전문가가 치매에 걸린 가족이 향후 치료를 더 잘 계획할 수 있도록 지원할 근거와 전략을 제시한다.
- **치매에서의 사전 의료 계획: 의료 전문가를 위한 권장 사항(Piers et al. (2018), Advance care planning in dementia: Recommendations for healthcare professionals)(3)**
  32개의 권장 사항을 여덟 가지 영역에 걸쳐 다루고 있다: (1) 사전 의료 계획의 시작, (2) 정신적 결정능력 평가, (3) 사전 의료 계획 논의 시작, (4) 치매 환자와 가까운 사람들의 역할과 중요성, (5) 언어적 의사소통이 어렵거나 불가능할 때의 사전 의료 계획, (6) 정보 전달을 포함한 의향과 선호 사항의 문서화, (7) 말기 치료 의사 결정, (8) 최선의 실행을 위한 전제 조건

만, 이미 의사 결정 능력이 상실된 경우에는 사전 대리 의료 계획이 필요하다(19). 대리 의사 결정권자는 가족, 가까운 친척, 친구, 지정된 대리권을 받은 사람, 또는 대신하여 결정을 내릴 수 있는 후견인이 될 수 있다. 대리 의료 계획 수립을 촉진하기 위한 몇 가지 중요한 사항으로는 환자가 표현한 목표, 가치, 선호도를 신중히 고려하는 것, 계획의 정기적인 검토 및 갱신, 그리고 갈등 해결 원칙 등이 있다(19). 치매의 사전 의료 계획에 대한 추가 참고자료는 Box 5.3을 참조.

5.2 조호자 스트레스 및 지원

조호자 지원은 치매 관리의 핵심요소로, 조호자의 상태는 질병 진행 및 사망률을 포함한 여러 치매 예후와 관련이 있다(20, 21). 가족 조호자는 치매 관리의 핵심 동반자이며, 조호자의 건강(정신 건강 포함)과 안녕은 치매 환자의 경과에 큰 영향을 미칠 수 있고, 일부 조호자는 '보이지 않는 두 번째 환자'로 간주될 수 있다(22). 치매 환자를 돌보는 일은 긍정적인 성취와 관련이 있을 수 있지만(23), 치매 조호 제공자는 높은 돌봄 부담과(24) 기타 부정적인 심리적, 신체적 건강 악화(예: 우울증, 감염, 사망)의 위험이 높다(25-27). 따라서 일차의료팀은 여러 문헌으로 확인된 치매 조호와 관련한 부담과 스트레스에 주의를 기울여야 한다(28, 29). 일차의료팀은 조호의 부정적인 결과를 최소화하고 시설 입소를 지연시키기 위한 근거 기반 중재와 함께, 교육, 심리적 지원, 및 지원 체계를 활성화하는 역할을 맡을 수 있다(30).

일차의료에서 주요 고려 사항

- 조호 경험은 다양할 수 있다. 조호자의 스트레스는 서비스 접근성, 문제 행동 및 정신행동증상, 치매 환자의 기능, 기존 관계, 조호자의 대처 능력 및 사회적 지원과 같은 여러 요인에 의해 영향을 받는다(28). 이러한 요인 중 다수는 수정이 가능하며 중재의 대상이 될 수 있다.
- 이러한 요인 중 문제 행동과 정신행동 증상은 조호자의 스트레스 및 부담과 밀접하고 복잡한 관계를 갖는다. 이러한 증상들은 상호작용하는 경향이 있으며, 정신행동증상과 성격 변화는 조호자가 이해하거나 받아들이기 어려운 경우가 많아, 조호자의 스트레스와 부정적인 감정을 증가시킬 수 있다(31). 이는 다시 환자의 문제 행동을 유발하거나 악화시킬 수 있으며, 특히 조호자가 부적응적인 대처 전략을 사용하거나 문제 행동 관리 능력이 부족할 때 이러한 문제가 더

심화될 수 있다(32).

- 현재 가이드라인에서는 조호자 중재에 대해 단일 원칙이 아닌, 조호자에게 맞춤형으로 제공되고 접근하기 쉬운 심리 교육 및 기술 훈련을 권장하고 있다(33).
- 조호자는 한 명 이상일 수 있으며. 가족 조호는 여러 가족 구성원 간에 분담될 수 있다(34). 가능하다면, 일차의료팀은 주 조호자뿐만 아니라 다른 가족 구성원도 참여시켜 의사소통과 가족 지원을 촉진해야 한다.
- 조호는 진단 전이나 도움이 필요한 시기에 시작될 수 있다(35). 일차의료 환경에서는, 도움을 요청하는 조호자가 오랜 기간 동안 어려움을 겪었을 수 있으며, 그에 따른 조호부담이 분명하게 나타날 수 있다(36). 경우에 따라, 치매 의심 환자의 거부증과 저항, 다른 가족 구성원의 지원 부족으로 인해 치매 증상을 처음 발견한 조호자는 도덕적 딜레마와 갈등에 직면할 수 있다. 일차 의료팀의 지원은 이러한 조호자의 부담과 스트레스를 해소하는 데 도움이 될 수 있다.

임상 포인트 1: 긍정적인 소통과 이해

도둑 망상(delusion of theft) 및 초조증상과 같은 일부 흔한 정신행동증상의 특성은 심리 사회적 요구(예: 사회적 상호작용, 긍정적 관심, 직업, 정체성 등) 와 밀접한 관련이 있다. 조호자를 대상으로 제공하는 교육은 의사소통 기술을 향상시키고 가정 내에서 긍정적인 사회적 환경을 조성하는 방법에 중점을 두어야 하며, 조호자들이 자기 관리를 촉진하는 요소도 포함해야 한다(사례 예시는 Box 5.4 참조).

근거 기반의 다중요소 조호자 중재 프로그램들을 살펴보면, 이러한 중재 프로그램들은 정서 표현 촉진, 공감 능력 향상, 환자의 정신행동증상에 대한 인내심 증대와 같은 공통적인 요소를 확인할 수 있다(37). 조호자가 대상자의 실수와 혼란을 바로잡는 것에 집중하는 대신, 특정 행동 뒤에 숨겨진 감정을 인정하도록 촉진하는 것이 도움이 될 수 있다(38).

임상 포인트 2: 행동을 위한 의미 있는 활동

가족들은 치매 환자의 능력과 관심사에 맞는 의미 있는 활동을 장려함으로써 환자가 긍정감과 성취감을 느낄 수 있도록 도울 수 있다. 의미 있는 활동에 참여하는 것은 사회적 역할과 자아 정체성을 유지하고, 긍정적인 표현을 유도하며, 유대감을 증진하는 데 효과적일 수 있다. 개별화된 가족 중심 프로그램의 근거에 따르

Box 5.4 사례 예시

사례 009 (내 아내는 어디있나요?)에서 Mr Tam의 아들은 Mr Tam이 아내가 병원에 있다는 사실을 잊고 계속해서 아내의 행방을 물어본다고 언급했다. 가족들이 사실을 알려주고 때로는 직면시키는 것은 일반적인 반응이지만, 이 경우 더 도움이 되는 의사소통 방법은 보호자가 행동의 이면에 있는 정서적 또는 심리사회적 요구나 동기에 대해 이해하는 것이다. '사실을 바로잡는 것을 넘어서서' Mr Tam이 감정, 생각, 욕구를 표현하도록 허용하고 경청함으로써 더 나은 의사소통, 관계, 그리고 안녕을 가져올 수 있다(38).
가족 구성원이 증상의 표적이 되는 경우, 고통스러울 수 있으며 의사소통이 어려울 수 있다. 예를 들어, 사례 006 (잊어버린 집 주소)의 경우, Mrs Cheung은 딸이 자신의 돈을 훔친다고 의심하고 있으며, 비록 이러한 행동이 치료가 필요한 증상으로 인식되더라도, 그 상황은 고통스러울 수 있다. 일차의료팀은 교육을 통해 조호자가 Mrs Cheung의 관점에서 이러한 행동을 이해하도록 도와 돌봄 스트레스를 줄일 수 있다. 이 경우 Mrs Cheung이 자신의 돈이 어디 있는지 기억하지 못하는 상황에서 딸을 의심하는 것은 합리적인 반응일 수 있으며, 가까운 사람(배우자, 자녀 또는 가사 도우미)이 관련되었다고 생각하는 것이 논리적일 수 있다. 이러한 이해를 바탕으로 가족 조호자는 적응적 대처 및 의사소통 전략(예: 리마인더 및 안전 금고 사용)을 더 잘 받아들이고, 이를 통해 신뢰와 관계를 재구축함으로써 문제행동을 줄이는 데 도움이 될 수 있다.

면 가족 조호자는 치매 환자에게 의미 있는 활동을 소개하고, 효과적인 의사소통, 작업 세분화, 그리고 적절하고 단순화된 환경 조성을 통해 환자의 참여를 촉진할 수 있다. 이를 통해 치매환자의 문제행동을 줄이며 환자와 조호 제공자 모두의 안녕을 증진시킬 수 있다(39).

임상 포인트 3: 조기 발병 치매와 젊은 조호자

조기 발병 치매에 대해 우리가 알고 있는 것은 아직 상대적으로 적으며, 그로 인해 조호자에게 미치는 영향도 불확실한 부분이 많다. 조기 발병 치매와 후기 발병 치매 모두에서 조호 제공자들이 높은 스트레스와 부담을 경험할 가능성이 있으며, 이는 불가피하게 삶의 단계와 상호 작용할 수 있다(40). 배우자의 경우 의존성이 주요 관심사가 될 수 있으며(41), 자녀의 경우, 미래에 대한 심각한 위협을 인식하는 것이 일반적인 주제가 될 수 있다(42). 이는 많은 조기 발병 치매 환자가 여전히 경제 활동을 하고 있고, 가족의 주요 생계부양자일 수 있으며, 자녀가 학령기일 수 있다는 점을 고려하면 이해할 수 있는 부분이다.

이러한 상황에 놓인 조호자들은 치매 관련 서비스가 주로 노인을 대상으로 설계된 경우가 많기 때문에 서비스 이용에 장벽을 경험할 수 있으며, 미충족 수요가 많을 수 있다. 또한 가족 구성원들은 조기 발병 치매에서 나타나는 행동 및 성격 변화에 대해 이해하고 받아들이는 데 어려움을 겪을 수 있다(43). 일차의료팀은 이러한 가족에게 정보 제공과 미충족된 임상적 요구를 해결하는 데 중요한 지원 역할을 할 수 있다. 일반적으로 치매 조호자 지원에는 가족 역할 재구성을 돕는 것이 중요할 수 있지만(37), 조기 발병 치매에서는 가족 관계 재편이 더 우선순위로 고려될 수 있다.

조호자 스트레스와 지원에 관해 추가 참고자료는 Box 5.5를 참조.

5.3 치매 진단 및 고지

이 책은 다양한 사례를 통해 조기 발견 서비스 및 일차의료팀의 개입에 대해 다루고 있으며, 이제 치매 진단 과정에서 고려해야할 여러 요소에 익숙해졌을 것이다. 중요한 점은 도움을 요청하는 시기가 늦어지는 경우가 흔하다는 것이다. 늦게 의료에 접근하는 환자들은 더 나쁜 기능과 증상을 보이는 경우가 많다 (45). 치매

Box 5.5 조호자 스트레스와 지원에 관한 추가 참고자료

- **치매 환자와 가족의 심리적 안녕 증진: 임상 참고자료(NHS Education for Scotland (2020). Promoting Psychological Wellbeing for People with Dementia and their Carers: An Enhanced Practice Resource)(38)**
  이 자료는 치매를 심리학적 관점에서 이해하는 데 도움을 주기 위해 설계되었으며, 치매 환자와 그 가족을 지원하는 데 배운 내용을 실무자들이 적용할 수 있도록 실용적인 팁과 연습을 제공한다.
- **원칙: 조호자 개입의 공통 요인(American Psychological Association (2011). Principles: Common Factors in Caregiving Interventions)(37)**
  미국 알츠하이머 조호자 건강 증진을 위한 자료를 참조하여 성공적인 프로그램의 특징을 포함해, 조호자 개입 프로그램의 주요 학습 내용을 간결하게 요약한 자료이다.
- **치매 지원: 치매 조호자를 위한 교육 및 지원 매뉴얼(World Health Organization (2019). iSupport for Dementia: Training and Support Manual for Carers of People with Dementia)(44)**
  치매 조호자를 위한 기술 및 교육 프로그램으로 5가지 모듈과 함께 연관된 연습을 제공한다.

진단의 이점과 필요성은 명확하지만, 적시에 진단하는 것은 여전히 전 세계적으로 중요한 도전 과제이다(46, 47). 일부 일차의료 의사들은 치매 진단과 그 공개에 대해 우려를 가질 수 있는데, 이는 진단의 공개에 대해 강한 부정적 감정 반응을 보일 수 있기 때문이다. 일부에서는 진단을 공개할 경우 환자가 상처를 받을까 우려하거나 자살과 같은 잠재적 결과를 두려워하여 공개를 반대하기도 한다. 그러나 관련된 연구와 일차의료 의사들의 보고에 따르면, 많은 가족들이 공개된 정보를 적절히 처리할 수 있으며(48), 인지 장애 여부와 상관없이 대다수의 사람은 자율성의 이유로 정보를 알고자 한다(49). 이러한 정보는 미래 계획과 치료 및 돌봄 선택에 있어 결정을 내리는 데 필수적이다. 중요한 것은 메시지를 신중하게 전달하는 방법이다.

일차의료에서의 주요 고려사항

일차의료 의사는 다음과 같은 이유로 환자의 진료 이용을 촉진하고, 조기에 적절한 치매 진단을 내릴 수 있는 유리한 위치에 있다.

- 치매의 초기 증상이나 징후가 나타나기 전부터 환자와 신뢰 관계를 형성해 왔기 때문에, 환자와 그 가족이 진단 결과를 받아들이는 과정에서 전문가에 대한 신뢰를 높이는 데 도움을 줄 수 있다.
- 환자의 상태와 환자에게 필요한 부분을 잘 이해하고 있어 치매 진단 이후 치료 계획을 세우거나 법적, 행정적 문제를 조정할 때 중요한 역할을 할 수 있다.
- 일차의료 의사가 치매 진단 과정에 참여하면 환자의 불안과 두려움을 완화하고 진료에 대한 거부감을 줄이는 데 기여할 수 있다.
- 일차의료 의사는 가족을 하나의 단위로 접근하기 때문에, 가족 중심의 치료가 중요한 치매 진료에서 특히 큰 역할을 할 수 있다.
- 일차의료 의사는 의료 체계 내에서 '문지기(gatekeeper)'로서의 역할을 수행하여, 필요한 경우 적절한 전문의 진료로 연계할 수 있다.

임상 포인트 1: 나쁜 소식을 신중하게 전달하기

치매 진단 내리기와 공개는 단순한 사건이 아니라 과정이다. 일차의료팀은 이 과정에서 심리적 손상을 최소화하고 조기 진단이 제공할 수 있는 건강상의 이점을 극대화하는 데 중요한 역할을 한다. 개인마다 건강 정보(본인 또는 돌보는 사람의 정보)를 접근하는데 대한 선호도가 다르다는 점을 고려하여, 일차의료팀은 가능하면 정보 공유부터 상담 및 실질적인 지원까지 공개 방식에 대한 선호도를 확인하기 위해 초기에 당사자 및 가족을 상담해야 한다. 어떤 경우든 정보 공개를 명확하게 하는 것이 중요하다. 상태의 중요성을 축소하거나 잠재적으로 나쁜 예후를 경시하는 접근 방식은, 희망을 주려는 의도로 이루어질 수 있지만, 그럼에도 불구하고 정확한 이해와 정보에 근거한 향후 계획을 수립하는 데 방해가 될 수 있다(50). 치매 진단을 적절하게 공개하는 데 있어 중요한 행동으로는(51) 공개준비, 가족 참여, 환자의 반응에 대한 대응, 그리고 효과적인 의사소통이 포함된다.

환자가 병식이 부족하거나 환자 또는 일부 가족 구성원이 받아들이기 매우 어려워하는 경우 진단을 공개하는 것이 특히 어려울 수 있다(Box 5.6 참조). 질병이 진행됨에 따라 환자는 자신의 인지 장애에 대한 병식을 잃을 수 있으며 조호자보다 문제호소가 적어질 수 있다. 어떤 경우에는 가족 구성원들이 현재 상태에 대해 동일하게 이해하지 못할 때, 평가 및 진단 상담이 가족 내 갈등의 원인이 될 수 있다. 따라서 나쁜 소식을 전하는 일을 가족 조호자에게만 맡기지 않는 것이 더욱 중요하다. 신뢰받는 일차의료 의사가 진단의 의미, 치료 및 조호의 선택, 이용 가능한 지원 (4.5절 참조)에 대해 인내심을 가지고 설명하는 것은 환자와 조호자의 예후에 중요한 영향을 미칠 수 있다.

임상 포인트 2: 다음 단계도 과정의 일부

Box 5.6 사례 예시

진단을 공개하는 것은 대상자가 문제를 인정하지 않는 경우 특히 어려울 수 있다. 사례 017 (시간과 장소 지남력, Mrs Yip)과 사례 059 (기능 저하와 치매 부성, Ms Ise)에서는 두 사례 모두 치매를 부정했다. 한 명은 평가 중 방어적이고 과민한 반응을 보였고, 다른 한 명은 기억력 저하를 인식했지만 다른 기능 손상을 부인했다. 이러한 경우, 대상자의 병식 수준을 파악하는 것은 가장 적절한 의사소통 방법을 결정하는 데 도움이 될 수 있다. 예를 들어, Mrs Yip의 짜증과 방어적인 태도는 병식의 완전한 결핍(평가를 근거 없는 것으로 간주), 혹은 적절한 인식은 있지만 확진 판정을 받았을 때 일어날 수 있는 일에 대한 두려움 때문에 거부하는 것으로 볼 수 있다. 후자의 경우, 안심시키고, 진단 후 지원을 안내하며, 환자 교육을 제공하는 것이 도움이 될 수 있다. 전자의 경우, 인지 장애로 인해 병식이 영향을 받았다면, 사실에 대한 직면이 최선의 전략이 아닐 수 있으며, 존엄성을 유지하고 강점에 초점을 맞춘 진료와 개입이 더 적절할 것이다. 또한 조호자는 환자와 맞서지 않으면서도 그의 조호 요구를 부정하지 않도록 하는 의사소통 기술을 습득하는 데 있어 지원이 필요할 수 있다.

일부 의료진은 치매 진단 후 관리가 적절히 마련되어 있지 않다고 인식하여 치매 진단에 대해 부정적인 태도를 가질 수 있다(52). 이는 가족 조호자와 환자에게도 동일하게 적용될 수 있다. 따라서 평가 및 진단 공개 과정에서 관리 방안을 제시하는 것이 필수적인 구성 요소이다. 삶의 질과 안녕에 중점을 두고, 미래에 대한 계획을 세우는 것 역시 진단을 공개하는 데 있어 최선의 접근법일 수 있다(51).

평가 결과에 따라 다음 단계들을 조정하는 개별화된 접근이 중요하다. 예를 들어, 환자의 인지 장애 수준이 인지 자극/재활 치료의 이득을 얻을 수 있는지, 보다 급성의 상태나 안전이 우선되어야 하는지, 또는 현재는 진단된 질병이 없어 정보 제공/추적관찰이 권장되는지를 고려해야 한다. 동시에 다음 단계에 대한 결정을 내리는 데 있어 환자와 가족에게 다음의 내용이 도움이 될 수 있다.

- 치매가 만성 질환이라는 점과 가능한 예후에 대한 정보를 전달하기;
- 약물 및 비약물적 중재 모두 증상을 안정화하고 악화를 지연시키며 합병증을 최소화하는 데 도움이 될 수 있음을 강조하기;
- 지속적인 정신 및 사회 활동과 정상적인 생활 패턴의 중요성을 강조하기

치매 진단은 삶의 중대한 사건이며, 치매 환자와 가족은 이러한 결과를 받아들이고 적응하는 시간이 필요하다. 이 단계에서는 가능한 치료 선택과 향후 계획에 대한 정보가 희망을 제시하는데 중요하지만, 단기간 내에 너무 많은 중요한 결정을 내려야 한다면 부담이 될 수 있다. 일차의료팀은 가족이 원하는 속도와 필요한 지원 수준에 맞춰 향후 계획을 세우는 데 함께하며, 언제든지 도움을 받을 수 있다는 믿음을 제공할 수 있다.

임상 포인트 3: 전형적인 증상과 평가 결과

2장과 3장에 소개된 알츠하이머병 사례와 기타 사례를 통해 치매가 의심되는 환자가 내원했을 때 알츠하이머병에 대한 임상적인 진단을 내릴 수 있는 특징적인 평가 요소들에 익숙해졌을 것이다.

(Box 5.1의 사례 발표 참고). 특히 다음 사항에 주목해야 한다:

- 연령: 알츠하이머병은 다양한 연령대에서 발생할 수 있지만, 보통 80대 초반이 전형적인 발병 연령이다.
- 인지 평가 결과: 전반적인 수행 능력(예: 총점)은 연령과 교육 수준에 따라 다를 수 있지만, 알츠하이머병을 가진 사람들 간의 장애 패턴은 유사할 것이다. 이러한 패턴에는 즉각 회상이 지연 회상보다 양호하고, 시간 지남력보다 장소 지남

력이 더 양호하며[1], 시계 그리기보다 시계 복사를 더 잘 수행하는 경향이 포함된다. MMSE는 알츠하이머병에 민감하므로, 다른 치매 증상과 함께 거의 정상에 가까운 MMSE 결과가 나온다면 전두측두엽 치매 또는 다른 상태를 의심해야 한다.

- 기본적 일상생활능력은 나이에 따라 감소하는 경향이 있지만, 알츠하이머병에서는 도구적 일상생활능력이 일상생활능력보다 더 많이 손상되는 것이 일반적이다(특정 일상생활능력 손상이 인지적 이유가 아닌 신체적 허약 등 다른 이유 때문일 경우 제외). 50대 또는 60대에 나타나는 조기 발병의 경우, 주요 증상이 기억력 장애가 아닌 행동, 언어 문제 및 실행증일 수 있으며, 이는 알츠하이머병이 아닌 치매를 고려해야 하고, 정밀한 신경 영상 검사를 포함한 2차 진료 평가 의뢰가 권장된다.

임상 포인트 4: 주의해야 할 호소

환자 또는 믿을 수 있는 정보 제공자가 제기하는 호소의 중요성에 주의를 기울여야 한다. 이러한 주소는 임상적 도움을 청할 정도로 중요한 관찰 결과이며, 지역사회 기반의 조기 진단 서비스로부터의 근거로 볼 때, 주소의 유형과 그 범위는 질병의 심각성과 연관되어 있으며, 시급성을 보는데 유용한 정보를 제공할 수 있다(53).

일반적인 초기 알츠하이머병 사례에서 조호자가 흔히 제기하는 호소로는 물건을 자주 찾는 행동, 물건이나 돈을 자주 잃어버리는 것, 도둑 망상, 길 찾기 어려움, 반복적인 질문, 약속이나 최근 사건을 잊어버리는 것, 그리고 동기 저하 등이 있다. 알츠하이머병 환자의 조호 제공자는 일반적으로 GPCOG에서 다루는 대부분의 질문(최근 사건 기억, 최근 대화 회상, 재정 관리, 독립적인 약물 관리, 교통 수단 사용 등)에 대해 '예'라고 답할 가능성이 높으며, 단어 찾기와 관련된 항목만 제외될 수 있다(Box 4.2 참조).

치매 환자와 조호 제공자가 제기하는 호소 간에 불일치가 있을 수 있으므로, 별

---

1) 이는 평가가 대상자에게 익숙한 장소에서 이루어진다는 가정하에, 알츠하이머병 초기 단계에서 더 잘 보존되는 장기 기억이 관여하기 때문이다. 하지만 평가 장소가 익숙하지 않아 단기 기억을 사용해 방향을 잡아야 하는 경우에는 이 패턴이 관찰되지 않을 수 있다. 마찬가지로, 시간 지남력 테스트에서는 보통 연도에 대한 수행이 월과 날짜보다 더 나을 것으로 예상되며, 후자는 단기 기억과 관련이 있다.

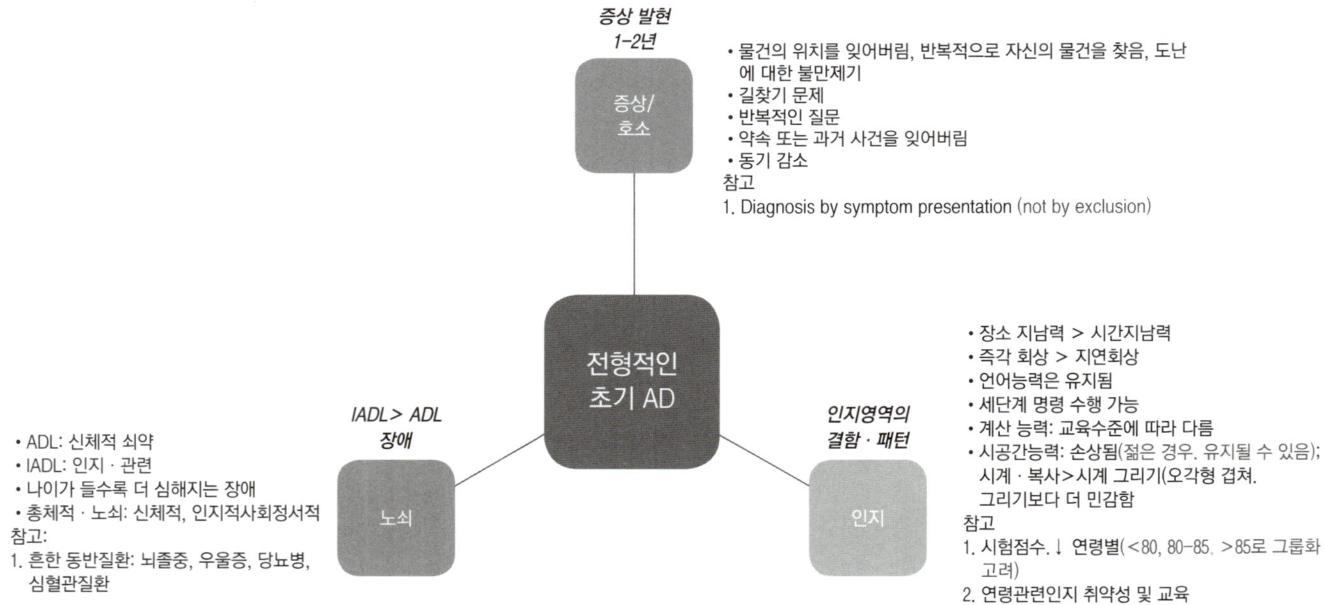

그림 5.1 초기 알츠하이머병의·전형적인 증상 : 사례. 1-80 요약

도의 면담 시간을 마련하는 것이 중요하다. 병식수준이 떨어질수록 조호자의 보고가 더 중요한 경우가 많지만, 일차의료팀은 호소의 타당성을 평가할 때 조호자 '정보 제공 능력'(예: 동거 여부, 환자의 기능 수준에 대한 인식)을 항상 염두에 두어야 한다. 일부 경우(예: 사례 003)에는 조호자의 정보가 불충분할 수도 있으므로 가능한 한 여러 정보 제공자(예: 공식적 조호자 또는 가사 도우미)의 보고도 확인해야 한다.

임상 포인트 5: 임상 진단임을 기억하기

전형적인 알츠하이머병의 진단 과정에서 일차의료팀의 주요 장점 중 하나는 이 질환이 일반적으로 노년기에 진단된다는 점이다. 대상자는 다른 만성 질환 및 돌봄의 필요로 인해 이미 진료팀에게 잘 인지되어 있을 수 있으며, 초기 알츠하이머병의 임상 증상은 진료를 받기 1-2년 전에 나타나는 경우가 많다. 치매 진단을 고려할 때 노쇠, 동반질환, 가족 관계에 대한 종합적인 정보는 평가와 검사에서 발견되는 결과를 이해하는 중요한 맥락이 된다. 예를 들어 일상생활능력 및 일상생활능력 수행 능력과 같은 평가가 결과를 이해하는데 고려되어야 한다. 이러한 여러 조건과 연령 관련 신체적, 인지적, 사회정서적 변화는 증상 표현과 평가 결과에 영향을 미칠 수 있다.

치매 진단 및 공개에 대한 추가 참고자료는 Box 5.7을 참조.

5.4 치매 관리와 연관된 문제

진단 후 관리에는 "좋은 치매 치료로서 의료적, 사회적, 지지적 돌봄을 포함해야 하며, 개인의 독특한 문화적 요구, 선호도, 우선순위에 맞춰져야 하고 가족 조호자에 대한 지원도 포함"(12) 해야 하므로 다학제적이고 여러 요소가 포함된다.

관리와 관련된 중요한 주제는 치료의 관점(약물 및 비약물적 중재 포함)을 넘어선다. 환자와 가족 구성원에게는 감정적, 심리적 안녕과 실질적이고 통합된 지원을 포함한 맞춤형 진료와 지원 서비스가 필요하다(57). 5.2절에서는 가족 조호자 지원에 대해 논의했으며, 여기에서는 치매 환자를 포함하는 질병 관리에 초점을 맞출 것이다.

Box 5.7 치매 진단 및 공개에 관한 추가 참고자료

- **치매 환자에게 진단을 알리는 방법(Dementia Australia. Informing the Person with Dementia)(54)**
  https://www.dementia.org.au/about-dementia/how-talk-about-dementia
  치매 진단 공개를 준비하는 방법을 설명하는 쉬운 언어 가이드
- **치매: 신속한 진단 및 초기 개입(Dementia: Timely diagnosis and early intervention)(55)**
  일차 진료에서 치매 진단, 평가 및 평가 도구, 정신 판단능력 평가, 기타 유용한 정보에 대한 논의가 담긴 BMJ 임상 리뷰
- **치매 진단 및 관리: 일반의를 위한 실용적인 자료(Dementia Diagnosis and Management: A Brief Pragmatic Resource for General Practitioners)(56)**
  www.england.nhs.uk/wp-content/uploads/2015/01/dementia-diag-mng-ab-pt.pdf
  일차진료 환경에서 치매 환자를 식별하고 적절하게 관리하는 데 있어 일반의들을 지원하기 위한 자료 모음집으로, 언제 의뢰가 적절하고, 언제 일반의가 안전하게 진단을 내릴 수 있는지에 대한 사례 시나리오를 포함한다.

일차의료에서의 주요 고려사항

- 치매 관리의 다학제적, 다중 요소적 성격은 팀 접근 방식을 필요로 한다. 국가와 지역 서비스 시스템의 맥락에 따라, 일차의료팀은 다음사항이 권장된다.
  - 권장되는 중재, 진료 및 지원에 대한 접근과 수행이 잘 이뤄질 수 있도록 다른 서비스 주체들과 협력해야 하며
  - 질병이 진행되거나 합병증이 발생할 때 관련 전문가/특화된 조호 서비스의 지원을 받아야 한다. 지역 협력 진료체계 따라 언제 의뢰할지를 이해하는 것이 중요하다.

임상 포인트 1: 약물적, 비약물적 중재 모두 필요

치매 환자의 인지, 기능 및 삶의 질을 유지하는 데 있어 약물적 중재와 비약물적 중재가 조기에 시작될 경우 동등한 역할을 한다는 사실이 점점 더 많이 인식되고 있다. 뇌 병리와 인지 증상 발현 사이에는 분리 현상이 보일 수 있으며(59, 60),

인지 기능은 삶의 어느 단계에서도 유연하며, 뇌 질환 및 병변이 있는 상황에서도 인지적, 신체적, 사회적 활동을 포함한 일상 경험에 의해 변화될 수 있다(61).

약물 치료의 경우, 경도에서 중등도 알츠하이머병에서 인지 기능이 악화될 때 의사는 콜린에스터라제 억제제의 용량을 증가시키거나 메만틴을 추가할 수 있다(예: 사례 025). 메만틴은 또한 과민성이 있거나(예: 사례 017), 혼합형 치매가 있는 경우(예: 사례 020)에도 처방될 수 있다.

알츠하이머병의 특징을 보이지만 혈관성 또는 혼합성 치매를 완전히 배제할 수 없는 경우(예: 사례 010), 약물 치료에 대한 반응도 진단에 도움이 될 수 있다. 정신행동 증상이 있다고 해서 반드시 항정신병약물 및 전문 치료가 필요한 것은 아니다. 예를 들어 사례 005의 망상적 사고는 단서 제공과 같은 비약물적 치료로 호전될 수 있다. 그러나 심각한 망상이 있는 경우에는 전문의의 의뢰와 항정신증 약물이 필요할 수 있다. 의뢰가 필요한 다른 상황으로는 강직이 있는 경우(예: 사례 042)와 자살 위험이 임박한 경우(예: 사례 041)의 긴급 정신건강의학과 의뢰가 있다.

인지 기능과 삶의 질을 목표로 하는 비약물적 중재로는, 사회적 상호작용과 인지적 처리를 포함하는 그룹 인지 자극 치료를 사용할 수 있다(62, 63). 인지 자극은 영국 국립보건임상연구원(NICE)의 가이드라인과 국제 알츠하이머병 협회(64, 65)에서도 권장하고 있다. 인지 자극 치료(CST)의 효과와 비용 효율성이 입증된 매뉴얼화된 버전이 있으며, 유지 치료 목적으로 단독 또는 약물과 병행하여 사용할 수 있으며, 현재 35개국에서 사용 가능하다(www.ucl.ac.uk/international-cognitive-stimulation-therapy/international- cognitive-stimulation-therapy-cst-centre 참조).

인지 자극 치료은 이 책에서 제시된 전형적인 알츠하이머병 사례에서 대부분의 경우 일반적으로 권장되는 관리 방법 중 하나이다. 정신 자극 외에도 자주 권장되는 사항으로는 규칙적인 운동, 건강한 식단, 그리고 활발한 사회활동이 있다. 실제로 사회적 상호작용은 인지 자극 치료(CST)의 중요한 부분이며, 이러한 상호작용이 일부 효과를 설명할 수 있다. 신체 운동은 일상생활능력(ADL)과 인지 인지 기능, 특히 실행기능을 향상시킨다(68, 69). 이러한 원칙과 근거를 바탕으로 개발된 지역별 중재 프로그램이 있을 수 있다. 예를 들어, 중국에서는 전통적인 중국 문화를 바탕으로 인지 자극, 신체 운동, 사회적 관계를 통합한 접근 방식이 개발되어(70), 치료적 중재 또는 지역사회 서비스가 제공하는 생활 양식으로 활용되고 있다(www.eng.hkada.org.hk/about6arts 참조).

임상 포인트 2: 문제 행동 및 정신행동 증상 관리하기

이전에는 '도전적 행동' 및 '치매의 정신행동증상(BPSD)'이라고도 불렀지만 이제 다른 용어도 혼용되고 있다(71). 문제 행동 및 정신행동증상은 관리될 수 있고 때로는 예방될 수 있다. 가족 조호자들이 임상적 도움을 찾는 주요 원인 중 흔한 문제 행동으로는 조호 저항, 피해사고/의심증, 공격성, 불안/배회 등이 있다(71). 이 책에서 다루어진 사례들 중에서도, 사례 025, 035, 047, 068에서 보였던 다른 사람이 자신의 물건을 훔쳐간다는 의심은 흔히 나타나는 문제이다. 한편, 성적 이상행동, 환각, 야간 혼란과 같은 다른 정신행동증상은 가족 조호자들이 치매와 관련이 있다고 쉽게 이해하지 못할 수 있다. 이러한 증상들은 조호자에게 스트레스를 주고 조기 시설 입소와 같은 바람직하지 않은 결과를 초래할 수 있다. 일차의료팀은 이러한 행동과 증상의 발생을 관리하고 줄이는 데 도움을 줄 수 있다.

문제 행동 및 정신행동증상 관리에 관한 많은 교육 및 참고자료가 있으며, 현재 사용되고 있는 일부 비약물적 접근법에는 가족 조호자가 포함되며(5.2항 참조) 다음과 같은 것들이 있다.

- ABC 원칙(activating event, behaviour, consequence; 활성화 사건, 행동, 결과)는 행동과 관련된 특정 상황을 파악하고 목표 전략을 개발하는 데 중점을 둔다. 예를 들어, 기저 질환, 통증 및 기타 잠재적으로 수정 가능한 유발 요인들을 탐색한다(72).
- DICE 접근법(describe, investigate, create, evaluate; 문제기술, 탐색, 해결방법 만들기, 평가) 대상자-조호자-환경의 삼각 구도를 강조하며, 대상자와 관련된 요인(예: 충족되지 않은 요구), 조호자와 관련된 요인(예: 의사소통 문제), 그리고 환경 요인(예: 과도한/부족한 자극)을 개념화하는 데 도움이 된다(73).
- 사람 중심 조호(person-centerd care)와 의미 있는 활동(**Box 5.8 참조**)을 포함한 예방 조치를 통해 초조 및 기타 행동 문제를 줄여 화학적 또는 물리적 억제의 사용을 감소시킬 수 있다.

일부 상황에서, 초조함, 공격성, 정신병적 증상이 심각한 고통을 유발하거나 본인 또는 타인에게 위협이 되는 경우, 임상의는 항정신병약물 투여를 고려할 수 있다(65).

Box 5.8 사례 그림

사례 093 (개인 위생에 대한 무관심)에서, Mr Cheng은 더러운 휴지와 담배 꽁초를 줍는 습관이 있어 가족에게 불편을 줄 수 있다. 이 행동을 이해하는 여러 가지 방법이 있을 수 있는데, 그 중 하나는 이러한 물건을 모으는 것이 Mr Cheng에게 어떤 의미를 제공한다는 것이다. 이는 공허함을 채우거나, 수집 활동을 통해 '생산적'이고 정상적인 느낌을 즐기는 것일 수 있다. 이러한 경우에 더 적절하고 적응적인 대체 활동을 제공하면, Mr Cheng이 의미 있는 일상생활을 영위하면서 조호자에게도 덜 방해가 되는 '윈-윈' 상황을 만들 수 있다. 주목할 점은, 무엇이 의미 있는 활동인지는 사람마다 다르다는 것이다. 이는 능력, 이전 관심사, 정체성, 역할 등 다양한 요소에 따라 달라진다. 가족 조호자는 일차의료팀은 지원을 받아 대상자에게 의미 있는 적절한 활동을 파악할 수 있는 좋은 위치에 있을 수 있다.

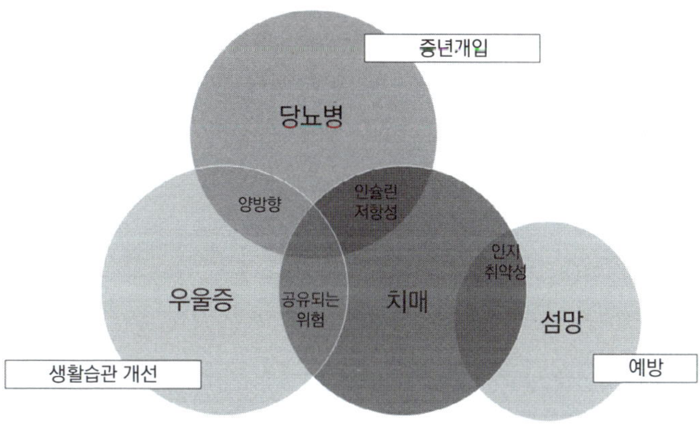

그림 5.2 관리 목표로서의 네 가지 D-치매, 우울증, 당뇨병, 섬망

임상 포인트 3: 안전, 신체 건강, 정신 건강 최적화하기

1.4절에서는 치매의 과도한 장애를 줄이기 위해 추적 가능한 신체적, 정신적, 사회적 건강 요인에 중재해야 할 필요성을 설명하는 생물심리사회적 모델을 소개했다(74). 권장 관리에는 건강 위험 예방(예: 사례 002, 고관절 치환술 이력이 있는 경우 낙상 예방; 사례 055, 가정 내 화재 위험 평가)과 신체 건강 최적화(예: 사례 001 및 사례 048, 심혈관 위험) 및 정신 건강 최적화(예: 사례 028 및 사례 035, 우울증)가 포함된 사례를 보았다.

그림 5.2는 치매, 우울증, 섬망, 당뇨병이라는 네 가지 'D' 사이의 중요한 연관성을 보여준다. 이들 간의 관계는 복잡하므로, 관리 전략은 개인의 동반질환을 고

Box 5.9 치매 관리와 관련된 주제에 대한 추가 참고자료

- **UCL 치매 교육 아카데미(UCL Dementia Training Academy)**
  www.ucldementiatrainingacademy.org/
  치매 환자, 그들의 조호자, 및 관리 직원들을 위한 근거 기반의 정신 사회적 개입에 대한 전문가 교육을 안내하는 웹 자원
- **치매 연구 협력 센터. 행동 관리: 모범 사례 가이드(BPSD 가이드) (Dementia Centre for Research Collaboration. Behaviour Management: A Guide to Good Practice (BPSD Guide))**
  https://dementiaresearch.org.au/resources/bpsdguide/
  치매 환자를 돌보는 임상의를 위한 문제 행동 및 정신행동증상에 대한 근거 및 실무 기반 관리 원칙에 대한 포괄적인 개요
- **알츠하이머 협회. 안전 평가 체크리스트(Alzheimer's Association. Safety Assessment Checklist)**
  https://www.alz.org/getmedia/836b0211-fc03-4984-8e74-2efd88260830/hc-23002_cpt-safety-assessment_march2023.pdf
  운전, 약물 복용, 길을 잃는 문제 등 안전 문제를 다루는 사용하기 쉬운 안전 평가 가이드
- **국립 정신건강 협력 센터. 치매 관리 경로-전체 실행 지침(National Collaborating Centre for Mental Health. The Dementia Care Pathway: Full Implementation Guidance)**
  https://www.rcpsych.ac.uk/docs/default-source/improving-care/nccmh/dementia/nccmh-dementia-care-pathway-full-implementation-guidance.pdf
  영국 NHS에서 일차 진료 환경에서 치매 환자를 식별하고 적절히 관리하는 데 일반의를 지원하기 위한 자료 모음으로, 언제 의뢰가 정당화되고 언제 일반의가 안전하게 진단을 내릴 수 있는지를 보여주는 사례 시나리오를 포함

려하여 개별화해야 한다. 예를 들어, 사례 013의 경우 인지 문제에 대한 환자의 병식을 고려하여 기분 문제와 적응 장애를 모니터링하는 것이 권장된다. 반면, 사례 035의 경우 우울증과 동반된 치매가 처음 나타날 때, 치매와 우울증 간의 시간적 순서를 밝혀야 최적의 관리 방침을 결정할 수 있다. 사례 036에서는 우울증과 당뇨병이 치매에 기여하는 점을 고려하여, 콜린에스터라제 억제제 처방 외에도 동반된 우울증과 당뇨병 치료를 최적화하는 것이 권장된다.

Box 5.9에서 치매 관리와 관련된 문제에 대한 추가 참고 자료를 참조

5.5 치매 친화적 지역사회 조성과 치매 예방

일차의료팀의 기능과 성과는 그들이 속한 지역사회에 의해 형성되고 영향을 받는다. 치매 친화적 지역사회는 일반적으로 치매 환자의 지역사회 참여 확대, 치매 환자와 가족 조호자를 위한 관리 및 지원 서비스, 인식 및 교육, 그리고 환경 디자인을 포함한다(75-77). 치매 친화적인 지역사회는 치매 환자뿐만 아니라 모든 사람을 위한 것이며, '치매에 좋은 것은 모두에게도 좋다'는 원칙에 기반한다(78, 79). 이러한 환경은 조기 도움 요청, 위험 감소, 1차 예방을 촉진하며, 일차의료팀은 이에 있어 중요한 역할을 한다.

일차의료에서의 주요 고려사항

- 치매 친화적 지역사회의 중심은 인격존중, 사회적 포용, 권한 부여, 낙인 줄이기, 지역화 된 전략, 그리고 지역 사회의 참여 및 협력에 있으며(75), 이는 2차 또는 전문치료와 비교할 때 일차의료의 개념 및 가치와 일치한다.
- 치매 친화적인 지역사회에서는 보건 및 사회복지 서비스 제공자를 넘어선 광범위한 협력 네트워크가 일차의료팀과 협력하여 치매 치료를 지원한다.
- 치매 위험의 40%는 잠재적으로 수정이 가능한데, 대부분 중년기와 노년기에 발생하며(12, 80), 이는 일차의료를 통해 관리할 수 있다.

임상 포인트 1: 치매 인식 개선

낙인과 인식 부족은 조기 도움 요청에 대한 장벽이 된다. 의료 연계가 늦어질수록 더 많은 합병증과 전문 치료의 필요성이 증가할 수 있다. 따라서 조기 개입과 예방에 대한 대중 교육은 치매 환자들이 일차 진료로부터 최대한의 혜택을 누리기 위해 필수적이다. 이 책에 소개된 사례는 일차의료 의사와 협력하여 조기 발견 서비스를 제공한 사례로, 대중은 일반적으로 치매 진단 및 치료에서 일차의료의 역할을 잘 알지 못하기 때문에 치매 가능성을 식별하고 일차 진료를 접근가능한 치료 경로로 인식할 수 있도록 사회를 준비시키는 것이 필요하다.

한편, 지역사회의 치매 이해력 및 인식 수준은 치매 환자와 보호자의 인식, 경험 및 보고에 영향을 미칠 수 있으며, 이는 임상 면담 및 평가를 수행할 때 고려해야 한다. 예를 들면, 사례 030 (Mr Hung)에서는 그의 아내가 초기 징후와 증상을 놓쳤거나 과소 보고했을 가능성이 있으며, 이는 사례 068 (Mrs Cheng)와 대조된다. Mrs Cheng은 공공 인식 개선노력 덕분에 전 임상 단계 또는 매우 초기 단계에서 진료를 받았을 수 있다. 일차의료진은 정보 제공자의 이야기를 적절하게 판단할 수 있는 판별력을 가져야 한다.

치매에 대한 지역 사회의 인식은 사회적 지원 유무와도 관련이 있다. 인식 수준이 높고 진단 서비스에 쉽게 접근할 수 있는 지역에서는 늦게 의료적 연계가 되는 것이 사회적 지원 부족의 신호일 수 있다(이는 사례 019에서 추가 검사가 필요한 영역으로 확인됨). 가족 조호자 외의 다른 문지기(gatekeeper)들을 대상으로도 공공 교육이 실시된 경우(예: 사례 030), 독거 나 고령 부부 가정과 같은 늦게 의료 서비스를 이용하는 이들도 적시에 일차의료를 받을 가능성이 높아질 것이다.

임상 포인트 2: 협력 네트워크

치매 친화적 커뮤니티는 공공/민간 부문과 공식/비공식 조호자 간의 공동 조호를 위한 파트너십을 권장한다(81, 82). 여기에는 근거 기반 개입과 단기 조호 서비스 제공을 늘리기 위한 협력, 자원봉사자들을 위한 교육, 조정 및 지원이 포함될 수 있으며, 이 자원봉사자들은 '치매 파트너'로서 돌봄 안내 및 생활 지원을 제공할 것이다(83, 84).

치매 친화적 지역사회의 구성 요소는 사람, 조직, 지역 사회, 그리고 협력관계를 포함한다(85):

- 사람: 치매 환자 참여, 대중의 이해 증진, 돌봄 기술 향상.
- 조직: 일차 진료에서 적시에 진단 및 진단 후 지원 제공
- 지역 사회: 사회적 환경 측면에서 인식 개선, 낙인 줄이기, 참여 증대; 물리적 환경 측면에서는 재택 서비스와 공공의 장소 제공을 포함
- 협력관계: 협력적 접근과 공동의 헌신을 바탕으로 한 다방면 지원을 포함

협력관계의 중요성은 사례 002 (반복적인 식료품 구매)로 설명될 수 있다. 치매 교육 및 지역 사회 참여(예: 상인 대상 교육)는 질병 관리를 개선하고, 조호자의 스트레스를 줄이며, 치매 환자의 자율성을 증진시켜 삶의 질을 향상시킬 수 있다. 사례 025는 지역 사회의 역할을 강조한다. Ms Wong 사례에서와 같이 이웃이 자신의 안전 금고 열쇠를 훔쳤다고 의심하는 경우 이웃과 갈등이 발생할 수 있는데, 지역 사회에서 치매에 대한 이해와 수용이 개선된다면 이러한 갈등을 피하는 데 도움이 될 수 있다.

임상 포인트 3: 예방을 위한 생애 과정 접근법

1.3절에서 언급했듯이, 알츠하이머병은 수년에 걸쳐 서서히 점진적으로 진행되는 신경병리학적 특징을 가진다. 대부분의 만성 질환과 마찬가지로 생활습관 요인이 다양한 수준에서 치매 예방에 중요한 역할을 한다. 일차 또는 이차 예방을 위해, 수정 가능한 중년기의 위험 요인으로는 청력 손실, 고혈압, 과도한 음주(주당 21단위 이상), 비만, 외상성 뇌손상이 포함되며, 노년기에는 흡연, 우울증, 신체적 비활동, 당뇨병, 사회적 고립이 포함된다(80). 일차의료팀은 중년기와 노년기 사람들에게 이러한 위험을 줄이는 데 있어 중요한 역할을 한다.

치매 환자의 경우, 이러한 요인들을 잘 관리하는 것은 합병증을 줄이고, 진행을 늦추는 3차 예방 조치가 될 수 있다. 이 책에 제시된 사례 중 일부에서는 청력 문제 관리가 권장된다(예: 사례 060 및 067). 청력 손실은 감각 및 정신적 자극을 직접적으로 감소시키거나, 사회적 고립과의 연관성을 통해 간접적으로 감소시킬 수 있기 때문에, 이 경우 이경 검사, 보청기 사용 및 필요시 이비인후과 전문의 의뢰가 권장된다. 치매에 대한 약물 치료만큼이나 중요할 수 있는 다른 알려진 위험 요인에 대해서도 이러한 관리가 중요하다.

Box 5.10 치매 친화적 지역사회 및 예방에 관한 추가 참고자료 및 매체

- **치매 예방, 중재 및 치료: 2020년 란셋 위원회 보고서**[Livingston G et al. (2020). *Dementia prevention, intervention, and care: 2020 report of the Lancet Commission* (80)]
  2017년 보고서의 업데이트 버전으로, 생애 초기, 중년기, 노년기 위험 요인에 대한 추정치가 포함 (24년에 update가 출간되었음).
- **인지 저하 및 치매 위험 감소를 위한 WHO 가이드라인**(Risk reduction of cognitive decline and dementia: WHO guidelines)
  www.who.int/publications/i/item/9789241550543
  인지 기능 저하와 치매를 지연 또는 예방하기 위한 생활 습관 및 중재에 대한 근거 기반 권고사항.
- **치매 친화적 사회를 향하여: 치매 친화적 계획을 위한 WHO 도구 상자**[Towards a dementia inclusive society. WHO toolkit for dementia-friendly initiatives (DFIs)]
  www.who.int/publications/i/item/9789240031531
  치매 포용 사회를 만드는 데 도움을 주는 실용적인 지침과 도구를 제공하는 지침서

Box 5.10에서 치매 친화적 지역사회 조성과 치매예방에 대한 추가 참고자료를 참조.

참고문헌

1. Mullick A, Martin J, Sallnow L. An introduction to advance care planning in practice. BMJ. 2013;347:f6064.
2. Harrison Dening K, Sampson EL, De Vries K. Advance care planning in dementia: Recommendations for healthcare professionals. Palliative Care. 2019;12:117822421 9826579.
3. Piers R, Albers G, Gilissen J, De Lepeleire J, Steyaert J, Van Mechelen W, et al. Advance care planning in dementia: recommendations for healthcare professionals. BMC Palliative Care. 2018;17(1):88.
4. Dixon J, Karagiannidou M, Knapp M. The effectiveness of advance care planning in improving end-of-life outcomes for people with dementia and, their carers: A systematic review and critical discussion. Journal of Pain and Symptom Management. 2018;55 (1):132-50.e1.
5. Huang H-L, Lu W-R, Liu C-L, Chang H-J. Advance care planning information intervention for persons with mild dementia and their family caregivers: Impact on end-of-life care decision conflicts. PLOS ONE. 2020;15(10): e0240684.
6. Tay RY, Hum AYM, Ali NB, Leong IYO, Wu HY, Chin JJ, et al. Comfort and satisfaction with care of home-dwelling dementia patients at the end of life. Journal of Pain and Symptom Management. 2020;59(5):1019-32.e1.
7. Cresp SJ, Lee SF, Moss C. Substitute decision makers' experiences of making decisions at end of life for older persons with dementia: A systematic review and qualitative meta-synthesis. Dementia. 2018;19(5):1532-59.
8. Sellars M, Chung O, Nolte L, Tong A, Pond D, Fetherstonhaugh D, et al. Perspectives of people with dementia and carers on advance care planning and endof- life care: A systematic review and thematic synthesis of qualitative studies. Palliative Medicine. 2019;33 (3):274-90.
9. Robinson L, Dickinson C, Rousseau N, Beyer F, Clark A, Hughes J, et al. A systematic review of the effectiveness of advance care planning interventions for people with cognitive impairment and dementia. Age and Ageing. 2012;41 (2):263-9.
10. Lee RP, Bamford C, Poole M, McLellan E, Exley C, Robinson L. End of life care for people with dementia: The views of health professionals, social care service managers and frontline staff on key requirements for good practice. PLOS ONE. 2017;12(6): e0179355.
11. Brazil K, Carter G, Galway K, Watson M, van der Steen JT. General practitioners per-

ceptions on advance care planning for patients living with dementia. BMC Palliative Care. 2015;14:14.

12. Livingston G, Sommerlad A, Orgeta V, Costafreda SG, Huntley J, Ames D, et al. Dementia prevention, intervention, and care. Lancet. 2017;390(10113):2673-734.
13. Nikumaa H, Mäki-Petäjä-Leinonen A. Counselling of people with dementia in legal matters: Social and health care professionals' role. European Journal of Social Work. 2020;23(4):685-98.
14. Purser K, Cockburn T, Cross C, Jacmon H. Alleged financial abuse of those under an enduring power of attorney: An exploratory study. The British Journal of Social Work. 2018;48(4):887-905.
15. Chen YH, Ho CH, Huang CA-O, Hsu YW, Chen YC, Chen PA-O, et al. Comparison of healthcare utilization and life-sustaining interventions between elderly patients with dementia and those with cancer near the end of life: A nationwide, population-based study in Taiwan. Geriatrics & Gerontology International. 2017;17(12):2545-51.
16. Supiano KP, Luptak M, Andersen T, Beynon C, Iacob E, Wong B. If we knew then what we know now: The preparedness experience of pre-loss and post-loss dementia caregivers. Death Studies. 2022;46(2):369-80.
17. Tilburgs B, Vernooij-Dassen M, Koopmans R, van Gennip H, Engels Y, Perry M. Barriers and facilitators for GPs in dementia advance care planning: A systematic integrative review. PLOS ONE. 2018;13(6):e0198535.
18. Harrison Dening K, King M, Jones L, Vickerstaff V, Sampson EL. Advance care planning in dementia: Do family carers know the treatment preferences of people with early dementia? PLOS ONE. 2016;11 (7):e0159056.
19. Volicer L, Cantor MD, Derse AR, Edwards DM, Prudhomme AM, Gregory DC, et al. Advance care planning by proxy for residents of long-term care facilities who lack decision-making capacity. Journal of American Geriatric Society. 2002;50(4):761-7.
20. Lwi SJ, Ford BQ, Casey JJ, Miller BL, Levenson RW. Poor caregiver mental health predicts mortality of patients with neurodegenerative disease. Proceedings of the National Academy Science USA. 2017;114(28):7319-24.
21. Tschanz JT, Piercy K, Corcoran CD, Fauth E, Norton MC, Rabins PV, et al. Caregiver coping strategies predict cognitive and functional decline in dementia: The Cache County Dementia Progression Study. American Journal of Geriatric Psychiatry. 2013;21(1):57-66.
22. Brodaty H, Donkin M. Family caregivers of people with dementia. Dialogues Clinical Neuroscience. 2009;11 (2):217-28.
23. Carbonneau H, Caron C, Desrosiers J. Development of a conceptual framework of positive aspects of caregiving in dementia. Dementia. 2010;9(3):327-53.
24. Etters L, Goodall D, Harrison BE. Caregiver burden among dementia patient caregiv-

ers: A review of the literature. Journal of the American Association of Nurse Practitioners. 2008;20(8):423-8.

25. Schulz R, Boerner K, Shear K, Zhang S, Gitlin LN. Predictors of complicated grief among dementia caregivers: A prospective study of bereavement. The American Journal of Geriatric Psychiatry. 2006;14(8):650-8.
26. Sorensen S, Conwell Y. Issues in dementia caregiving: Effects on mental and physical health, intervention strategies, and research needs. American Journal of Geriatric Psychiatry. 2011;19(6):491-6.
27. Ory MG, Hoffman RR, 3rd, Yee JL, Tennstedt S, Schulz R. Prevalence and impact of caregiving: A detailed comparison between dementia and nondementia caregivers. Gerontologist. 1999;39(2):177-85.
28. Pearlin LI, Mullan JT, Semple SJ, Skaff MM. Caregiving and the stress process: An overview of concepts and their measures. Gerontologist. 1990;30(5):583-94.
29. Schulz R, O'Brien AT, Bookwala J, Fleissner K. Psychiatric and physical morbidity effects of dementia caregiving: Prevalence, correlates, and causes. Gerontologist. 1995;35(6):771-91.
30. Cohen CA, Pringle D, LeDuc L. Dementia caregiving: The role of the primary care physician. Canadian Journal of Neurological Science. 2001;28(Suppl 1): S72-S6.
31. Conde-Sala JL, Turró-Garriga O, Calvó- Perxas L, Vilalta-Franch J, Lopez- Pousa S, Garre-Olmo J. Three-year trajectories of caregiver burden in Alzheimer's disease. Journal of Alzheimers Diseases.
32. de Vugt ME, Stevens F, Aalten P, Lousberg R, Jaspers N, Winkens I, et al. Do caregiver management strategies influence patient behaviour in dementia? International Journal of Geriatric Psychiatry. 2004;19(1):85-92.
33. National Institute for Health and Care Excellence (NICE). Dementia: Assessment, Management and Support for People Living with Dementia and Their Carers. London: NICE; 2018.
34. Harvath TA, Mongoven JM, Bidwell JT, Cothran FA, Sexson KE, Mason DJ, et al. Research priorities in family caregiving: Process and outcomes of a conference on family-centered care across the trajectory of serious illness. The Gerontologist. 2020;60(Suppl 1):S5-S13.
35. van Vliet D, de Vugt ME, Bakker C, Koopmans RT, Pijnenburg YA, Vernooij- Dassen MJ, et al. Caregivers' perspectives on the pre-diagnostic period in early onset dementia: A long and winding road. International Psychogeriatry. 2011;23 (9):1393-404.
36. Ng CKM, Leung DKY, Cai X, Wong GHY. Perceived help-seeking difficulty, barriers, delay, and burden in carers of people with suspected dementia. International Journal of Environmental Research Public Health. 2021;18(6):2956.
37. American Psychological Association. Principles: Common Factors in Caregiving Inter-

ventions: American Psychological Association. Available from: www.apa.org/pi/about/publications/caregivers/practice-settings/ intervention/principles.aspx.

38. NHS Education for Scotland. Promoting Psychological Wellbeing for People with Dementia and Their Carers: An Enhanced Practice Resource. Scotland: NHS Education for Scotland. 2020.
39. Gitlin LN, Winter L, Vause Earland T, Adel Herge E, Chernett NL, Piersol CV, et al. The Tailored Activity Program to reduce behavioral symptoms in individuals with dementia: Feasibility, acceptability, and replication potential. Gerontologist. 2009;49(3):428–39.
40. van Vliet D, de Vugt ME, Bakker C, Koopmans RT, Verhey FR. Impact of early onset dementia on caregivers: A review. International Journal of Geriatric Psychiatry. 2010;25 (11):1091–100.
41. Kaiser S, Panegyres PK. The psychosocial impact of young onset dementia on spouses. American Journal of Alzheimers Disease and Other Dementias. 2006;21 (6):398–402.
42. Allen J, Oyebode JR, Allen J. Having a father with young onset dementia: The impact on well-being of young people. Dementia. 2009;8(4):455–80.
43. Millenaar JK, Bakker C, Koopmans RT, Verhey FR, Kurz A, de Vugt ME. The care needs and experiences with the use of services of people with young-onset dementia and their caregivers: A systematic review. International Journal of Geriatric Psychiatry. 2016;31 (12):1261-76.
44. World Health Organization. iSupport for Dementia: Training and Support Manual for Carers of People with Dementia. Geneva: World Health Organization. 2019.
45. Tang JY, Wong GH, Ng CK, Kwok DT, Lee MN, Dai DL, et al. Neuropsychological profile and dementia symptom recognition in help-seekers in a community early-detection program in Hong Kong. Journal of American Geriatric Society. 2016;64(3):584–9.
46. Alzheimer's Disease International. Journey through the Diagnosis of Dementia: World Alzheimer's Report 2021. London: Alzheimer's Disease Interantional. 2021.
47. Alzheimer's Disease International. Early Diagnosis and Intervention: World Alzheimer's Report 2011. London: Alzheimer's Disease Interantional. 2011.
48. Connell CM, Boise L Fau, Stuckey JC, Stuckey Jc Fau, Holmes SB, Holmes Sb Fau, et al. Attitudes toward the diagnosis and disclosure of dementia among family caregivers and primary care physicians. The Gerontologist. 2004;44(4):500–7.
49. van den Dungen P, van Kuijk L, van Marwijk H, van der Wouden J, Moll van Charante E, van der Horst H, et al. Preferences regarding disclosure of a diagnosis of dementia: A systematic review. International Psychogeriatry. 2014;26(10):1603–18.
50. Dooley J, Bass N, McCabe R. How do doctors deliver a diagnosis of dementia in memory clinics? British Journal of Psychiatry. 2018;212(4):239–45.
51. Lecouturier J, Bamford C, Hughes JC, Francis JJ, Foy R, Johnston M, et al. Appropri-

ate disclosure of a diagnosis of dementia: identifying the key behaviours of 'best practice'. BMC Health Service Research. 2008;8:95. 2014;42:623–33.

52. Giezendanner S, Monsch AU, Kressig RW, Mueller Y, Streit S, Essig S, et al. General practitioners' attitudes towards early diagnosis of dementia: A crosssectional survey. BMC Family Practisc. 2019;20(1):65.

53. Xu JQ, Choy JCP, Tang JYM, Liu TY, Luo H, Lou VWQ, et al. Spontaneously reported symptoms by informants are associated with clinical severity in dementia help-seekers. Journal of American Geriatric Society. 2017;65 (9):1946–52.

54. Dementia Australia. Informing the person with dementia. Available from: www.dementia.org.au/about-dementia-andmemory- loss/how-can-i-find-out-more/informing-the-person-with-dementia.

55. Robinson L, Tang E, Taylor JP. Dementia: Timely diagnosis and early intervention. BMJ. 2015;350:h3029.

56 Dementia Diagnosis and Management: A Brief Pragmatic Resource for General Practitioners. Available from: www .england.nhs.uk/wp-content/uploads/ 2015/01/dementia-diag-mng-ab-pt.pdf.

57. Bamford C, Wheatley A, Brunskill G, Booi L, Allan L, Banerjee S, et al. Key components of post-diagnostic support for people with dementia and their carers: A qualitative study. PLOS ONE. 2021;16 (12):e0260506.

58. Burke D, Hickie I, Breakspear M, Gotz J. Possibilities for the prevention and treatment of cognitive impairment and dementia. British Journal of Psychiatry. 2007;190:371–2.

59. Stern Y. Cognitive reserve in ageing and Alzheimer's disease. Lancet Neurology. 2012;11(11):1006–12.

60. Stern Y, Gurland B, Tatemichi TK, Tang MX, Wilder D, Mayeux R. Influence of education and occupation on the incidence of Alzheimer's disease. JAMA. 1994;271(13):1004–10.

61. Fratiglioni L, Paillard-Borg S, Winblad B. An active and socially integrated lifestyle in late life might protect against dementia. Lancet Neurology. 2004;3(6):343–53.

62. Woods B, Aguirre E, Spector AE, Orrell M. Cognitive stimulation to improve cognitive functioning in people with dementia. The Cochrane Database of Systematic Reviews. 2012;2:CD005562.

63. Huntley JD, Gould RL, Liu K, Smith M, Howard RJ. Do cognitive interventions improve general cognition in dementia? A meta-analysis and meta-regression. BMJ Open. 2015;5(4): e005247.

64. Prince M, Bryce R, Ferri C, Alzheimer's Disease International. World Alzheimer Report 2011: The Benefits of Early Diagnosis and Intervention. London, UK: Alzheimer's Disease International; 2011.

65. National Institute for Health and Care Excellence. Dementia: Assessment,

management and support for people living with dementia and their carers 2018 Available from: www.nice.org.uk/guidance/ng97/chapter/Recommendations#diagnosis.

66. Knapp M, Thorgrimsen L, Patel A, Spector A, Hallam A, Woods B, et al. Cognitive stimulation therapy for people with dementia: Cost-effectiveness analysis. British Journal of Psychiatry. 2006;188:574–80.
67. D'Amico F, Rehill A, Knapp M, Aguirre E, Donovan H, Hoare Z, et al. Maintenance cognitive stimulation therapy: An economic evaluation within a randomized controlled trial. Journal of American Medical Director Associates. 2015;16(1):63–70.
68. Forbes D, Thiessen EJ, Blake CM, Forbes SC, Forbes S. Exercise programs for people with dementia. The Cochrane Database of Systematic Reviews. 2013;12: CD006489.
69. Colcombe S, Kramer AF. Fitness effects on the cognitive function of older adults: A meta-analytic study. Psychological Science. 2003;14(2):125–30.
70. Adjepong M, Amoah-Agyei F, Du C, Wang W, Fenton JI, Tucker RM. Limited negative effects of the COVID-19 pandemic on mental health measures of Ghanaian university students. Journal of Affected Disorders Report. 2022;7:100306.
71. NHS Education for Scotland. Promoting psychological wellbeing for people with dementia and their carers: An enhanced practice resource. Available from: www.nes.scot.nhs.uk/media/zw0o3utc/promoting-psychological-wellbeing-forpeople- with-dementia.pdf.
72. Gitlin LN, Kales HC, Lyketsos CG. Nonpharmacologic management of behavioral symptoms in dementia. JAMA. 2012;308(19):2020–9.
73. Kales HC, Gitlin LN, Lyketsos CG. Assessment and management of behavioral and psychological symptoms of dementia. BMJ. 2015;350:h369.
74. Spector A, Orrell M. Using a biopsychosocial model of dementia as a tool to guide clinical practice. International Psychogeriatry. 2010;22 (6):957–65.
75. Hebert CA, Scales K. Dementia friendly initiatives: A state of the science review. Dementia. 2019;18(5):1858–95.
76. Shannon K, Bail K, Neville S. Dementiafriendly community initiatives: An integrative review. Journal of Clinical Nursing. 2019;28(11–12):2035–45.
77. Buckner S, Darlington N, Woodward M, Buswell M, Mathie E, Arthur A, et al. Dementia friendly communities in England: A scoping study. International Journal of Geriatric Psychiatry. 2019;34 (8):1235–43.
78. Rahman S, Swaffer K. Assets-based approaches and dementia-friendly communities. Dementia (London). 2018;17(2):131–7.
79. Crampton J, Eley R. Dementia-friendly communities: What the project 'Creating a dementia-friendly York' can tell us. Working with Older People. 2013;17 (2):49–57.
80. Livingston G, Huntley J, Sommerlad A, Ames D, Ballard C, Banerjee S, et al. Dementia prevention, intervention, and care: 2020 report of the Lancet Commission. Lancet.

2020;396 (10248):413–46.

81. Twigg J. Models of carers: How do social care agencies conceptualise their relationship with informal carers? Journal of Social Policy. 1989;18(1):53–66.
82. Kemp CL, Ball MM, Perkins MM. Convoys of care: Theorizing intersections of formal and informal care. Journal of Aging Studies. 2013;27(1):15–29.
83. Cameron A, Johnson EK, Willis PB, Lloyd L, Smith R. Exploring the role of volunteers in social care for older adults. Quality in Ageing and Older Adults. 2020;21(2):129–39.
84. Malby R, Boyle D, Wildman J, Omar BS, Smith S. The Asset Based Health Inquiry: How Best to Develop Social Prescribing. London: London South Bank University; 2019.
85. Prince M, Comas-Herrera A, Knapp M, Guerchet M, Karagiannidou M. World Alzheimer report 2016: Improving healthcare for people living with dementia: Coverage, quality and costs now and in the future. London: Alzheimer's Disease International. 2016.

Glossary

ABC (Activating Event, Behaviour, Consequence) – 활성 사건·행동·결과
AChEI (AcetylCholinEsterase Inhibitors) – 아세틸콜린에스터라제 억제제
AD (Alzheimer's Disease) – 알츠하이머병
ADL (Activities of Daily Living) – 일상생활동작
ADI (Alzheimer's Disease International) – 국제알츠하이머병협회
ALS (Amyotrophic Lateral Sclerosis) – 근위축성측삭경화증
APOE (Apolipoprotein E) – 아포지단백 E
ARWMC (Age-Related White Matter Changes) – 연령 관련 백질 변화
BPSD (Behavioural and Psychological Symptoms of Dementia) – 치매의 정신행동증상
bvFTD (Behavioural Variant Frontotemporal Dementia) – 행동변이형 전두측두엽 치매
CBD (Corticobasal Degeneration) – 피질기저변성
CDR (Clinical Dementia Rating) – 임상치매평가척도
CST (Cognitive Stimulation Therapy) – 인지자극치료
CT (Computed Tomography) – 전산화단층촬영
DICE (Describe, Investigate, Create, Evaluate) – 문제기술·탐색·해결·평가 접근법
DLB (Dementia with Lewy Bodies) – 루이소체 치매
DSM-5 (Diagnostic and Statistical Manual of Mental Disorders-5) – 정신질환 진단 및 통계편람 제5판
ECG (Electrocardiography) – 심전도 검사
EDS (Early Detection Scheme) – 조기 발견 프로그램

EEG (Electroencephalography) – 뇌파검사
EPOA / EPA (Enduring Power of Attorney) – 지속적 대리권
ESR (Erythrocyte Sedimentation Rate) – 적혈구침강속도
FAST (Functional Assessment Staging Test) – 기능 평가 단계 검사
FDG-PET (Fluorodeoxyglucose Positron Emission Tomography) – 플루오르데옥시글루코스 양전자방출단층촬영
FTD (Frontotemporal Dementia) – 전두측두엽치매
GDS (Global Deterioration Scale) – 전반적 퇴화척도
GPCOG (General Practitioner Assessment of Cognition) – 일차의료 인지 선별검사
HbA1C (Hemoglobin A1c) – 당화혈색소
HDL-C (High-Density Lipoprotein Cholesterol) – 고밀도지단백콜레스테롤
IADL (Instrumental Activities of Daily Living) – 도구적 일상생활능력
ICD-11 (International Statistical Classification of Diseases and Related Health Problems-11) – 국제질병분류 11차 개정판
LDL (Low-Density Lipoprotein) – 저밀도 지단백
LPOA/LPA (Lasting Power of Attorney) – 지속 권한위임
MCI (Mild Cognitive Impairment) – 경도인지장애
MINT (Multispecialty INterprofessional Team) – 다전문가 간 협력 팀
MMSE (Mini-Mental State Examination) – 간이정신상태검사
MoCA (Montreal Cognitive Assessment) – 몬트리올인지평가
MRI (Magnetic Resonance Imaging) – 자기공명영상
MSU x R/M (Midstream Urine Routine Microscopy) – 중간뇨 일반현미경검사
NMDA (N-methyl-D-aspartate) receptor antagonist – NMDA 수용체 길항제
nfvPPA (Non-Fluent Variant Primary Progressive Aphasia) – 비유창성 변이형 원발성 진행성 실어증
NICE (National Institute for Health and Care Excellence) – 영국 국립보건임상연구소
NPI-Q (Neuropsychiatric Inventory) – 치매정신증상척도 간편형
PiB (Pittsburgh Compound B) – 피츠버그 화합물 B
PPA (Primary Progressive Aphasia) – 원발성 진행성 실어증
PSA (Prostate-Specific Antigen) – 전립선 특이 항원
PSP (Progressive Supranuclear Palsy) – 진행성 핵상 마비

PSP (Progressive Supranuclear Palsy) – 진행성핵상마비
RBD (Rapid Eye Movement Sleep Behaviour Disorder) – 렘수면행동장애
REACH (Resources for Enhancing Alzheimer's carer Health) – 알츠하이머병 보호자의 건강 증진을 위한 자원
R/LFT (Renal and Liver Function Tests) – 신장 및 간 기능 검사
SOL (Space-Occupying Lesion) – 공간 점유 병변
SPECT (Single-Photon Emission Computed Tomography) – 단일 광자 방출 전산화 단층 촬영
SPECT (Single Photon Emission Computed Tomography) – 단일광자방출단층촬영
SSRIs (Selective Serotonin Reuptake Inhibitors) – 선택적 세로토닌 재흡수 억제제
START (STrAtegies for RelaTives) – 알츠하아미병 친척을 위한 전략
svPPA (Semantic Variant Primary Progressive Aphasia) – 의미변이형 원발성 진행성 실어증
tvFTD (Temporal Variant Frontotemporal Dementia) – 측두엽 변이형 전두측두엽치매
VDRL (Venereal Disease Research Laboratory Test) – 매독혈청검사
WHO (World Health Organization) – 세계보건기구